U0656544

双心医学心悟

赵海滨 著

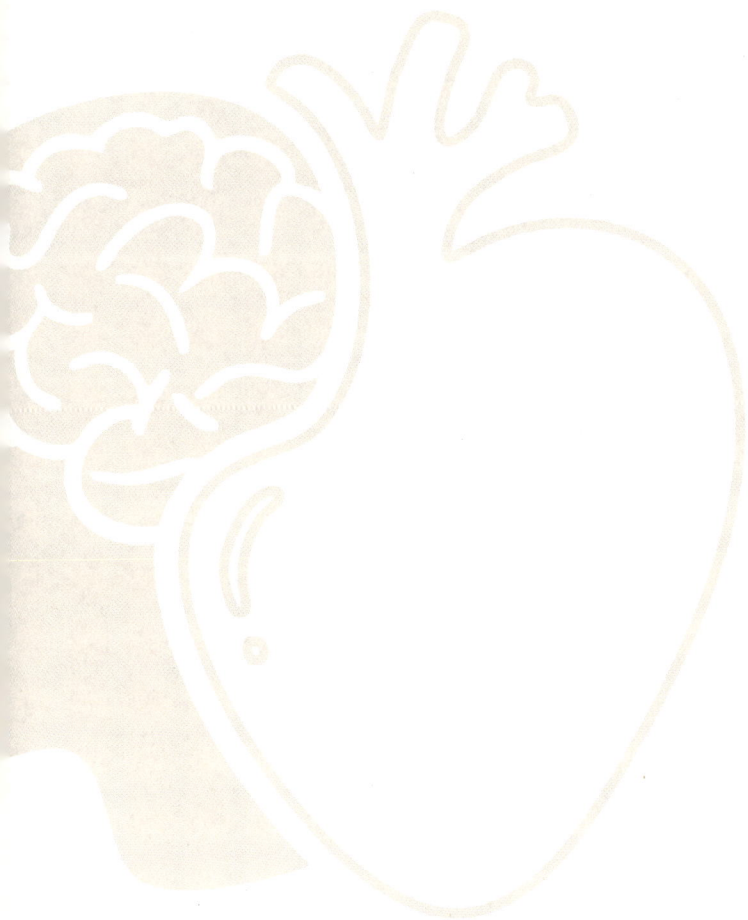

全国百佳图书出版单位
中国中医药出版社
·北京·

图书在版编目（CIP）数据

双心医学心悟 / 赵海滨著 . —— 北京 : 中国中医药
出版社 , 2025. 7
ISBN 978-7-5132-9439-3

Ⅰ . R54；R749

中国国家版本馆 CIP 数据核字第 20255C8Y89 号

中国中医药出版社出版

北京经济技术开发区科创十三街 31 号院二区 8 号楼
邮政编码　100176
传真　010-64405721
河北品睿印刷有限公司印刷
各地新华书店经销

开本 787×1092　1/16　印张 14.75　字数 244 千字
2025 年 7 月第 1 版　2025 年 7 月第 1 次印刷
书号　ISBN 978-7-5132-9439-3

定价　89.00 元
网址　www.cptcm.com

服 务 热 线　010-64405510
购 书 热 线　010-89535836
维 权 打 假　010-64405753

微信服务号　zgzyycbs
微商城网址　https://kdt.im/LIdUGr
官 方 微 博　http://e.weibo.com/cptcm
天猫旗舰店网址　https://zgzyycbs.tmall.com

整理人员

胡序

在医学的浩瀚领域中，每一种新学说的诞生都是对未知世界的勇敢探索，都是对人类健康福祉的深切关怀。回首往昔，那些年在当时中国最贫困的山区农村、河西走廊和天上阿里，与赤脚医生同吃同住同劳动，在医疗实践中互帮互学，以及当年群星荟萃的北大医院老师们悉心培育，在大内科与心内科专业的精耕细作，都为我后来的双心医学探索奠定了坚实的基础。

1995 年，是我医学生涯中的一个重要转折点。离开北大医院，来到北京朝阳医院，在创建心脏中心的两年后，我提出了"双心医学"的新思路和医疗服务模式。这一模式的诞生，源于我对临床实践的深刻反思和对患者需求的敏锐洞察。我意识到，传统的单纯生物医学模式已无法满足现代医疗的需求，我们必须将精神心理的评估干预有机地融入心内科和所有非精神心理专业的医护培训和医疗实践中。

随后的二十五年里，我致力于"双心医学"的推广与实践：从培养一大批"双心医学"博士，到提出将精神心理服务融入心内科的具体模式；从在相关学会设立"双心学组"，到创办《双心医学》杂志；从建立交叉学科联合门诊，到将

"双心医学"融入心肺预防康复的五大处方……每一步都凝聚着我的心血与汗水，也见证了"双心医学"从萌芽到茁壮成长的历程。

"双心医学"的提出，不仅突破了单纯生物医学的局限，更推动了医学模式的深刻变革。它强调以患者为中心，注重跨学科的合作与会诊，使医学变得更加温暖、更加人性化。在"双心医学"的临床实践中，我深刻体会到，只有真正体会患者的疾苦，尊重患者的感受，我们才能成为患者心中的良医。

"双心医学"的理论精髓在我国最早的具有系统理论的医学典籍《黄帝内经》中已有明确论述，如"心主血脉"和"心者，五脏六腑之大主也，精神之所舍也"。这些理论与西医语境下的心脏生理和精神心理理论殊途同归。

赵海滨教授作为中医"双心学说"的创立者与推动者，凭借其深厚的学术功底和丰富的临床经验，向我们展示了这一理念的巨大潜力和广阔前景。他带领团队，将中医"双心学说"从理论探讨推向了临床实践，取得了显著的治疗效果，并赢得了广大患者和临床医生的信赖与赞誉。

今天，当看到赵海滨教授及其团队所倡导的中医"双心学说"成书，感慨中西汇通，殊途同归。我衷心祝愿本书能够受到广泛的关注和认可，成为推动医学进步的重要力量。同时，我也期待赵海滨教授及其团队在中医"双心学说"的研究与实践中取得更加辉煌的成就！乐为之序。

2024 年 7 月 2 日　于北京

张序

在《双心医学心悟》即将面世之际受邀为之作序，作为先后结缘于中医学的同道中人，我感到十分欣慰。

有着中华文明宝库钥匙之誉的中医药学，承载着深厚的文化底蕴与医学智慧，千百年来，为人类的健康福祉作出了卓越贡献。在几千年的发展进程中，中医药学以兼容并蓄、创新开放的文化姿态，自战国、秦汉之际《黄帝内经》形成中医药理论体系框架开始，历经汉唐以来的《伤寒病杂论》《神农本草经》《脉经》《针灸甲乙经》《肘后备急方》《千金要方》，直至明清时期的《本草纲目》《濒湖脉学》和《温病条辨》，已经逐渐形成了一个完整的医学体系。

自19世纪中叶西方医学登陆中国至今，尤其现代科技的飞速发展，促使中医学更为丰富地吸纳了西医学等其他学科的营养，进入了更为开放、更为迅速的发展阶段。在这一时期，中医理论的创新和发展更是亮点迭出、异彩纷呈。赵海滨教授提出的中医"双心学说"，也就生逢其时地在今天脱颖而出了。

本人浸润于中医学渊薮，恍然已逾一甲子矣！六十余年的苦苦探求，深深体味到了中医药学博大精深、奥妙无穷的魅力；也深深感受到了中医药事业亟须继承、亟须发展、亟须发扬光大、亟须走向世界的紧迫性和重要性，而理论的创新则是中医传承、发展，进而走向世界的重要环节。赵海滨教授少年时踏入中医之门，此后历经多位中医大师的悉心栽培，再加上他孜孜以求、刻苦努力的探索，终于在中医药治疗双心疾病方向积累了深厚的造诣，并在理论创新方面作出了开创性的成绩。他立足于《黄帝内经》"心主血脉"与"心主神明"的理论基础，提出"血脉之心"与"神明之心"双心一体、生理相依、病理互损、双心为病等的新理论，形成了自成体系的中医双心学说；同时，他还基于多年临证经验，进一步提出双心疾病"先证后病，以证统病，双心同治"的治疗之则，为双心疾病的中医诊疗开创了全新的思路，提供了全新的方法。

赵海滨教授在中医学领域的这一理论创新和学术贡献，不仅为中医双心疾病治疗提供了新的思路和方法，也为现代医学体系提供了有益的补充。近些年来，他的临床经验和学术成果在国内外学术界产生了广泛的影响，为中医事业的传承和发展作出了独特的贡献。

即将付梓的这部专著，是赵海滨教授多年心血的结晶。它不仅系统地阐释了中医"双心学说"的基本理论，还通过翔实的临床案例和实践经验，深入浅出地阐述了中医学在双心疾病诊疗中的显著优势。我相信，无论是中医从业者，还是中医爱好者，本书都会为您带来宝贵的启示和全新的收获。阅读此书，您将通过赵海滨教授对双心疾病的中医探索，领略到中医博大精深的独特魅力，感受到中医对人类健康的巨大贡献。同时，通过此书，您还能够了解到赵海滨教授富有见地的学术思想、丰厚的学术成就和独特的人格魅力。

在此，作为中医道友，我真诚地祝贺本书的出版发行，并向赵海滨教授致以同业者的祝福，更期待赵海滨教授的中医双心学说在未来得到更为系统的充实和发展，以期更好地惠济于临床，使更广大的患者获益。

以此为序。

张大宁

岁次甲辰大暑时节于津门

吴序

在世界文明体系中，中医药文化作为华夏文明最重要的组成部分，不仅是中华文化的杰出代表，还为护佑中华民族的繁衍昌盛作出了巨大的贡献，更对世界文明的进步产生了深远的影响。

从远古时代"神农尝百草"的传说至今，中医药学历经几千年的发展和完善，不仅实现了自然科学与人文科学的融合和统一，还形成了独特的生命观、健康观、疾病观和防治观，蕴含了中华民族深邃的哲学思想。时序递进到21世纪，随着人类健康观念的逐渐变化和医学模式的迅速转变，中医药学越来越显示出其独特的学科价值和社会价值。以习近平同志为核心的党中央把传承、创新、发展中医药作为习近平新时代中国特色社会主义思想的重要内容和中华民族伟大复兴的大事，摆在了更加重要的位置，我国中医药事业的发展也开启了一个更高质量的发展时期。在此期间，中医药领域的有识之士和栋梁翘楚，发奋努力，砥砺前行，在传承、发展中医药事业方面，取得了一个又一个的辉煌成就。赵海滨教授这部学术专著就是其中之一。

我和赵海滨教授相识已久。多年的求学与临床实践，使赵海滨教授不仅学业有成，更使其在中医领域积累了深厚的学术造诣和丰富的临床经验。他以高尚的医德和精湛的医术赢得了广泛赞誉，尤其是他在中医双心医学领域的建树，更为令人瞩目。

近些年来，我一直关注着赵海滨教授的医学研究动向，中国中医药信息学会也对赵海滨教授领衔的中医双心医学研究工作给予了大力支持，并于 2023 年 3 月 25 日正式成立了由赵海滨教授担任首任会长的我国中医学界首个有关"双心医学"的二级学术研究组织——中国中医药信息学会双心医学研究分会。这个分会的成立，为中医双心医学领域的临床、科研和教学等工作组建了一个专业的交流机构，也为中医双心医学的学术交流搭建了一个良好的平台。

目前，赵海滨教授领衔的双心医学研究团队在完善、充实和提升中医双心理论的研究工作中取得了骄人的成就，其所发表的多篇高质量研究论文被国内外学界广泛认可，并产生了很大的影响。这部专著的出版，则意味着我国中医双心医学研究和系统理论的建树初见成效。它不仅是赵海滨教授中医双心医学思想的系统总结，更是我国中医药传承创新的一项重要成果。

我相信，此书的出版应该是赵海滨教授学术生涯的阶段性成就。它不仅标志着赵海滨教授学术研究新的征程的开启，也意味着他的学术探索将进入更为精彩的新阶段。让我们共同期待赵海滨教授及其团队在临床、教学、科研等各个领域取得新成就；期待赵海滨教授及其团队的中医双心医学研究工作，取得更新、更辉煌的成果！

是为序。

吴刚

2024 年 7 月 20 日于北京

自序

时光荏苒，弹指之间，从 1984 年我踏入中医学的大门迄今整整四十年，从青葱懵懂到略有心得，丝丝白发悄然爬上鬓角，鱼尾纹也愈发多了起来。数十年临床感悟不断沉淀，渐渐清晰起来。

三十余载的临床生涯，我见到了太多为双心疾病所苦的患者。心血管疾病合并精神心理疾病者比比皆是，且两者相互影响，加重病情。在双心疾病的诊疗上，目前又缺乏具有针对性、有效的诊疗模式，使得患者面临治疗不全面、效果不理想的困境。

作为中华民族的伟大文化瑰宝，中医学以其先天的理论架构特点在治疗双心疾病方面展现出独特的整体观和辨证观优势。立足于《内经》"心主血脉"与"心主神明"理论，我们团队提出"血脉之心"和"神明之心"的中医"双心学说"，在临床实践中逐渐构建起中医"双心学说"的理论框架，认为"血脉之心"与"神明之心"双心一体，生理相依，病理互损，双心为病。经过潜心于《伤寒杂病论》的学习，结合温病学诸家理论，基于多年临证感悟，我在双心疾病诊疗实践中倡导"以证统病，先证后病，双心同治"的治疗原则，博采各种辨证体系的优势，溯本求源，回归经典，力求守"证"创新。

年逾半百，本应安逸，但在诸位同道好友的启迪下，在师门后生的鼓动下，我萌生了将数十年临床心得整理汇总、付梓出版的念头。幸甚，诸前辈积极鼓励、学会大力支持、编辑悉心指导，寒暑交替，十易其稿。拙著共分为六章，涵盖了双心医学概述、中医双心学说、临证辨治方略、医案医话、临证处方用药经验和医论精粹等，旨在系统探索中医药诊疗双心疾病的理法方药规律。书中观点仍在完善中，概念及观点多为个人拙见，难免会有偏颇，敬请同行批评指正。此外，本书所引用病例侧重于表达个人的学术观点、诊疗范式，在病历完整性、严谨性上可能考虑欠佳，敬请大家谅解。希望拙著的出版能够为双心疾病的研究和治疗带来新的思路，同时也希望更多的人能够了解中医的精髓与价值，将中医的理念及方法与现代医学相结合，共同为双心医学的发展贡献中医智慧。

最后，我要感谢所有参与本书撰写及出版工作的团队成员们，是你们的辛勤付出才有了这本书的诞生。同时，我也要感谢所有关心和支持双心医学事业的朋友们，是你们的支持和信任让我们有动力继续前行。愿这本书为双心疾病的研究和治疗带来新的启示，愿中医智慧能够为世界医学的发展贡献更多的力量！

赵海滨

2025 年 5 月于北京

编写说明

全书分为六章，系统地介绍了双心疾病的相关内容。

首章从整体出发，对双心医学进行了概述，深入剖析了双心疾病的病理机制，并系统整理了各类双心疾病。双心医疗现状的探讨揭示了当前医学对于双心疾病的认知。通过中西医诊治双心疾病的优劣势剖析，提供了全方位的思考。

第二章深入探讨中医双心学说理论，追溯了"心主神明"与"脑主神明"的沿革，论述了其辨证与价值；全面解读了中医"双心学说"的内涵，强调了双心的生理相依和病理互损，提出了"以证统病，先证后病，双心同治"的核心思想。

第三章详细阐述了双心疾病的整体辨治方法，强调"以证统病"的辨治策略，提供了具体实施要点。在临证辨治方略一章，通过六经为纲的辨证，分辨痰湿水邪，探讨病机"兼顾脏腑"，并重视"瘀热痰滞虚"等病理产物的影响。

第四章以医案医话撷萃的形式，展示了治疗冠心病、心律失常、高血压、心力衰竭等双心疾病的实际诊疗经验，为读者提供了临床实践的参考。

第五章通过对临床常用药物和方剂的详细介绍和临证应用，为读者提供了实用的用药经验。

第六章汇集了本领域的重要科研研究成果，涵盖理论研究、临床研究、基础研究、系统评价研究和网络药理学等研究，为读者提供了该领域最新的科研进展。

指南速览汇集了双心疾病相关专家共识，为读者提供参考。

论文汇录收载了团队研究成果。

后记总结全书，强调学术追求和实践经验的重要性，表达了对中医传承和人才培育的期许。

目 录

第三章
双心疾病临证辨治方略刍议
29

第五章

双心疾病临证处方用药经验

121

第六章
医论精粹

171

第一章

双心医学概述

01

双心医学（psycho-cardiology）又称心理－心脏病学，是一门研究心脏疾病与精神心理疾病的交叉学科，强调在诊治心脏疾病的同时，需关注患者的精神心理状态，尊重患者的主观感受，通过调控患者的精神心理疾病以帮助改善心脏疾病，实现患者心脏和心理的"双心康复"，从而使患者躯体和心理康复——心身的全面和谐统一。

一、双心医学的起源与发展

双心医学的起源可以追溯到 19 世纪，当时德国精神病学家海因洛特（Heinlot）首次提出了心身疾病的概念，为后来的心理因素与心脏疾病关系的研究奠定了理论基础。随后，法国精神病学家雅可比（Jacobi）在 1884 年进一步强调了心理因素在疾病发病过程中的重要地位。然而，真正开创和发展双心医学的工作始于 20 世纪 40 年代，哈拉尔德·沃尔夫（Harold Wolff）。通过实验发现，心理因素导致的生理学改变可能会造成机体结构的变化，从而建立了心理免疫学、心理心脏病学和心理神经内分泌学等领域的研究规范，其中心理心脏病学——双心医学，特别关注心理因素对心脏结构和功能的影响。20 世纪 70 年代，美国罗切斯特大学医学院精神病学和内科学教授恩格尔（Engel.GL）提出了生物－心理－社会医学新模式，指出社会发展、环境改变及压力增加等因素可导致慢性非传染性疾病的出现，如高血压、心脑血管疾病、癌症等，这些与心理社会因素相关的慢性非传染性疾病开始成为危害人类健康的重要疾病。由此，心理心脏病学作为心身疾病研究的一个重要分支逐步确立，为后续探讨心脏疾病与心理因素交互作用的双心医学发展奠定了基础。

随着对心身疾病认识的不断深入，双心医学也得到了进一步的发展。1980 年，美国心身医学研究所将心身疾病定义为由环境心理应激引起的、可加重躯体病变的疾病，并明确了与精神心理因素相关联的心脏疾病范围。1998 年，38 位专家召开了心理心脏病学现状及共识会议，进一步规范了心理心脏病学的概念、研究手段及干预治疗等方面的内容，为该领域的发展奠定了基础。自此以后，双心医学在学科发展、实践模式及医患共识等方面都得到了空前发展，成为当代医学领域不可忽视的重要部分。

1995 年胡大一教授首次在国内提出双心医学概念。经过长期的探索和实践积累取得了显著的成效。目前，我国双心医学强调以预防为主，构建了全面的心脏疾病治疗体系，倡导"以人为本，关爱生命"的理念，为公众提供了"全程、全面、连续"的关爱和医疗服务。许多综合性医院纷纷开设了"双心门诊"和"双心病房"，旨在同时关注患者的心脏疾病和精神心理疾病，实现全面的身心健康。双心医学的最终目标是改善心脏疾病的预后，实现患者身心的完全康复。它提倡加强冠心病的二级预防，同时干预其精神心理障碍，以实现身心协调、心身同治的目标。

二、双心疾病诊疗模式现状

临床常见的双心疾病主要包括冠心病、心律失常、高血压、心力衰竭等心脏疾病伴焦虑、抑郁等精神心理疾病。心脏疾病与精神心理疾病之间存在着密切的相关性。心脏疾病患者中焦虑和抑郁的发病率较高，这不仅加重了心脏疾病的病情，并增加了猝死风险，还严重影响患者的生活质量和康复进程。因此，在治疗心脏疾病的同时，也需要重视患者的精神心理健康。

人的生理和心理是紧密相连的整体，两者之间相互影响、相互作用。传统的医学模式主要关注生物医学因素对心脏疾病的影响，然而仅靠这些因素难以完全解释心脏疾病的发生和发展。研究表明，社会心理因素在心脏疾病的发病过程中也起着至关重要的作用，这对心脏健康的认识产生了极大的变革：在生物机制方面，精神心理因素引起心脏疾病的病理机制主要涉及应激反应[1]。应激反应是一种复杂的生理过程，包括神经、内分泌和免疫系统的活动，这些系统相互作用，形成一个复杂的调节网络。应激会导致交感神经系统功能亢进，引起血压升高、心率加快等生理变化；同时，下丘脑－垂体－肾上腺皮质轴（HPA 轴）的激活也会导致肾上腺皮质激素的释放增加，进而影响机体的代谢和免疫功能[2]。此外，情绪应激还会导致血小板的活化，增加血栓形成风险，还会促进炎症反应的发生[3]；肠道微生物的失衡与心脏疾病的发生和发展也密切相关，情绪应激可能通过影响肠道微生物组成，进而影响机体的免疫和代谢状态，从而增加动脉粥样硬化和其他心脏疾病的风险[4]。在心理行为机制方面，精神心理疾病可能会导致不健康的生活方式和医疗依从性的降低。

目前，关于双心疾病的分类尚无统一标准，根据现有的专家共识、会议纪要及相关文献，可以按照心脏疾病与精神心理疾病的伴随关系进行分类。例如，《双心疾病中西医结合诊治专家共识》中将双心疾病分为心血管疾病躯体症状（如胸闷、心悸等）伴有焦虑抑郁、心理因素导致的已确诊的器质性心脏病心血管躯体症状未缓解甚至加重、慢性难治性心血管疾病继发的焦虑抑郁。根据心理障碍症状特点分为以抑郁症状为主、以焦虑症状为主、抑郁焦虑症状并存、以躯体化症状为主 4 类。根据心理障碍与心脏疾病发生的相互关系，分为器质性心脏病继发心理障碍、心脏疾病症状为主的单纯心理障碍、心理障碍合并器质性心脏病、单纯心理障碍导致心脏疾病 4 类。以上分类为医生提供了更多维度的诊疗参考，有助于制订个性化的治疗方案，提高治疗效果，改善患者的生活质量。

对于合并心理障碍的心脏疾病患者，及时识别和干预至关重要。临床中，医师应该通过详细的病史询问和体格检查，综合评估患者的心理健康状况，并在必要时请精神心理科医生协助。需要采用有效的筛查工具来评估患者的心理健康状况，如汉密尔顿焦虑抑郁量表、90 项症状清单（SCL-90）症状自评量表、广泛焦虑问卷 7 项（GAD-7）、患者健康问卷 9 项（PHQ-9）等。

双心疾病的治疗强调身心兼顾，旨在维护患者的身心健康。现代医学在处理合并抑郁和焦虑的心脏疾病患者时，通常选用抗抑郁焦虑药物作为主要方法。这些药物包括三环类（TCAs）、四环类、选择性 5- 羟色胺再摄取抑制药（SSRIs）、选择性 5- 羟色胺、去甲肾上腺素再摄取抑制药（SNRIs）和选择性 5- 羟色胺 1A 受体激动药等。研究指出，以上药物对心脏疾病的治疗产生积极的影响，具有一定的心脏保护作用，其机制主要是通过减轻抑郁或焦虑，调节交感神经和肾素 - 血管紧张素系统的异常兴奋，改善心率变异性，减少室性早搏、心室颤动等心律失常的发生[5]。

抗焦虑抑郁药物在治疗过程中也存在一些局限性，与心脏疾病药物同用可能增加药物不良反应风险。目前缺乏足够可靠的循证医学证据来支持某些抗焦虑抑郁药物在安全性、有效性和远期预后改善方面的表现。部分药物甚至会加重心脏疾病，如第一代抗抑郁焦虑药物单胺氧化酶抑制剂（MAOIs）可能导致血压升高，甚至诱发高血压危象；而 SNRIs 则可能导致剂量依赖性的血压升高。对原发性高血压患者来说，应该避免使用 MAOIs 和大剂量的 SNRIs 类药物。抗焦虑抑郁药物在双心疾病应用中产生不良反应和患者的依从性还需要更多的临床数据进行评估。

除精神类药物治疗以外，目前还有几种循证疗法，即认知行为疗法（CBT）、人际心理治疗（IPT）、问题解决疗法（PST）、运动疗法（ET）、重复经颅磁刺激（rims）、正念减压疗法等，已被证明可有效缓解心脏疾病患者的心理障碍，做到"双心同治"[6,7]。多项对心脏疾病心理干预的荟萃分析显示，心理干预可有效改善心脏疾病患者抑郁、焦虑等不良情绪，提高用药依从性，从而提高临床疗效和生活质量，降低心脏死亡率[8, 9]。心理治疗虽能调动患者的依从性，但建立医患关系需要较长的时间，效果相对较慢，单独使用无法达到临床治愈的要求。

随着医院分科的精细化和现代医学诊疗模式的建立，"专科医生各管一段"的现象日益普遍，尤其是在综合性医院中，许多心血管医生缺乏精神心理疾病相关知识。这种单一专业视角的局限性导致了医生对患者心理健康问题的忽视，使得大量心理疾病的患者无法及时获得有效治疗。现代医学面临着多方面的挑战，有待进一步完善与发展。

三、中医学整体观与辨证观的全新视角

整体观与辨证观是中医学的两大核心理念。

整体观是关于人体自身以及人与环境之间的统一性、完整性和联系性的认识，它贯穿中医学的生理、病理、辨证论治等理论体系之中。整体观是把人体内部和体表各部组织、器官看成一个有机的整体，同时认为四时气候、地土方宜、周围环境等因素对人体生理病理有不同程度的影响。因此，整体观要求在治疗疾病时必须着眼于全局，遵循"天人合一"理念，关注对整体的调节。"从阴引阳，从阳引阴""以左治右，以右治左"（《素问·阴阳应象大论篇》），"病在上者下取之，病在下者上取之"（《灵枢·终始》）等，都是在整体观念指导下确定的治疗原则。

辨证观是用矛盾的、整体的和运动的观点看待生命、健康和疾病的发生发展变

化，它强调从整体、全面、运动、联系而不是局部、片面、静止、孤立的观点去认识健康与疾病。辨证观认为一切事物都有着共同的物质根源，一切事物都不是一成不变的，各个事物不是孤立的，它们之间是相互联系、相互制约的，生命健康和疾病是普遍联系和永恒运动变化着的。生命的生长壮老已，健康和疾病的变化是机体自身所固有的阴阳矛盾发展变化的结果。

中医"形神合一"理论与心身医学有着契合之处，它们均强调关注患者的躯体病症及精神状况。"形神合一"源自《黄帝内经》"故能形与神俱，而尽终其天年"，它强调了身心的全面和谐统一。"形与神俱"，即"形神合一"理论是中医学整体观与辨证观的重要体现。

早在《黄帝内经》时期就从整体观角度认识到情志与疾病的关系，强调"情志致病"，认为情志与脏腑功能密切相关，情志的失调会导致脏腑功能紊乱，进而引发疾病；又通过辨证运用阴阳五行学说、脏腑经络理论等阐述情志疾病的病因病机。治疗核心理念是强调人体的整体性和动态平衡，因此，治疗不仅仅针对心脏症状进行干预，还关注患者的情志状态和对其他脏器功能的影响，同时强调"以人为本"，尊重个体差异，注重患者的整体感受和生活方式。在临床实践中，医师根据患者的具体情况辨证论治，进行个体化治疗方案设计，通过汤药、针灸、传统健身功法等方式，对两病同时进行调整，既重视病因又注重症状缓解，以达到治疗的最佳效果，具有依从性好、不良反应小、费用低、疗效显著等优势。此外，还强调预防为主，通过调整生活方式、提高自我管理能力，预防疾病的发生和复发。

中医学以整体观和辨证观为核心，进一步融合现代心身医学思想，在治疗双心疾病方面独具优势，为现代双心疾病的诊疗提供了全新的视角和方法。

参考文献

[1] 袁丽霞，丁荣晶，秦延平，等.心血管专科医院患者常见焦虑、抑郁、躯体化症状现况调查 [J]. 东南大学学报（医学版），2020，39（5）：608-614.

[2] KERESZTES M, HORVÁTH T, OCSOVSZKI I, et al.ACTH-and cortisol-associated neutrophil modulation in coronary artery disease patients undergoing stent implantation[J]. PloS One, 2013, 8(8): e71902.

[3]   INOUE N.Stress and atherosclerotic cardiovascular disease[J].Journal of Atherosclerosis and Thrombosis, 2014, 21(5): 391−401.

[4]   WANG Z, KLIPFELL E, BENNETT B J, et al. Gut flora metabolism of phosphatidylcholine promotes cardiovascular disease[J]. Nature, 2011, 472(7341): 57−63.

[5]   任涛，李瑞瑞 . 抗焦虑抑郁对室性心律失常患者的治疗意义 [J]. 农垦医学，2015，37（1）：9-12.

[6]   陈会娜，刘颖，江佳隆，等 . 认知行为疗法缓解冠心病患者焦虑或抑郁的 Meta 分析 [J]. 心理月刊，2021，16（24）：10-14.

[7]   李雪艳，任清涛，刘静，等 . 重复经颅磁刺激对老年焦虑症伴冠心病的疗效分析 [J]. 精神医学杂志，2021，34（4）：362-364.

[8]   段人榕，李丽，杨芝萍 . 心理干预对冠心病介入治疗患者焦虑和抑郁影响的 Meta 分析 [J]. 现代预防医学，2018，45（4）：748-752.

[9]   赵春燕，林姗姗，王贤良 . "双心"护理影响冠状动脉介入治疗术后患者心理状态及生存质量的 Meta 分析 [J]. 天津中医药，2021，38（8）：1028-1034.

第二章

中医双心学说

02

第一节　中医双心研究溯源

中医双心研究的历史沿革可以追溯到古代，但学说正式提出和发展主要是在近些年。

一、古代理论基础

中医学中无"双心医学"之名，但在各个时代的医书中均有对心主血脉和心主神明功能的认识和文字载述。《黄帝内经》作为中医的经典典籍，早已论述了"心主血脉"与"心主神明"的理论，分别描述了心脏在生理上的功能——主管血脉循环，以及在心理上的功能——主宰精神意识。这为中医双心学说的提出奠定了理论基础。

《素问·脉要精微论篇》提出"涩则心痛"，阐释了血脉瘀滞、脉象弦涩是心痛的发病原因之一，《素问·至真要大论篇》则提出了"疏其血气，令其调达，而致和平"的根本治则。《神农本草经》也记载有当归、丹皮、大黄、蟅虫等活血药物。清代是活血化瘀法应用的鼎盛时期，叶天士提出久病入络的疾病发展规律，强调辛润通络，注重活血通络药的应用。王清任《医林改错》中以血府逐瘀汤为代表的系列活血化瘀方剂更是丰富了活血法的应用范畴。唐容川的《血证论》从中医角度分析血的生理，血在脉中循环并濡之，心主血脉，心脉相连。胸痹心痛的基本病机是心脉痹阻，不通则痛，为活血化瘀法治疗冠心病心绞痛的先端。

《素问·调经论篇》提出"血有余则怒，不足则恐""血并于上，气并于下，心烦惋善怒；血并于下，气并于上，乱而喜忘"，阐释了血脉不和可以导致神志病变。《素问·痹论篇》也有"心痹者，脉不通，烦则心下鼓……厥气上则恐"等因血脉不和导致惊恐的论述。《金匮要略·中风历节脉证并治》载防己地黄汤，其主治症为"治病如狂状，妄行，独语不休，无寒热，其脉浮"。重用生地黄清热、养血、活血以安心神。又如《金匮要略·血痹虚劳病脉证并治》中治疗虚劳虚烦不得眠的酸枣仁汤，用川芎活血以安神。清代王清任继承并发展了瘀血导致情志病的学说，立一系列活血名方治疗情志病，如癫狂梦醒汤。调理营血治疗情志病成为中医的一大特色。

《素问·汤液醪醴论篇》提到"形弊血尽而功不立者何？岐伯曰：神不使也……精神不进，志意不治，故病不可愈"，强调了治疗疾病中调神的重要性。《素问·举痛论篇》曰"怒则气上，喜则气缓，悲则气消，恐则气下……惊则气乱"，强调了情志刺激会通过扰乱气机的出入升降而导致疾病。如《伤寒论》第七十七、七十八条针对"心中结痛者""胸中窒者"等胸膈憋闷症状用栀子豉汤治疗，取栀子清心除烦安神的作用。《金匮要略·胸痹心痛短气病脉证治》治疗胸痹不得卧、心痛彻背者，用瓜蒌薤白半夏汤，取半夏化痰安神的作用；治疗胸痹胸中气塞、短气，用茯苓杏仁甘草汤，取茯苓宁心安神作用。以上均解释了调神治法对胸痹心痛的重要性。

《灵枢·癫狂》提到"狂始生，先自悲也，喜忘，苦怒，善恐者，得之忧饥"，是对情志病最早的记述。《内经》里多用针灸调神的方法和生铁落饮以清热泻火、醒神开窍。《伤寒杂病论》创制了甘麦大枣汤、酸枣仁汤、百合地黄汤等专门调神志的方药。后世医家在针灸、导引、药物、气功等各个领域对安神法在情志病郁病中的应用方面有所发挥。如金元时期出现的朱砂安神丸、清朝出现的安神定志丸等方药中就明确带有调神用途的说明。安神药主要分为重镇安神和宁心安神两类，前者如珍珠母、朱砂等，针对肝阳化风，扰动心神者。后者如酸枣仁、琥珀、柏子仁等，针对心阴血不足，血不养神者。

二、中医双心学说的提出

在近现代，随着医学模式的转变和心理学的发展，人们开始更加关注心理因素在疾病发生和发展中的作用。近年来，中医学对双心疾病的研究逐渐受到重视。现代研究表明冠心病涉及动脉粥样硬化、心肌缺血变性坏死等病理过程，可以看作心主血脉异常疾病，隶属于中医学"胸痹心痛"所涵盖的病证范畴；而心理情志疾病多涉及自主神经紊乱、情绪应激障碍，可以归类为心主神明异常疾病，隶属于中医学"奔豚气""心悸怔忡""郁病""百合病""脏躁"等描述的病证范畴，可以统一归为情志病。现代医学从心源性脑病、心磁场对中枢神经的影响及血管性抑郁发生机制等角度验证了心主血脉异常导致心主神明异常；从情绪应激导致的心肌缺血角度，部分揭示了心主神明异常导致心主血脉异常的病理生理机制。

2023 年赵海滨教授首次在《北京中医药大学学报》提出中医"双心学说"，阐明"血脉之心"和"神明之心"存在"生理相依、双心一体；病理互损、双心为病"的关系。在中医双心医学理论指导下，临床上应将"血脉之疾"和"神明之病"视为一体，并作为心脏疾患的两个方面，根据其共同的病理因素进行辨证论治。

随着中医双心学说的提出和发展，其在临床实践中的应用也越来越广泛。中医双心医学不仅强调关注心血管疾病的治疗，还注重患者心理状态的调整，实现双心同治。未来，随着研究的深入和实践的积累，中医双心学说有望为心血管疾病的治疗提供新的思路和方法。

总之，中医对双心疾病的研究是一个不断发展、完善的过程。从古代的理论基础到近现代的实践应用，再到学说提出，中医双心学说逐渐成为中医临床的重要理论之一。

第二节 中医"双心学说"内涵

一、心主血脉

"心主血脉"，"主"，即主宰、主司之意，"血"为血液，"脉"为气血运行的通道。"心主血脉"是指心气推动、调节血液在脉中运行不息，流注全身，并发挥营养和濡润的作用。"心主血脉"包括了心主血、心主脉的生理功能，两者关系密切。心主血脉的生理功能首载于《素问·痿论篇》，曰"心主身之血脉"。心主血脉功能正常基于心之气、血、脉功能正常。《灵枢·邪客》曰"宗气积于胸中，出于喉咙，以贯心脉，而行呼吸"，心气是心脏推动血行的动力，张锡纯言"心机之跳动，亦为大气所司也"，说明心气的充足是血液运行的始动因素。《素问·脉要精微论篇》曰"脉者，血之府也"，指出脉为血行之通道，《素问·六节藏象论篇》云"心者，生之本，神之变，其华在面，其充在血脉"，《灵枢·九针论》记载"人之所以成生者，血脉也"，均指出血脉在机体生命活动中具有重要作用。《素问·五脏生成论篇》言"肝藏血，心行之"，血为营养物质的载体，由心推动运行周身。《血证论》亦云"火者，心之所主，化生为血液以濡养周身"，说明血源于水谷精微，由心化赤而成，营养全身。其中，心气充沛起统领作用，脉道通利是物质基础，血液充盛是必备因素，只有心气充沛、心跳有力、血液充盛、脉道通利，血液才能在脉管中周流不息，荣养全身。脉的功能与心的功能紧密相连，心推动、调节血液循环于周身，从而滋养脏腑官窍、四肢经络，对机体内外的阴阳平衡具有重要的维持作用，且能调控神明使以神清智明、精力充沛。

心主血脉贵在流通，血脉循行机体营卫气血、水谷精微，循环往复，周流不休，依赖心之气、血、脉三方面的功能正常。气不足，推动无力，则血液运行缓慢，易产生瘀滞；血液瘀滞，血运不畅，则无法荣养五脏六腑、四肢九窍；脉道受损，血溢脉外，不能输布全身。因此，血脉通利是脏腑生理活动的前提和保障，血脉不通，心主血脉失司，血脉无所主，心脉痹阻无所养，故见胸痹、心悸等；血不养神，神无所藏，情志无以疏通而郁于内，发为郁病。

二、心主神明

心主神明是《黄帝内经》中的重要观点。早在先秦时期，心主神明的思想就已经存在。在中国的哲学体系中，先秦时期百家争鸣的哲学思想赋予了中医学丰富的思维内涵。荀子提出了"心主神明"的概念，《荀子·解蔽》曰"心者，形之君也，而神明之主也"，体现了"心神一体"的哲学思想，为《内经》中"心主神明"的理论奠定了基础。中医学将"心主神明"吸收采纳，形成中医学重要的理论体系，由此形成《黄帝内经》中"心主神明"的纲领性条文，即《素问·灵兰秘典论篇》所论"心者，君主之官，神明出焉"。神明，即分为广义之神和狭义之神，广义之神是指人体生命活动的综合体现，包括人体的面色、表情、眼神、思维、意识、言语、肢体活动等方面。狭义之神是指人体精神活动的统称，如《灵枢·本神》言："生之来谓之精，两精相搏谓之神，随神往来者谓之魂……心有所忆谓之意，意之所存谓之志。"此神即狭义之神，包括了意识、思维、情感等精神活动等。心主神明是中医学的重要理论之一，说明心主司精神意识、思维活动，主宰着人的生命活动。

（一）心主神志

心居于五脏之首，主宰五脏六腑、形体官窍，相互协同，维持人之生命活动、精神意识、思维活动正常，达到"形与神俱"，正如张景岳所述："心为一身之主，禀虚灵而含造化，具一理而应万机，脏腑百骸，唯所是命，聪明智慧，莫不由是，故曰神明出焉。"《类经》曰："五神藏于五脏而心为之主。"神分为五，归属五脏，如《素问·宣明五气论篇》中曰"心藏神，肺藏魄，肝藏魂，脾藏意，肾藏志"，机体之精神意识思维活动，分属五脏，但统领于心。

（二）心主情志

心藏神，在志为喜，为情志之主，《类经》曰："分言之，则阳神曰魂，阴神曰魄，以及意志思虑之类皆神也；分言之，则神藏于心，而凡情志之属，唯心所统，是为吾身之全身也。"心统领于情志思维，通过调节血脉，协调脏腑之间的功能活动，并根据环境产生不同的情志变化。张介宾认为："情志之伤，虽五脏各有所属，然求其所由，则无不从心而发。"万病皆源于心，心的生理功能异常，气血不足，必然会出现神志的改变，如焦虑、抑郁、失眠、哭笑无常等。《杂病源流犀烛·心病源流》云："总之七情之由作心痛，七情失调可致气血耗逆，心脉失畅，痹阻不通而发心痛。"情志抑郁不舒，日久暗耗心血；心血虚损，血脉运行乏源，心为五脏六腑之大主，首当其冲必害于心。伤心血，轻则气塞短气，重则心慌不安、惊悸怔忡；伤心脉，轻则胸痹心痛，重则心痛彻背、俯仰难卧，此为"先郁后病"，即神明之疾致血脉之病，类似西医非心源性器质性疾病引发的心理问题。"先病后郁"或"先郁后病"都是双心疾病病因，二者在病程演变中互为前提、互相影响。

心主神明指心不仅具有统帅脏腑、形体、官窍生理活动的功能，而且具有统帅人的精神、意识、思维等心理活动的功能。神志清明则血脉循行和利，血脉之心得以濡养，脏腑经络转枢流利，人之形神相合，活动起居自如。倘若血脉不坚，神明之心不固，心失血脉则神伤，神失血脉则志恍，神散失于内，形难全于外，脏腑受损，继而发生病证。

三、双心一体，生理相依

"血脉之心"和"神明之心"双心一体，生理相依。心主血脉为心主神明的物质基础。《灵枢·痈疽》言"夫血脉营卫，周流不休""脉为心之体，血为心之用"。心主血脉，推动血液运行于周身，从而维持人的整个生命活动，包括精神活动，正如《灵枢·本神》所说"心藏脉，脉舍神"。血行全身，周流不休，如环无端，营养五脏六腑，四肢九窍，其中血液充盈，运行通畅，以滋养心、脑，若血气不和，心脉闭塞，心血流行涩滞，则心脉失以供养，难以泵血至脑，致心脑同病，神明紊乱，故言"一处神明伤，则两处神俱伤"，体现"心主血脉"是"心主神明"的物质基础。《杂病源流犀烛》云："血盛则神明湛一，血衰则神气昏蒙。"《素问·八正神明论篇》曰："血气者，人之神。"心脏是人体的主宰，心主血脉即心主导血脉，心主血脉正常则直接影响心脏的功能，进而影响人体的精神活动。血脉运行的正常是神足的前提，《灵枢·营卫生会》曰"血者，神气也"，《素问·痿论篇》曰"心主身之血脉"，《素问·五脏生成论篇》曰"诸血者皆属于心"，条文中的"心"，即"血脉之心"，指心主血脉的生理功能，心气推动和调节血液循行于脉中，周流于全身而发挥营养和滋润作用。心主血脉失司，则可导致心脉痹阻，发为胸痹。

心主神明是心主血脉的重要保障。《灵枢·邪客》曰："心者，五脏六腑之大主也，精神之所舍也，其脏坚固，邪弗能容也，容之则伤心，心伤则神去，神去则死矣。"心可主精神意识活动，神是人体生命活动的最高主宰，掌控人的生理与心理活动。"心主神明"清楚地阐述了人体复杂的生理活动整合与心理活动协调，身心合一才能维持正常生命活动。人体精力充沛，意识清晰，神志正常，则反映了心血充沛，心脉得养。《素问·灵兰秘典论篇》："心者，君主之官，神明出焉。"《素问·六节藏象论篇》："心者，生之本，神之变也。"《灵枢·本神》："心藏脉，脉舍神，心气虚则悲，实则笑不休。"各条文中的"心"，即"神明之心"，指心主神明的生理功能，心可主持精神意识思维活动的作用。神明是人体生命活动的最高主宰，掌控人的生理与心理活动，影响"血脉之心"。心主神明功能失司，则易致情志内伤，发为郁病。

亦如《类经·三卷·藏象类》云"凡情志之属，唯心所统"。

"心主血脉"是"心主神明"的物质基础，"心主神明"是"心主血脉"的重要保障。血脉正常，心血充盈，则濡养心脏，蕴养心神，血以载神，神明得守，故二者交融一体，"双心"生理相依。

四、病理互损，双心为病

"血脉之心"和"神明之心"病理互损，双心为病。双心疾病的重要病机为瘀血内停日久，心脉痹阻，心失血养，神明紊乱，心伤神去。心主血脉异常可以导致心主神明异常。血脉正常，心血充盈，则濡养心脏，蕴养心神，血以载神，神明得守。同理，不良情绪刺激可耗损心血，诱发或加重心肌缺血损伤，引起或加重胸闷心痛、惊悸怔忡等症状，影响心主血脉功能。

心主血脉功能失调，可影响心主神明功能。《灵枢·痈疽》曰"血脉营卫，周流不休"，血脉依赖心气助力推行，周流全身发挥濡养作用，是血脉的生理功能即"心之血脉"。若血脉无所主，则神明无所依，心主神明的功能必然受损，故而情志内郁，引发精神心理疾病。现代医学有研究发现，首次心肌梗死的患者常常表现出更多的抑郁症状。大部分心肌梗死患者在康复期常常持悲观态度，这也表明他们更有可能患抑郁症。心肌梗死患者因心脉痹阻，脉道不通，心主血脉功能失司，气血亏虚，不能养神，则心主神明功能进一步失司，出现神志异常，表现出临床上的悲观、恐惧、担忧，久而形成抑郁症，即心主血脉影响心主神明，造成血脉之疾，引起神明之疾，因心肌梗死而引起焦虑、抑郁、失眠等症状。

心主神明功能失调，亦可影响心主血脉功能。《景岳全书·郁病》："情志之郁则总由乎心，此因郁而病也。""血脉和利，精神乃居。"血脉亦参与人的精神意识活动，即"神之血脉"，是血脉生理功能的外延，维持人正常的思维和思考；若情志过极，血脉亦受其害，《素问·血气形志篇》记载"形乐志苦，病生于脉"。现代社会物质丰富，大众体形普遍肥胖，但社会竞争压力大，精神高度紧张，情绪压抑难以排解，常罹患心脑血管疾病合并焦虑、抑郁，是"心之血脉"与"神之血脉"共调失和的表现。焦虑抑郁、忧愁思虑可耗损心血，使血脉受阻，影响心主血脉的生理功能。此时单独治疗心脏或精神心理难以收效，应在治疗心之血脉的同时兼顾神之血脉，统筹兼顾方可双心共调。现代医学研究发现，抑郁症是心血管疾病的危险因素，抑郁症和心肌梗死之间的关系是密切和双向的，心肌梗死后的抑郁对康复有负面影响，如增加心肌梗死复发和死亡的风险，破坏心脏功能结构等。心肌梗死后的抑郁对疾病预后产生的影响即情志障碍不断损耗心血，使原本就痹阻的心脉进一步形成心血不足，即心主神明影响心主血脉，神明之病加重血脉之疾，加重疾病的风险，恶化疾病的预后，形成恶性循环。

心主血脉失司，则心脉痹阻，瘀血内停，心脉失养；心伤则神伤，或心神无以所养藏，则出现精神意识障碍，神志异常；神志异常可耗损心血，致使血脉受阻，影响心主血脉的生理功能，故体现二者病理互损。

第三节　心主神明与脑主神明

心主神明是心作为君主，对生命活动的主宰，主情志的正常表达，心主神明有赖于心主血脉功能正常。脑主神明是脑作为髓海，主精神、意识、认知功能、视听言语功能。两种学术观点并不是非此即彼的关系，均有其特定的适用语境及强调之内涵，临床实践均有其各自重要的指导意义。

一、"脑主神明"的理论溯源

"脑主神明"理论可溯源至先秦《黄帝内经》时期，《黄帝内经》对"脑府""脑髓"及其功能已有一定认识，其载"头者，精明之府"，另外尚有"人始生，先成精，精成而脑髓生""脑为髓之海，其输上在其盖，下在风府""髓者以脑为主，脑逆故令头痛""头者，精明之府，头倾视深，精神将夺矣"这些记载，认为脑的功能正常与否与人体的反应能力、神志、视觉、听觉及全身状态息息相关。东汉医圣张仲景对脑的生理功能有了更为深入的认识，其在《金匮玉函经·卷一·论治总则》中记载："头者，身之元首，人神所注。"明确了头脑是主宰人体生命活动的关键。《颅囟经》亦指出："元神在头曰泥丸，总众神也。"晋朝时，"脑神说"十分盛行，其中最具有代表性的著作是《黄庭经》。到了隋唐时期，诸医家对脑的认识进一步深入，《黄帝内经太素·厥头痛》有记载"头者，心神所居"，明确指出人体之神虽然属心却位于头脑之中，宋朝比较有代表意义的医家是陈无择，曾在《三因极一病证方论·头痛证治》书中记载"头者，诸阳之会……百神所聚"，该论述明确指出头是人体之神的场所，全身阳气均汇聚于此。

"脑为元神之府"的提出首见于明代李时珍的《本草纲目》，该书中记载"脑为元神之府，而鼻为命门"。目前，主张"脑主神明"者大多源于这一论断，清代王清任在《医林改错》中记载"灵机记性不在心在脑"，体现了脑主神志的思想。金正希《尚志堂文集·见闻录》曰："人之记性皆在脑中……人每记忆往事，必闭目上瞪而思索之，此即凝神于脑之意也。"方以智《物理小识·卷三》谓"人之智愚系脑之清浊"。人表现的精神情感及思维活动是脑对外界事物作出的客观反映，也是大脑功能的外在表现，大脑更能根据不同的状态将反应分为生理功能及病理功能，髓海在充盛状态下，大脑可发挥正常生理功能，机体神志表现为正常，精神稳定，思维活跃，活动灵敏；在病理状态下，髓海不足，大脑功能失常，人体表现为神志异常，精神模糊，反应迟缓，甚至出现昏迷、死亡等。大脑与人的言语关系密切，大脑之所以能够主司语言，是由于人体精气上荣于脑，大脑生理功能正常，因而能够发挥语言能力。脑主神明是脑作为髓海，主精神、意识、认知功能、视听言语的功能。

二、"心主神明"与"脑主神明"的争论

随着对大脑认识的不断加深，中医学对于"孰主神明"的认识出现了分歧。脑主神明和心脑共主神明两种学说相继提出，使中医学对神经系统疾病和精神心理疾病的认识提升到了一个新高度，也因此使心主神明论受到前所未有的质疑和挑战。

脑主神明之说的代表人物是清代王清任，他在《医林改错》中从解剖角度对心主神明提出质疑，曰："气之出入，由心所过，心乃出入气之道路，何能生灵机、贮记性？"他观察到耳、目、鼻皆通于脑，故所听之声、所见之物、所闻之味皆应归属于脑；还观察到小儿随着脑的发育，其心理功能（诸如感知、记忆、语言等）也在不断发展，于是得出"灵机记性不在心在脑"的结论。

心脑共主神明之说的代表人物是张锡纯，他统合了中医的"心"与西医的"脑"，认为心脑相通，共主神明。《医学衷中参西录》曰"人之神明，原在心与脑两处""心与脑，原彻上彻下，共为神明之府""人之元神在脑，识神在心，心脑息息相通，其神明自湛然长醒"。他还认为，脑伤及心，心伤及脑，即"一处神明伤，则两处神俱伤"。此外，更是论述了"脑充血""脑贫血"等神经疾病及"癫狂"等精神疾病的病机与治法，如认为癫狂系有热痰上壅，将其心脑相通之路堵塞，遂至神明有所隔碍，失其常性，此癫狂失心之所由来也。治之者当投以"开通重坠之剂"。

自"脑主神明"提出之日起，就不断有学者建议废除心主神明，以脑主神明取而代之，是所谓中医之进步。不过亦有学者严正反对，认为心主神明是中医理论之精髓，其深奥要义，非现在之西医所能明察，不但不可废之，还要高举之，以为中医之特色。我们以为，五脏藏神与心主神明，一分一合，虽有对立，亦可统一。以此推之，脑主神明与心主神明，一新一旧，虽有矛盾之处，但可求同存异，共同在诊疗实践中发挥实效。

三、"心主神明""脑主神明"各有其临床价值

认知障碍的疾病，诸如痴呆、喑痱、失语等，中医从"脑主神明"理论出发，建立起一套完善的理法方药体系，治疗上多从脑-髓海-肾虚痰瘀论治。痴呆如见记忆力减退、头晕耳鸣、神疲乏力、腰膝酸软等症状，采用七福饮以补肾益髓、填精养神；情志障碍的疾病，如焦虑、抑郁、失眠等，中医从"心主神明"理论出发，建立一套围绕以心为病位治神的方药体系，治疗上多从心-血-脉-神论治。如郁病如见精神恍惚、心神不宁、多疑易惊、悲忧善哭、喜怒无常等症状，则以甘润缓急、养心安神的甘麦大枣汤治疗；不寐如见虚烦、触事易惊、终日惕惕、胆怯心悸等症状，首选有益气镇惊、安神定志功效的安神定志丸治疗。传统中医学从心或脑论治神志疾病，极大丰富了中医学在神志病及情志病方面的诊治运用，可明显改善患者的症状及预后，至今仍在临床上发挥其重要的作用。

四、"心主神明"在双心疾病诊疗中的临床实践

"心主神明"理论指导临床贯穿病证发生、发展的全过程，广泛运用于预防保健、病因病机、治法治则、理法方药及养生康复中。

中医学一般将心绞痛归属"胸痹""心痛""卒心痛"的范畴，将心肌梗死归属"真心痛"的范畴，将焦虑抑郁状态归属"郁病"的范畴。冠心病与焦虑、抑郁状态病位均涉及心，累及肝脾肾三脏，有着极为密切的联系，正如《灵枢》云"悲哀愁忧则心动，心动则五脏六腑皆摇"，人体情志变化与心的脏腑功能息息相关，"心"可通过统帅各脏腑之气，调控各脏腑功能及精神活动。

根据冠心病合并抑郁的病机，本课题组认为既有"血脉之疾"，又有"神明之病"，应将"血脉之疾"和"神明之病"视为一体，作为心脏疾患的两个方面，将冠心病（胸痹）和抑郁（郁病）作为一个整体来研究其发病规律及证候特征，即"双心同治"，以此运用"祛瘀法"治"血脉之心"，"调神法"治"神明之心"。临床中具体根据患者的病情实施个体化治疗。如临证时心虚胆怯者加茯神、磁石等；气血亏虚者加仙鹤草、党参、当归、黄芪等；阴虚火旺者加枸杞子、生地黄、知母等；水饮凌心者加茯苓、白术等；痰火扰心者加黄连、竹茹、清半夏等；痰瘀互阻者加旋覆花、茜草、泽兰等；气滞心胸者加木香、青皮、枳实等；气滞血瘀者加青皮、丹皮、白芍等；寒凝心脉者加桂枝、熟附子、吴茱萸等；气滞化火者加丹栀逍遥散加减；气阴两虚者加北沙参、麦冬等；心肾阴虚者黄精、山茱萸、枸杞子等；心肾阳虚者加肉苁蓉、肉桂等。

综上所述，"心主神明"理论是中医学的重要基础理论，在临床中有重要的实践价值。中医的"心"包括西医学心脏的功能，"心主神明"提示心脏和大脑之间的功能存在密切的联系，心血管疾病可导致患者认知功能障碍和情绪的焦虑抑郁，这种联系不仅体现在心脏的泵血功能是脑功能正常运作的重要基础，同时它对人体还有更广泛的影响，心脏的内分泌功能可能对脑功能有重要影响。

第四节　双心疾病的整体辨治方法

一、辨治思路：以证统病

双心疾病，即心血管疾病合并精神心理障碍，其发病机制复杂，识别率和诊治率较低，是临床棘手的复杂疾病。中医学认为，"血脉""神明"双心一体，二者相互影响、病理互损，故往往会出现双心同病的临床表现，因此治疗中当以"双心同治"为指导思想。但双心疾病往往病情复杂，常会出现诊断繁多，难以确定治疗重点的困难。

中医双心学说在双心医学理论的基础之上结合了中医学"形神合一"的基本思想，同样围绕中医"心主血脉""心主神明"理论进一步阐释了"血脉之心"与"神明之心"生理相依、病理互损的交互特点。双心疾病作为"神明之心、血脉之心"共病的复合疾病，具有临床表现多样、疾病诊断繁杂的特点，临证中当以"先证后病，以证统病，病证结合"为整体辨治要点，充分发挥中医整体观念的优势，将复杂的病情化繁为简，达到"双心同治"的最终目的。

"以证统病"是中医病证结合思想指导下临床实际应用的辨治方式，强调以中医辨证为核心，在辨证的基础之上兼顾疾病的特殊性进行加减专方专药，更加注重各类双心疾病中证的部分，一定程度上与中医"异病同治"的思想类似。其相较于当下临床针对专科专病常用的"以病统证"，其优势在于面对复杂的复合疾病时可以跳脱出诊断繁多难以抓住主病的局限，优先采用中医整体辨证进行治疗。"以证统病，病证结合"策略能够在双心疾病的临床诊疗中充分发挥中医整体观念与辨证论治优势。辨治时可以通过抓主症、四诊合参等方式收集患者证候信息，并通过六经辨证、脏腑辨证等方法归纳总结与分析推演，判断患者当前阶段的核心病机，确定整体的治则治法与基本方药思路。在此基础上"病证结合"兼顾考虑疾病的特殊性，基于疾病的基本病机、特定临床表现等适当加减应用某些专方或专药。

双心疾病患者多同时兼有心悸、怔忡、胸痹、真心痛、喘证、郁病、不寐、虚劳等多种中医疾病，并且存在胸痛、心悸、胸闷、喘促、焦虑、抑郁、胡思乱想、胆怯易惊、眩晕、失眠、乏力等诸多临床表现。此外，"血脉之心"与"神明之心"病理互损，互为因果，胸痛、心悸在加重焦虑抑郁情绪的同时又被该负面情绪刺激，最终导致双心疾病进一步恶化。诊治过程中常难以轻易辨别出"神明之心"与"血脉之心"同病之时二者谁为主病。

目前临床治疗疾病所采用的诊治思路多为《中医内科学》《中西医结合内科学》等中医临床教材所示的"以病统证"策略，首先判断患者的疾病分类，再根据"病"所包含的证型进行辨治。然而面对诊断繁杂交错的双心疾病，"以病统证"常会面临难以辨别主病的困境。而"以证统病"的策略或可跳脱出病种的限制范畴，从中医四诊出发收集汇总能体现其核心病机的全部有效信息，提纲挈领地判断适合患者当下病情的中医治则、治法。

二、"以证统病"思路阐释及优势分析

1."证""病"之辨

"以证统病"方法存在"证""病"两个重要概念。其中"证"即证候，是疾病发展过程中某一阶段或某一类型的病理概括，一般由一组相对固定的、有内在联系的、能揭示疾病某一阶段或某一类型病变本质的症状和体征构成，是体现中医辨证论治的关键所在。"证"更多具有普遍性，是当前阶段机体临床表现的归纳整合，而中医"证"的治疗同样从整体角度出发，是一种通治法，可以适合不同种病具有相同证型的治疗，但相对于某一确定病会缺乏一些针对性治疗。"病"即疾病，是致病因素作用于人体，人体正气与之抗争而引起的机体阴阳失调，脏腑组织损伤、生理功能失常或心理活动障碍的一个完整的生命过程。"病"包含中医、西医两个方面，中医之病意在阐释某一疾病的整体特点或特殊性，如核心病机、病程变化规律。西医之病在中医诊疗中的价值更多体现在现代医学对于疾病病理生理的认识、病情轻重缓急的判断，以及患者可能或即将采取的西医治疗对于中医病证变化的影响。

2."以证统病"思路的优势

"以证统病"是遵循中医理论，以证为中心，将各种病归纳在证之下，研究证的发生、发展及治疗后的转归，并探讨证与病的诊断和疗效关系的方式，同样也是病证

结合的实际临床应用方式之一。目前病证结合的应用主要包括"以病统证""以证统病"两种。人们熟知的中医药教材如《中医内科学》《中西医结合内科学》编写体例便是"以病统证",即以不同的疾病为主题框架,再将各个疾病分为多种证型加以辨治。其辨治方法可粗略概括为先病后证,病在证上。"以证统病"的特点则是以"证"为纲,以"病"为目,突出对证候的辨识。临床首先以证为出发点,通过中医辨证分析,判断患者当前时期的核心证候特点与证型,再兼加考虑患者所患疾病的病机、病理、病程转归特点,以期先证后病,证在病上。

如果说"以病统证"的优势在于更加便于指导专科专病的临床诊疗,并预判疾病发展趋势。那么当医者遇到辨病困难,临床诊断不明确或多病复合,难辨主次,用药相互掣肘时,"以证统病"便更能充分发挥中医整体观念的优势。双心疾病病机交错、难辨主病,恰是"以证统病"典型的适用范畴。其患者虽同时患有多种疾病,但其当下的证候特征及主要证型却是独特的。"以证统病"思路更有利于医生在复杂的双心疾病中找到关键的"证",并在治疗的过程中清晰地抓住患者的主要矛盾及治疗方向。

3. 病证结合辨治特点

"病"是在病因的作用下,正邪相争,阴阳失调,通过不同的发病形式,展现出相关症状、病机和转归的一段病理过程,不同阶段其病机不同,表现的症状也不同。辨病是医生对整个疾病发展过程的理解和判断,从中分析疾病的特点和发展变化规律,是对病机的整体把握、对疾病本质的认识。

"证"是在某一疾病或多种疾病共存的发展过程中,某一阶段病理病机的本质概括,集中体现了病因、病位、病性及邪正关系。辨证是通过将四诊收集的症状、体征等资料进行分析,概括疾病或共病某一阶段的病机。

病证结合即在中医整体观念的指导下将辨病和辨证结合起来,指导临床中疾病的诊疗,既要考虑病因、病位、病性、病势的疾病层面,也要顾及症状、体征、舌脉的证候层面,病证结合,精准定位,才能达到良好的治疗效果。

早在《黄帝内经》中就有对辨病思路方法的描述,如《灵枢·五色》曰"视色上下,以知病处",《灵枢·卫气》曰"能别阴阳十二经者,知病之所生",《素问·离合真邪论篇》曰"察其左右上下相失及相减者,审其病脏以期之",其"知病""审其病"即是辨病论治的体现。

东汉张仲景所著的《伤寒杂病论》在辨病的基础上，提出"观其脉证，知犯何逆，随证治之"的辨证论治思路，首开"病证结合"的先河。其中，无论是《伤寒论》治疗外感病证，还是《金匮要略》治疗内伤杂病，均体现了病证结合的思想。《伤寒论》重在辨病脉证治，按照"六经"归属分为太阳病、阳明病、少阳病、太阴病、少阴病和厥阴病。6种病证均有对其病因、病位、病性和预后转归特点的描述，形成六经辨证。以六经为纲，以证言方，方随证出，方证一体，正如《伤寒论》第一百零一条曰："伤寒中风，有柴胡证，但见一证便是，不必悉具。"《金匮要略》重在辨病，以病为纲，病证结合，把握病机及疾病的阶段和病势，指导临床用药，如《金匮要略·百合狐惑阴阳毒病脉证治》曰："百合病者，百脉一宗，悉致其病也，意欲食，复不能食，常默默，欲卧不能卧……其脉微数。"虽病证繁多，但均以百合剂加减对病治疗。"病""证""治"，如此病证结合，双管齐下，分而论治，遣方用药，自能做到有的放矢、效若桴鼓。

辨病根据不同的疾病，可以采用专药专方，正如《黄帝内经》中的生铁落饮治疗癫狂。辨证是针对同一疾病或多种疾病共病的不同阶段表现出的不同病机，其核心是分证论治，同病异治，正如《金匮要略》中治疗胸痹，虽为同一个病，分别以瓜蒌薤白白酒汤、瓜蒌薤白桂枝汤和瓜蒌薤白半夏汤针对寒邪证、痰浊证和气滞证治疗胸痹。

对单一疾病而言，病与证是疾病整体和局部的体现，是对疾病全程和阶段不同程度的把握，仅辨病则对各阶段治疗的针对性不强，仅辨证则对疾病的发展规律认识不深，病证结合则能同时兼顾疾病的发生和证候的动态演变，为临床诊断施治提供帮助。

对多种疾病共存而言，各个疾病的演变规律必然会相互影响而发生变化，此时剔除困扰，抓住证候，从证入手往往可以将复杂的疾病状态化繁为简，更加有利于临床治疗。

三、"以证统病"实施要点

（一）四诊合参，首先明确辨证

辨证论治是中医学的特色和精华所在，也是中医理论科学性与先进性的体现。"辨证论治"之中辨证是论治的前提，辨证的准确与否也是决定临床疗效的关键所在。

在辨证的过程中，最为关键的莫过于明确判断疾病的病位和病性，达到层次清晰，辨证明确。以证素辨证为例，医者应着重注意对于患者症、状体征等临床信息的获取、证候要素的识别，以及最终对于病机病名的判断3个方面。临床时首先应仔细、全面地收集患者的四诊信息，得到双心疾病患者的主要临床表现以及寒热、汗出、饮食、睡眠、二便、舌象、脉象等信息资料，其中舌脉及针对主证或提纲证的问诊尤为重要。将四诊收集的信息进行归纳与证素判断，确定病位。空间性病位如表、里、半表半里、心、肝、胆等；层次性病位如气分、营分、血分，太阳、少阳、阳明、太阴、少阴等。而后深入分析证素特点，判断病性，如寒、热、湿、痰、血瘀、气滞、气虚、血虚、阴虚、阳亢等。最后结合临床确定复杂、多样和动态的证型，如心肝血瘀证、肝阳上亢证、心肾不交证、肝肾阴虚证等。

实际临床当中，医者可根据自己擅长的辨证方法采用八纲辨证、六经辨证、脏腑辨证、气血津液辨证、证素辨证等适宜方式，确立患者当前状态下的核心病机，如"痰热扰心""少阳郁热""心虚胆怯"及"气虚血瘀"等，并根据核心病机确立相应的基本治则治法，如"清热化痰""益气活血""清解少阳""养心安神镇惊"等法，并且将该治法作为方药的整体指导原则。

（二）辨病在后，以证统病

"以证统病"是指在辨证所确立的核心病机与基本治则的大框架下，再辅以辨病。其中"辨证"可以更加清晰地在复杂的疾病治疗中理清核心思路，针对当下阶段确立正确的治法，而对"病"的认识则有助于医生进一步考虑疾病整体的特点与病程变化，不同"病"的病机特点会有所侧重，而不同病的同一证型所用的药物也会有所差异。

双心疾病常见的"血脉心病"有冠心病、心衰、心律失常等。其独特的基本病机与适宜方药如下：冠心病、心肌梗死属于中医"胸痹""卒心痛""真心痛"等范畴，基本病机以气虚、气阴两虚为本，以血瘀、寒凝、痰浊、气滞为标实。疼痛剧烈多以实证为主，可加入红花、川芎、丹参、瓜蒌（血府逐瘀汤、瓜蒌薤白半夏汤）等活血化瘀、行气化痰的方药；疼痛不典型或缓解后多以虚证为主，可加入人参、麦冬、柏子仁（生脉散、右归饮）等益气养阴类方药。心衰属于中医"心水""喘脱""水肿"范畴，多兼有"水饮"，其基本病机为心肾阳气虚衰，停饮血瘀，应加入桂枝、附子、茯苓、泽泻（真武汤、肾气丸）等具有温阳、利水功效的方药。心律失常属于中医"心悸""怔忡"范畴，病机复杂，但其基本病机是气血阴阳亏虚、心失所养或邪扰心神，心神不宁。虚者可予人参、当归、琥珀、酸枣仁（或归脾汤、天王补心丹）等补益类方药，实者可予瓜蒌、半夏、红花、桃仁（或黄连温胆汤、血府逐瘀汤）等化痰、活血方药。

"神明之心"为病则常见有焦虑、抑郁、失眠等，其中抑郁多属中医"郁病"范畴，其基本病机为气机郁滞导致肝失疏泄，脾失健运，心失所养，脏腑阴阳气血失调，予香附、郁金、柴胡（或越鞠丸）等行气解郁类方药。焦虑属于中医"脏躁""癫狂"等范畴，其基本病机以情志失调、肝郁化热为主，可予柴胡、郁金、黄芩（或柴胡加龙骨牡蛎汤等）等解郁安神类方药。

因此，在治疗过程中应以辨证所确立的基本证型为基础，参考辨病所知的该病常见基本病机，确立最终证型，如冠心病伴抑郁患者，中医属于胸痹兼郁病范畴，四诊合参，辨证所得的核心病机为痰热扰心，在此基础上参考胸痹疼痛剧烈时多血瘀，郁病患者多气郁，确立病机为"痰热内扰，伴血瘀气郁"，治则为在清热化痰的基础治则上兼加活血行气。

（三）证在病上，病证结合

具体方药的确立同样以"以证统病"为原则，以辨证所得的基本治则为主为君，以辨"病"所得的针对疾病特点所用的方药为辅为臣，使处方用药的重点、主次有区分。例如上述冠心病伴抑郁患者，辨证所见病机为"痰热内扰，伴血瘀气郁"，辨证判断适宜方药为黄连温胆汤，考虑冠心病疼痛明显时多血瘀，可适当佐以红花、川芎等药物，抑郁多气郁，可佐加香附、郁金等药。若判断加入血府逐瘀汤类方剂时，则应适当减少用量，使方药整体仍以治疗"辨证病机"的清热化痰治法为主，佐加血府逐瘀汤之活血化瘀，避免喧宾夺主之意。

（四）"以证统病"不失"识病佐证"

"以证统病"并不代表只重证不重病，所统之"病"主要指中医之"病"，但实际临床时也应考虑现代医学对于疾病的认知与阐释。伴随着现代医学与传统中医的不断结合，西医关于疾病各种病理、预后特点的研究也让我们对于治疗有了更多参照与把握。正如同辨病而知糖尿病、消渴病总有阴伤，尽管遇到患者表现出湿热内盛的证型，也会在祛湿清热时注意照顾阴分，而不会一味地用大量苦寒燥湿泄热药物加重阴伤。同样是热毒炽盛，肿瘤与外感热病的辨病特点就有所不同，肿瘤多以正虚为本，考虑肿瘤之"病"，也会在清热解毒之时更多地加以扶正培本。对于冠心病伴焦虑抑郁的患者，冠心病总有血瘀、焦虑抑郁常伴气滞虚热的辨病特点，应当在辨证的基础上加以考虑。与此同时，不同疾病虽可以相同的临床表现就诊，但其疾病整体病机特点与缓急预后却可能有天壤之别。例如同为胸痛，患者可能是心脏官能症，也可能是心肌梗死甚至主动脉夹层，三者结局迥异。患者可能或即将采取的经皮冠状动脉介入术（PCI）、外科手术等其他西医治疗，同样会对患者的气血及病机证型产生影响。

由此可见，眼中无病则无法把握疾病特殊性质、轻重缓急与预后转归。心中无证则会难以在复杂多样的疾病及症状中抓住当下关键的核心方向、失去中医特色。因此在临床中，以证统病是基本原则，而识病佐证同样也很重要。对于双心疾病患者应当知晓其所患之病是胸痹、心悸抑或真心痛，以及其所属的西医疾病。不同病的特点不同，预后同样相差甚远，对于心肌梗死、心衰伴焦虑抑郁等预后较差的患者，更应当加以重视，并提前与患者讲明治疗周期相对更长等注意事项，避免患者产生其他不良情绪，影响治疗效果。

第三章

双心疾病临证辨治方略刍议

03

第一节 双心辨证，"六经为纲"

张仲景在《伤寒杂病论》中开病证结合论治之先河，《伤寒论》以六经为纲，以证言方，方随证出，提倡当多种疾病合并出现、病情较为复杂时，以证的病机和证候为纲，以病为目，突出证候辨识。六经辨证作为《伤寒论》中的核心辨证体系，能够快速准确地辨别病证的病位、病性，切实有效地指导临床治疗，这一点尤其适合病机错综复杂的双心疾病。

"以证统病、病证结合"是双心疾病的临床辨治诊疗的整体思路，其关键在于辨证，而辨证当以伤寒论的"六经辨证"为纲要，在六经辨证的框架下将辨病辨证相结合，以证为主，辅以辨病，将双心疾病的病理变化清晰化，抓住双心疾病的基本病机规律，进一步增强临床诊疗能力。临床中可依据双心疾病的特点，从阴阳、寒热、虚实、表里，以及太阳、少阴表证，少阳、厥阴半表半里证，太阴、阳明里证入手，将双心疾病的证型分类回归到最基础的八纲辨证和六经辨证中。这一做法既简化证型和辨证过程，又不失中医学对疾病认识的总体把握，临床常能取得较好的治疗效果。

一、《伤寒论》六经辨证与八纲的关系

六经与病位：《伤寒论》的六经是来自八纲，其内涵更多与八纲相呼应，而非局限于经络脏腑的概念；八纲指表、里、阴、阳、虚、实、寒、热八种纲领。表证：表指体表，即由皮肤、肌肉、筋骨所组成的机体外在躯壳，则谓为表。若病邪集中反映于此体部时，即称之为表证。里证：里指人体的极里，即由食管、小肠、大肠等所组成的消化管道，则谓为里。若病邪集中反映于此体部时，即称之为里证。半表半里证：指表之内、里之外，即胸腹两大腔间，为诸脏器所在之地，则谓为半表半里。若病邪集中反映在此体部时，即称之为半表半里证。这里的病位更多是指病邪反映的位

置，而不仅仅是病变所在的病位。

病性：六经辨证中的病性可分为阳证、阴证两大类别。其中阳证主要为代谢功能表现为亢进的、发扬的、激烈的这类太过的病证；阴证则是指代谢功能表现为衰退的、消沉的、抑制的、势弱的这类不及的病证；在此基础之上，阴阳的病性还应考虑寒热、虚实的情况。患者机体反映为寒性证候，寒证属阴证；反之热证则是患者机体反映为热性证候，多属于阳证；虚证方面，机体虚弱，或病邪未解，而人的精力已有所不支，机体的反应显示出一派虚衰之象者，即称之为虚证。虚寒为阴证，虚热为阳证。实则是指病实，病势在进，而人的精力并不虚，机体反应显示出一派充实的病证者，即为实证。实热为阳证，实寒为阴证。

六经辨证的病位即表、里、半表半里（3 种病位），其病性包含阴、阳二性。六经之证即为 3 种病位与两种病性的排列组合，共 6 类。六经为太阳（表阳证）、阳明（里阳证）、少阳（半表半里阳证）、少阴（表阴证）、太阴（里阴证）、厥阴（半表半里阴证）。半表半里为诸脏腑所在之地，病邪郁集于此，往往诱致某一脏器或某些脏器发病，病情复杂多变。

证的确立，依赖病位和病性的确立，如经纬相交方能确定坐标一般。六经与八纲密不可分。八纲者，阴阳、表里、寒热、虚实。其中阴阳为八纲辨证之总纲，表里为病位，实、热为阳，虚、寒为阴。凡是人体功能亢奋者，皆属于阳证，而功能沉衰者属于阴证。在同一病位可以分阴阳，如里证可分阴阳，同样表证、半表半里亦可分阴阳。

邪气侵袭人体，在表证范畴中，因邪正力量的不同，导致出现有阳证、阴证的不同反应。正如《伤寒论》所曰：病有发热恶寒者，发于阳也；无热恶寒者，发于阴也。发热恶寒，因正气能与邪气相争，故机体功能相对亢奋，属于病位在表的阳证、实证、热证，简称表阳实热证；而无热恶寒者，因正气不足等原因导致正气不能与邪气相争，故属于病位在表的阴证、虚证、寒证；因虚证、寒证属于阴证范畴，故可称为表阴虚寒证。即表阳证、表阴证。见图 3-1。

病性	六经	病位	八纲
阳	太阳 →	表	表阳证
	少阳 →	半表半里	半表半里阳证
	阳明 →	里	里阳证
阴	太阴 →		里阴证
	厥阴 →	半表半里	半表半里阴证
	少阴 →	表	表阴证

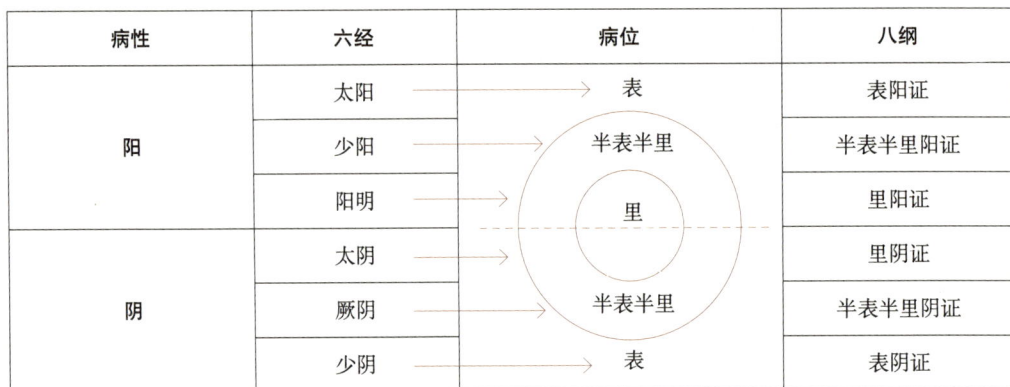

图3-1 六经辨证示意及其与八纲的关系

二、双心疾病的六经辨证要点

（一）太阳病

表阳证，太阳主表，风寒之邪侵犯人体肌表，导致卫表、营卫不和，是太阳病的主要病机。表阳证亦是双心疾病的常见证型，一方面表阳证的营卫失和会直接损伤心营心血。另一方面，太阳病作为表阳证，治法以发汗为主。汗为心之液，太阳病误汗或汗出过度，营卫之气耗伤，则使心失所养，而汗出不利，又会出现水饮内停之变，困扰双心。《伤寒论》中明确记载的条文有第六十四条"叉手自冒心，心下悸，欲得按"、第六十七条"心下逆满，气上冲胸，起则头眩"，以及第一百一十八条"因烧针烦躁"、第一百一十二条"亡阳必惊狂，卧起不安"等。

营卫调和是气血承载五脏之功，周而复始行于体内濡养五脏、维持人体生理状态的基础，更是血脉、神明双心和合，发挥正常生理功能的重要保障。《灵枢·悬解》言："营卫者，经络之气血，气行脉外曰卫，血行脉中曰营。"营卫和调则保障营血在血脉之内正常运行，故营卫和则血脉之心条畅。《灵枢·天年》言"血气已和，营卫已通，五脏已成，神气舍心"，同样也强调了营卫和则五脏安，心主神明之功方可正常发挥。

营卫失和是太阳病表阳证的病变基础，同样也是双心疾病的重要病机之一。《素问·热论篇》言："荣卫不行，五脏不通，则死矣。"营卫失和则五脏气血失调，而营为心之所主，营卫不和导致的营气营血受损会进一步伤及心营，加之营卫经脉受伤不通，共损心脉，则双心同病。国医大师薛伯寿提倡"和合思想"，认为双心失和以营卫失和为本，临床中常以调和营卫为核心贯穿疾病治疗始终，以达到"双心和合"的状态。正如《难经·十四难》记载"损其心者，调其营卫"，针对太阳病表阳证之双心疾病，临床多首取桂枝汤法。《金匮心典》载"桂枝汤，外证得之，为解肌和营卫，内证得之，为化气和阴阳"。桂枝汤在外可通阳，阴发挥解表调营卫之力，在内可调和阴阳以达"阴平阳秘，阴阳和合"。其中桂枝辛可助卫解表通阳，助护卫气的同时温通心阳；芍药酸可入营，安营阴，益血养神。桂枝、白芍一阳一阴，可使营卫复和，双心之阴阳自调。

针对双心疾病，调和卫表、营血的同时也应注重行气活血与宁心安神，正如《灵枢·痈疽》云"营卫稽留于经脉之中，则血泣而不行，不行则卫气从之而不通"，营卫之气阻滞于血脉中，则会形成气滞、瘀血、水饮、痰浊等病理产物。故当行气血以调营卫，气血运行和畅，则血脉通利。临床中应根据临床实际佐以用青皮、陈皮、香附、薤白、丹参、川芎、莪术、红景天等药物以行气活血，营卫和调。《灵枢·营卫生会》中记载"营气衰少而卫气内伐，故昼不精，夜不瞑"，太阳病之双心疾病的患者常伴有失眠及烦躁、焦虑，当佐以宁心安神之品，双心同调，以助双心和合。应用龙骨、牡蛎等介类药物镇静安神；茯神、远志、合欢皮、柏子仁、酸枣仁等药解郁宁心，养心安神。

与此同时，太阳病作为表阳证，其治法主要以汗法为主，这一过程中误汗或汗出过度，营卫之气耗伤的同时伤及心阳便会出现第六十四条"发汗过多，其人又手自冒心，心下悸，欲得按者"的表现，对此仲景治以桂枝甘草汤通阳益气。运用桂枝助心阳，补营气，配以甘草则温养心血；其中甘草之用除健运脾土，助辛化阳之外亦有取其甘味缓急之意，故针对以惊烦、拘急为主要表现的双心疾病均可使用甘草、麦芽等药以甘缓急。

综上，太阳病并非单纯狭义中的外感表证，临床上恶寒或恶风、头身痛、关节痛、汗出浮肿等表阳证的情况均可参考舌脉辨证诊治。

（二）阳明病

双心病之里阳证变可由阳明里热内盛，伴结痰瘀，内迫心神，导致心窍闭塞，浊气扰神所致，常见有口干、大便干、燥热的临床表现。其中双心疾病患者的临床表现多伴见有胸痛、心悸、心烦、神昏、谵语、躁狂等。另一方面，阳明气分热盛，致热郁气壅，亦可内扰心神，或里证之积热上炎胸膈出现双心疾病。阳明病作为里阳证，吐、下等方法治疗后，常可正气受损，热邪郁留于心膈，扰动心神，最为常见的便是栀子豉汤证心中懊恼。

《伤寒论》原文二百四十一条载："大下后，六七日不大便，烦不解，腹满痛者，此有燥屎也。所以然者，本有宿食故也。"阳明实热内结，上扰心神，发为烦躁、焦虑，更有重者发为谵语之象。"阳明病，不吐，不下，心烦者，可与调胃承气汤。"此类病证多由阳明内实，实热阻于中焦，扰乱心神。"伤寒，脉弦细，头痛发热者，属少阳。少阳不可发汗，发汗则谵语。此属胃，胃和则愈；胃不和，烦而悸。"少阳病误汗，使热入阳明，胃中气乱上冲及心，热扰心神，出现烦躁、谵语。除此之外，还有"伤寒无大热，口燥渴，心烦，背微恶寒者，白虎加人参汤主之""伤寒若吐若下后，七八日不解，热结在里，表里俱热，时时恶风，大渴，舌上干燥而烦，欲饮水数升者，白虎加人参汤主之"。阳明经证内有里热，即使无实结，同样可以因为内热炽盛，伤及津液，扰动心神出现心烦、焦躁等表现。可见阳明病可以多种方式诱发双心疾病的产生，对此则可以白虎汤、白虎加人参汤、大承气汤、小承气汤、调胃承气汤等方药进行治疗。

（三）少阳病

半表半里阳证临床表现多种多样，常可见有口苦、寒热往来、胸胁苦满、默默不欲饮食、心烦、咽部不适、脉弦等，是临床中就诊的双心疾病最为常见的情况。此类患者的胸痛、心悸、胸前区不适的血脉心病及焦虑、抑郁、神志失常等神明心病的表现往往会更加明显。《伤寒论》中，少阳病出现的双心疾病相关症状有第九十六条"胸胁苦满，默默不欲饮食，心烦喜呕"，第一百零七条"胸满烦惊""谵语，一身尽重"，第一百四十二条"或眩冒，时如结胸，心下痞硬"，第一百四十六条"肢节烦疼，微呕，心下支结"，第一百四十七条"胸胁满微结""心烦"，第一百七十一条"心下硬，颈项强而眩"，第二百六十四条"胸中满而烦"等。少阳病为半表半里之阳证，多由胸腹两腔之脏腑气郁化热而致，故常见有胸胁苦满、心烦喜呕、口苦、咽干、目眩等表现。半表半里之邪热致病又易耗伤津液、损伤心营，"津血同源"，津伤而生燥痰，血脉损则化瘀。痰瘀阻于心脉又会进一步影响气机的运行，致内热的蕴生。《素问·痹论篇》云"心痹者，脉不通"，少阳双心疾病的关键病机在于半表半里之气机不畅、痰湿血瘀内郁导致的心脉不通、热扰心神。王清任《医林改错》云"血受热则煎熬成块"，柳宝诒云"热附血而愈觉缠绵，血得热而愈形胶固"，进一步说明少阳半表半里证之复杂多变，其气郁、热、瘀、痰邪除单独为患外，还常常相互影响合而发病，共同损害血脉、神明双心。

临床辨证时应在辨其方证的基础上充分考虑少阳双心疾病病位在半表半里之间，病性属阳，多郁多热兼有痰瘀的特点。遣方用药当从源头出发，和解少阳以治本。少阳枢机得解须予柴胡剂。柴胡剂是以小柴胡汤为基础衍化而成的一组群剂，柴芩升降相宜，和解少阳，内清郁热，半夏、生姜和胃降逆化痰；佐以丹参活血祛瘀、清心除烦，参枣二味祛邪亦能扶助正气；炙甘草为使调和诸药。临证亦可在小柴胡汤基础上加龙骨、牡蛎镇惊安神、收敛浮散之心气，加桂枝温阳化气，茯苓宁心安神，加大黄清泄诸邪所生之郁热，柴胡加龙骨牡蛎汤类方更增除烦定惊之效，对双心疾病中出现的狂躁、烦乱、谵语等神志病变更有针对性。

【医案】患者，刘某，男，57岁，2023年4月就诊。

主诉：间断胸闷胸痛6年，加重1个月。

病史：患者2017年因胸闷胸痛于某医院就诊，行PCI术，植入支架1枚；两年后行冠状动脉旁路移植术。近1个月胸闷反复，伴胸背痛、心悸、气短，情绪激动，劳累时症状加重，持续约10分钟，自行休息后可缓解。

刻下症：胸闷胸痛、心悸气短，平素烦躁易怒，易紧张，口干口苦，咽干，腹胀纳差，反酸，咽中异物感，身体沉重，眠差，入睡困难，多梦易醒，大便干，小便黄赤。舌红暗，苔白腻稍黄，脉沉弦。GAD-7量表评分14分（中度焦虑）。

诊断：辨证诊断：少阳阳明合病。

辨病诊断：胸痹心痛，心悸，郁病，不寐。

西医诊断：1. 冠状动脉粥样硬化性心脏病；2. 高血压病1级（极高危组）；

3. 2型糖尿病；4. 睡眠障碍；5. 焦虑状态；6. 反流性食管炎。

处方：柴胡15 g，黄芩12 g，半夏15 g，党参10 g，茯苓30 g，杏仁10 g，泽泻20 g，白术10 g，桂枝15 g，厚朴15 g，苏梗10 g，酒大黄10 g，丹参30 g，夏枯草20 g，煅龙骨（先煎）30 g，煅牡蛎（先煎）30 g。7剂，水煎服。

非药物疗法：对患者进行心理疏导，嘱调畅情志。

调护：忌食辛辣刺激。

7剂后效果显著，胸闷胸痛减轻，烦躁、口苦显著减轻，二便均有所改善。

按语： 患者胸闷胸痛、烦躁易怒为少阳病"胸中满而烦者"，又可见口苦，不欲饮食，为邪在少阳，少阳邪热不解，同时内并阳明，出现纳差、腹胀、便干，少阳郁热内扰，又可见咽干、失眠、难以入睡、小便短赤等热象，六经辨证为少阳阳明合病，病性属阳证，兼有痰饮，燥屎。以柴胡加龙骨牡蛎汤加减解少阳郁火。方中小柴胡汤加减和解少阳枢机兼清郁热，酒大黄清泄肠腑，泻阳明之火热，茯苓利水安神，龙骨、牡蛎重镇安神。在辨证的基础上，考虑患者胸痹、失眠、梅核气等疾病，加丹参活血化瘀以疗胸痹，夏枯草配合半夏（半夏得阴而生，夏枯草得阳而长）顺应阴阳，调理睡眠，半夏、厚朴、苏梗配合行气化痰。

（四）少阴病

少阴病病位属表阴证，临床可见困倦、无力、恶风寒、无热或低热、周身关节痛、鼻塞流涕、脉微细无力等表现。该病多见于双心疾病老年患者，患者素体虚弱，身体机能低下，同时兼有外感。此类患者正气不足，而复外感，病情常较为紧急，常出于血脉之心，虽欲增强机体代谢，调整营卫气血，祛邪外出，但无力为之。临床中多见心悸，胸满胸闷，气短，喘憋，心率快，但血压常较低，同时伴有心烦、烦躁，以及神明之心虚弱，出现精神弱、但欲寐、脉沉的表现，伴发有表阴证之肢冷、恶寒等表现。如第二百八十二条"心烦，但欲寐"，第三百零三条"心中烦，不得卧"，第三百一十条"胸满，心烦"等，少阴病位在表，病情属阴、属寒、属虚。此类患者一部分为正虚外感，病变维持在表时间短暂，二三日后即可传里或入半表半里，且少阴病传太阴者多，若少阴太阴合病，则吐、利、厥逆等重症随之而至。应把握时机解外，予麻黄附子细辛汤散寒解表，使之不传太阴，既传太阴者当用四逆汤加减急温其里。另一部分为内阳虚极，阳气无力温于体表，故反映为在表之虚寒，常表现为心悸、胸闷胸满、血压下降等，同时伴有神昏、神志不清等神明之心发病的重症表现，此类患者病情危重，应当紧急救治。

（五）太阴病

太阴病为里阴证，太阴病的特点多为里之阳气虚弱，阴寒内盛。临床可见便溏、腹痛、畏寒、脉沉无力。双心疾病的里阴证多由阳气内虚，清阳难升，浊阴难降，气血推动无力，同时阴寒、痰湿凝滞脉道，闭塞心神，双心同病，充分体现了《金匮要略》中"阳微阴弦"的病机。此类患者常表现出胸痛、胸闷、心悸、心跳重着、抑郁、精神减退的双心疾病表现，同时多伴有自利、腹泻、腹痛、痞满、水肿、小便不利等里阴证的临床表现。

对太阴病，张仲景提出"当温之，宜服四逆辈"的治疗原则。因其"里有寒"而见自利，治疗宜服四逆汤予附子、干姜、炙甘草温里散寒，回阳救逆。同时亦有真武汤、人参汤之类的方剂以温里扶正、祛痰化饮以达温通心脉、养护心神之效。与此同时，太阴病里阴证多见有寒湿内阻，对此张仲景针对此类胸痹设立瓜蒌薤白白酒汤、瓜蒌薤白半夏汤、枳实薤白桂枝汤等具有温里通阳宣痹、宽胸调气散结功效的方药。方中薤白辛温，通阳散结以止痹痛；瓜蒌豁痰下气，宽畅胸膈；白酒通阳，可助药势，使痹阻得通，胸阳得宣，诸症可解。此方是张仲景治疗胸痹心痛病证的基本方，若阴寒痰涩壅盛者加半夏，组成瓜蒌薤白半夏汤；若胸阳不振，痰浊中阻，气结胸中，出现痞满胸闷、喘息咳唾者，加枳实、厚朴、桂枝，组成枳实薤白桂枝汤。

（六）厥阴病

厥阴病为半表半里阴证，临床多见寒热错杂，上热下寒，下寒为甚，同样是双心疾病常见的证型之一。厥阴病的心脏、精神心理症状体现在提纲证第三百二十六条"气上撞心""心中疼热"，以及第三百三十八条因"脏寒"所致的"病者静，而复时烦"，第二百零九条"烦躁欲死"。还有许多条文中出现意识障碍或焦虑、抑郁常见的躯体症状，如手足厥冷、饥不欲食、呕吐、下利等。

胡希恕先生认为厥阴病是半表半里之阴证。半表半里指胸腔、腹腔及其所包括的心肺、肝脾等脏腑，病邪在此部位充斥，很容易诱发多脏器失调从而出现多种证候，临床表现复杂多变。虽实质属半表半里之阴证，但仍可能有阴寒内充，正常气血运行不畅，郁而化热。此类患者多表现为典型的上热下寒，以下寒为主，多会出现焦虑、急躁、心悸、怔忡、失眠、口干，同时伴有胃脘或下肢的畏寒肢冷，而柴胡桂枝干姜汤作为治疗半表半里之阴证的代表方，针对双心疾病更加奏效。方中黄芩上清血脉、神明双心之郁热，柴胡主心腹肠胃中结气，寒热邪气，推陈致新的同时兼顾疏肝调畅情志，桂枝更通胸中双心之阳，进而畅血脉、益神明，配伍辛温之干姜温中下之寒兼以理微结。配瓜蒌根之润，得牡蛎之收，更能滋液解渴。全方加减配伍针对上热下寒之厥阴双心疾病患者效如桴鼓。

【医案】患者，焦某，女，75 岁，2023 年 2 月初诊。

主诉：心悸伴胸闷 10 天。

病史：患者 10 天前因生气后出现心悸、胸闷，间断发作，休息后可缓解，头昏沉，心烦，焦虑、抑郁并见，平素心率 50 次 / 分，生气后约 70 次 / 分，于医院检查无明显异常，心悸发作与情绪状态相关。

刻下症：平素畏寒，乏力，汗多，自汗盗汗并见，眼睑浮肿，双下肢水肿肢寒，足胖，头颈部不适；纳呆，口干，咽部异物感，大便不成形每天 3 ～ 4 次，无腹胀，恶心，眠差，夜间易醒，舌淡红，苔黄腻，脉沉迟。PHQ-9 量表评分 12 分（中度抑郁）。

诊断：辨证诊断：厥阴太阴合病。

辨病诊断：心悸，水肿，不寐，郁证。

西医诊断：1. 冠状动脉粥样硬化性心脏病；2. 高血压；3. 糖尿病；4. 睡眠障碍；5. 抑郁状态。

处方：柴胡 20 g，黄芩 9 g，桂枝 12 g，干姜 6 g，瓜蒌根 15 g，牡蛎 15 g，炙甘草 9 g，制附子 15 g，大枣 10 g，党参 10 g，杏仁 10 g，茯苓 30 g，生薏苡仁 30 g，泽泻 20 g，紫苏子 10 g，川牛膝 15 g，苍术 15 g。7 剂，水煎服。

非药物疗法：对患者进行心理疏导，嘱调畅情志。

调护：忌食生冷。

二诊：6 剂后，心悸胸闷减轻，烦躁减轻，仍有头昏沉，乏力稍改善，畏寒汗出减轻，下肢浮肿稍减轻，纳呆，仍稍有抑郁状态，眠差好转，仍有泄泻、大便不成形，舌红苔腻，脉沉缓。

处方：制附子 15 g，桂枝 15 g，干姜 6 g，葛根 20 g，炙甘草 10 g，大枣 10 g，茯苓 45 g，白术 12 g，泽泻 15 g，当归 15 g，柴胡 12 g，川芎 15 g，赤芍 10 g，苏梗 15 g，厚朴 15 g，生牡蛎（先煎）15 g，防风 10 g。14 剂，水煎服。

三诊：上方尽剂，心悸胸闷基本缓解，汗出较前好转，畏寒肢冷明显减轻，双下肢水肿明显减轻；情绪状态改善，稍口苦，纳眠改善，泄泻改善，舌红，舌根苔略厚腻，脉沉。

按语：本患者虽有心烦口干，但伴有明显的乏力、畏寒、肢冷，且脉象沉迟，整体仍属阴证。症见心悸胸闷、抑郁等多种临床表现均为胸腹脏腑之病，属典型的厥阴病上热下寒表现。同时可见泄泻、纳呆、心跳重着、水肿等太阴里阴证表现，故总属厥阴、太阴合病。予柴胡桂枝干姜汤合四逆汤，以柴胡解半表半里之邪，疏脏腑之气机，同时调畅情志，配合黄芩清阴寒困阻之郁热，桂枝以通双心胸阳，瓜蒌根、牡蛎生津护阴。同时加附子、干姜温中散寒，益阳扶正兼以散痰饮理微结。茯苓、薏苡仁淡渗利湿，水饮下行配合泽泻利水祛水。同时考虑冠心病多瘀多痰气，故佐以苏子、牛膝、苍术之品。二诊患者厥阴半表半里阴证减退，但仍有泄泻、畏寒，故去黄芩，减柴胡，增桂枝并继以附子、干姜温中散寒，仍有痰饮，故加白术、茯苓、厚朴以增健脾祛痰饮、行气燥湿之力，同时考虑患者久病入络，冠心病、糖尿病以血瘀为基增用当归、川芎、赤芍，加以活血。三诊收效甚佳，诸证皆减。

第二节　分辨痰湿水邪，"三焦为目"

双心疾病与痰湿水饮病邪关系密切，三焦是水液代谢的重要通路。通过梳理《温病条辨》中双心疾病类似病证，可以效法吴鞠通三焦辨证论治双心疾病的思路。三焦属于六腑之一，位于躯体和脏腑之间的空腔，包含胸腔和腹腔，是上焦、中焦和下焦的合称。三焦病位属半表半里，六经八纲论伤寒之代表胡希恕教授也认为半表半里为胸腹腔隙，此腔隙从其位置和特点正与三焦相似。因此，可以说半表半里病位包含三焦。前文已述，双心疾病多在半表半里，多属于六经辨证中的少阳、厥阴证，但单纯以少阳、厥阴进行辨治稍显宽泛，因此在实际临床中会在六经辨证的基础上加以三焦辨证，进一步明辨病性及病位在半表半里的具体哪一部分。

三焦和津液代谢密切相关，《素问·灵兰秘典论篇》云"三焦者，决渎之官，水道出焉"，《难经》三十一难说"三焦者，水谷之道路，气之所终始也"。六十六难说："三焦者，原气之别使也，主通行三气，经历五脏六腑"。因此三焦是气和水液运行通道。《黄帝内经》云："肾合三焦膀胱，三焦膀胱者，腠理毫毛其应"。《金匮要略》中说："腠者，是三焦通会元真之处，为血气所注，理者，皮肤脏腑之纹理也。"由此可见三焦与腠理关系密切。《素问·阴阳应象大论篇》云："清阳出上窍，浊阴出下窍，清阳发腠理，浊阴走五脏。"这提示三焦居于半表半里，为水道、气道，外合腠理，使气液宣通。三焦与诸窍相连，清阳之气游行三焦，可外发腠理，亦可上出上窍。

痰、水为阴邪，其产生缘于阳气不足，故张仲景提到"病痰饮者，当以温药和之"。水饮内停，欲令外出，无非采用如《黄帝内经》"开鬼门，洁净府"，即发汗利尿之法。张仲景也在《金匮要略·水气病脉证并治》中说道："诸有水者，腰以下肿，当利小便，腰以上肿，当发汗乃愈。"发汗之法多应用于一身悉肿之风水证，正气充盛，外邪侵袭导致肺失宣肃，病在上焦者。心衰患者多为正气已虚，阳气不足，汗为心之液，发汗之法，恐更伤阳气，故发汗之法于心衰患者应用较少，而利小便之法更为多用。但利小便并不意味着只是温肾利水，治疗下焦。因水液代谢与肺、脾、肾、三焦均相关，小便的产生也需由脾气散精、肺气肃降，才能下输膀胱，气化而出，故利小便不能单纯只想到温阳补肾，化气利水，还应注意健脾、利肺，也就是要注意从三焦论治。

如张仲景提到"夫短气有微饮，当从小便去之，苓桂术甘汤主之，肾气丸亦主之"。苓桂术甘汤为治疗中焦病变之方，从《伤寒论》第六十七条曰"伤寒若吐若下后，心下逆满，气上冲胸，起则头眩，脉沉紧，发汗则动经，身为振振摇者，茯苓桂枝白术甘草汤主之"，亦可佐证。肾气丸偏于下焦，然二方皆有桂枝，功兼治肺。"胸痹，胸中气塞，短气，茯苓杏仁甘草汤主之，橘枳姜汤亦主之。"茯苓杏仁甘草汤偏治上焦，方中杏仁入肺经，既宣且降。橘枳姜汤偏治中焦，陈皮、生姜味皆辛温，均入肺脾经，健脾化饮的同时，亦辛散宣肺，助肺宣降。真武汤常被作为治疗心衰水饮之代表方，方中除附子温肾外，亦用茯苓、白术健脾，生姜宣肺化饮；另一治疗，心衰水饮之要方葶苈大枣泻肺汤更是以葶苈子为主泻肺利水。因此自张仲景开始重视水饮从三焦论治，后世医家无不效法，在治疗水饮证时常采用葶苈子或桑白皮泻肺利水，如清代费伯雄治疗水饮证之桑苏桂苓汤，方中桑白皮、苏子、杏仁是肃降肺气之品，茯苓、橘皮、半夏、生姜上中焦同治，更有桂枝宣肺温肾。

尽管痰饮水湿一源多歧，但《伤寒论》对湿邪论述较少。三仁汤是吴鞠通三焦论治湿邪的代表方剂，吴氏在三仁汤中为后世提出上焦宜宣、中焦宜畅、下焦宜渗的大法。上焦宜宣，宣肺气，杏仁为代表；中焦宜畅，畅脾胃之气，白豆蔻、厚朴、半夏为代表；下焦宜渗，淡渗利湿以生薏苡仁、通草、滑石、竹叶为代表。除此之外，《时病论》芳香化湿法（藿香、佩兰、陈皮、半夏、厚朴、大腹皮、荷叶）专注于中焦气机，强调湿邪阻滞气机，若热象不明显，藿朴夏苓汤也是很好的选择。针对痰饮水湿多见的双心疾病，临床中应在六经整体辨证的基础上注重其痰饮水湿的病变形式，明晰病变所在的位置，因势利导选择合理的治疗方法，是应当温肺化饮还是燥湿化痰，抑或淡渗利湿，引水饮从小便而出？唯有选择了适合的方法才能事半功倍达到理想的治疗效果。

【医案】患者，郑某，女，64岁。2022年7月26日初诊。

主诉：间断胸闷胸痛半年加重伴恶心半月余。

病史：患者半年前无明显诱因出现胸闷伴有胸前区隐痛，心电图及心肌酶检测未见明显异常，外院诊断为心脏官能症，半月前因天气闷热，饮食不节出现胸闷加重伴恶心呕吐。

刻下症：胸闷，胸前区隐痛，心悸，心跳重着，乏力，恶心，胃脘痞满不适，恶油烟，偶有呕吐，腹胀，稍有干苦，思虑较重，焦虑心烦，注意力难以集中，纳差，眠差，易醒，醒后难再入睡，双下肢轻度水肿，易泄泻，大便日 2～3 次，质黏不成形，有排不尽感，小便少。舌淡红齿痕，苔白厚腻，脉沉滑。

既往史：患高血压 6 年，最高 165/90 mmHg，口服氨氯地平控制平稳；患高脂血症 6 年，口服阿托伐他汀控制，具体不详。1 年前诊断为中度焦虑、中度抑郁，未规律服药。

检查：（2022 年 7 月 26 日）PHQ-9 量表评分：9 分；GAD-7 量表评分：7 分；

诊断：辨证诊断：太阴少阳。

辨病诊断：胸痹，郁病，痞满，不寐。

西医诊断：1.心脏官能症；2.焦虑抑郁状态；3.高血压病 2 级（高危）；4.高脂血症。

处方：瓜蒌 15 g，薤白 6 g，法半夏 15 g，桂枝 10 g，藿香 15 g，杏仁 10 g，白蔻仁 15 g，生薏苡仁 30 g，滑石 30 g，小通草 6 g，厚朴 10 g，陈皮 15 g，茯苓 20 g，白术 15 g，干姜 6 g，柴胡 15 g，黄芩 10 g，旋覆花 6 g，防风 10 g。14 剂，水煎服。

非药物疗法：对患者进行心理疏导，嘱其调畅情志，避免不良刺激。

调护：忌食油腻，自行监测血压。

二诊（2022 年 8 月 2 日）：上方尽剂，胸闷胸痛较前好转，心悸明显改善，恶心减轻，未见呕吐，仍稍有腹胀，纳一般，眠仍差，大便仍黏，小便增多。双下肢轻度浮肿，舌淡红齿痕，苔白稍腻，脉滑。

处方：2022 年 7 月 26 日方去薤白，防风，加生麦芽 20 g、石菖蒲 15 g、合欢皮 15 g，改厚朴 15 g、茯苓 30 g、干姜 10 g。14 剂，水煎服。

三诊（2022 年 8 月 16 日）：上方尽剂，胸闷胸痛基本缓解，恶心明显改善，食欲改善，纳可，腹胀减轻，睡眠改善，大便稍不成形，双下肢水肿减轻，舌淡红齿痕，苔白，厚腻明显减少，脉滑。改生薏苡仁 20 g，去滑石。14 剂，水煎服。

按语： 结合患者乏力、泄泻，大便不成形，稍有口干、干苦，焦虑心烦，思虑重。

纳眠差，以及舌脉表现，整体辨为太阴少阳合病。湿浊内蕴，郁于胸腹，兼有少阳气机郁滞。湿阻于胸中而见胸闷胸痛、心悸、心跳重着，为典型的浊水上冲，同时湿阻于中焦而见恶心、痞满、呕吐。痰湿内阻，扰乱心神，则焦虑、心烦、寐差。故而治疗在瓜蒌薤白半夏汤、柴胡剂的基础上加入三仁汤、茯苓，增加化湿利湿之效。方中杏仁宣上、白蔻仁畅中、生薏苡仁渗下，三焦同调，因势利导。以瓜蒌、薤白、半夏、桂枝通胸中痰湿痹阻，再加藿香、防风助散上焦湿邪，小通草、滑石助水湿由小便排出，柴、芩和解少阳，调畅气机，兼清郁热。茯苓淡渗利湿的同时宁心安神；适当配合厚朴、陈皮燥湿行气，祛除内邪，兼通气机。旋覆花降逆止呕，消痰利水。干姜则以温中之力，温愈太阴，同时防止滑石、黄芩等寒凉之品伤及脾胃。二诊患者胸痛改善，胸阳既通而去薤白，上焦湿邪渐散而去防风。加入生麦芽进一步调畅气机，同时照顾脾胃，改善纳食。加入石菖蒲开窍豁痰醒神，化湿开胃；合欢皮解郁安神配合加量之茯苓宁心安神，进一步改善失眠。同时干姜适当加量，以增温补温通之力，以祛太阴之里寒。三诊舌苔厚腻明显改善，痰湿已有显著改善，下肢水肿减轻，小便已正常，故去清利下焦、通淋祛湿之滑石，减少淡渗利湿之薏苡仁。整个治疗过程以六经辨证为整体框架，针对较为严重的痰湿之邪采用化痰化湿、燥湿利湿之法，而后针对痰饮水湿邪气的严重程度以及三焦病变位置选择具体治法用药，从多个角度祛除病邪，收效甚佳。

第三节　细探病机，"兼顾脏腑"

人是一个有机的整体。心与其他脏腑均有着密切的联系，其他脏腑病变可影响心，心脏病变也可引起其他脏腑异常症状，故"五脏六腑皆令心病，非独心也"。与此同时，双心疾病多属于六经辨证中的少阳病及厥阴病。病位在半表半里之间及胸腹两大腔内，这部分又是多个脏腑所处的位置以及发挥功用的场所。因此，临床中可以在六经的大框架下应注重脏腑的病机变化。

一、双心疾病主要病位在心

双心疾病病位主要在心，同时也与肝、脾、肾、肺等脏腑密切相关。双心疾病主要病位在心，心主血脉是心主神明的物质基础，血脉正常，心血充盈，则濡养心脏，涵养心神，血以载神，神明得守；心主神明是心主血脉的重要保障，心神掌控人的生理协调，保证血液的正常运行，故二者交融一体，"双心"生理相依。心主血脉失司，则出现心痛、心悸等表现，同时心伤则神伤，神明心病则会出现焦虑、抑郁、精神意识障碍；与此同时神伤亦可耗损心血，致使血脉受阻，影响心主血脉的生理功能，即神明之疾致血脉之病。

双心疾病是人体脏腑气血功能失常在"心主血脉"和"心主神明"两方面的反映。"血脉之心"和"神明之心"病理互损，双心为病，核心病位在于"心"。治疗当明辨心气、心血、心阴、心阳的病性变化，因证施治。

二、双心与肝的关系

与此同时，双心疾病的发生发展也与肝密切相关。肝主疏泄，对于全身气机的调畅及心神、情志的正常活动与表达发挥着重要的作用。《明医杂著·医论》云"肝为心之母，肝气通则心和"，《薛氏医案》言"肝气通则心气和，肝气滞则心气乏"，可见唯有肝气条达，肝血荣于心，"双心"的生理功能才能正常地发挥。同时肝与胆相表里，肝胆气机相通，肝主疏泄，胆主决断，肝胆相互配合，影响神明气机，与精神、情绪及心理变化密切相关。反之肝气郁滞，肝胆之火上扰都会对血脉、神明产生重要的影响，导致双心疾病的产生。临床中在考虑心病的同时也应着重分析是否兼有肝病，以及肝病是由肝气、肝火、肝风哪些方面影响而致双心疾病。对于肝气郁滞的患者多可配以柴胡疏肝散或香附、郁金等药，肝火上炎扰心可配以栀子、钩藤、白蒺藜等，肝风内动者可予珍珠母、龙骨、代赭石及麦冬、白芍、酸枣仁等药共养心肝之阴血。

三、双心与脾的关系

双心病及脾脏的联系多因脾气亏虚，清阳难升，浊阴难降，以及脾虚运化失常导致水液代谢失常，出现痰湿水饮内停。临床多表现为脾阳不足，气血推动无力，胸阳痹阻，瘀血凝于心脉，同时阴寒、痰湿水饮凝滞脉道，闭塞心神，双心同病。与《金匮要略》中"阳微阴弦"的病机有很高的契合之处。此类患者常表现出胸闷、心悸，并且这种水饮导致的心悸多表现出心跳重着的特点，患者会描述为"咚咚咚"跳得很沉重，而不单是"突突突"跳得很快。神明之心受损多见情志不畅、忧郁萎靡、抑郁等，部分患者痰浊痹阻心络而致蒙蔽心神，还可见有反应迟钝、意识障碍、痴呆等表现。与此同时，患者多可伴有腹泻、纳呆腹满、水肿、小便不利等临床表现。临床中当在考虑心病的同时兼顾脾气、脾阳，注重是否有水液代谢异常，是否有痰饮水湿停聚。临床中针对脾病可根据患者具体情况选择茯苓、薏苡仁、白术、苍术、党参乃至干姜、附子等药物。伴痰者可根据病证之寒热应用二陈汤、温胆汤等，多采用陈皮、半夏、厚朴或瓜蒌、浙贝、竹茹、南星之品；伴湿者多可用三仁汤、藿朴夏苓汤，芳香化湿、健脾祛湿或行气燥湿；兼水饮者用苓桂术甘汤、五苓散、真武汤等。正如叶天士所言"通阳不在温，而在利小便"，很多胸阳不振的双心疾病患者多与水饮、水湿内停相关，因此利水、祛湿、利小便的治疗方法往往会成为改善此类患者临床表现的关键。

四、双心与肾的关系

心居胸中，属阳，在五行属火；肾在腹中，属阴，在五行属水。二脏互根互用，同时相互影响，正常情况下心之阴阳当下降于肾，充养肾藏；而肾之阴阳必上升于心，濡养温煦双心。两脏阴阳之间上下交通，相互依存，方可维持周身的动态平衡，达到心肾相交、水火既济。心肾二脏关系密切，双心疾病后期往往心肾同病，二脏俱虚，同时心神失养，从而出现记忆力减退、抑郁、萎靡乃至痴呆等"虚滞"表现。

肾阳为诸脏阳气之元，肾阳不足则心脏无火，胸阳不展而发为血脉病。同时阳气不足，气机无以推动，导致痰瘀等病理产物的进一步滋生。心神以清明为要，心肾阳衰，脏腑无火，易生寒凝、痰饮、瘀血等阴邪，邪阻心脉导致心气郁滞。另一方面，若是肾阴不足，肾水无以纳心火，会出现虚火上炎，灼伤血脉，内扰神明，导致双心同病。正如《杂病源流犀烛》载："心与肾连……肾水不足，必致心火上炎，而心与肾百病蜂起矣"，《推求师意》载"心以神为主，阳为用；肾以志为主，阴为用……凡乎水火既济，全在阴精上承，以安其神；阳气下藏，以安其志"。因此双心疾病与肾的关系是十分密切的。

临床中应仔细辨别，患者的病位是仅在于心还是兼有肾病，是否在胸闷胸痛的同时兼有下肢畏寒肢冷、小便清长？是否兼有五心烦热、腰软腿软等？其尺脉之象如何？这些都应在四诊之时加以明晰。若是肾阳不足当兼伍右归丸、金匮肾气丸或附子、肉桂、巴戟天、益智仁等药温补肾阳，肾阴不足则可配以六味地黄丸、左归丸或熟地、龟甲、山萸肉、桑寄生、莲子肉等药，抑或可承交泰丸的思路，行交通心肾、既济水火之法。

第四节　重视"瘀、热、痰、滞、虚"等病理因素

中医"双心学说"强调双心疾病普遍存在"瘀、热、痰、滞、虚"中的一个或多个病理产物，它们既是双心疾病的重要的病因、病机证素，也是其发生发展过程中最为常见的病理产物，在双心疾病的诊疗过程中扮演着十分重要的角色，临床中应着重加以理解、重视。

一、双心之"瘀"

《素问·痿论》提出"心主身之血脉"。"血脉之心"的功能正常运行则心气充沛，血流通畅、脉道通利。《诸病源候论·卷之十四·淋病诸候》提到："心主血，血之行身，通遍经络，循环脏腑。"《素问·脉要精微论篇》指出："夫脉者，血之府也。"脉是血的载体，是容纳和运输血液的通道。"血脉之心"为病最常见的病机为脉中气血运行的异常，尤以血瘀证为甚。

"瘀"即瘀血阻于心脉，"心痹者，脉不通"（《素问·痹论篇》）明确指出了瘀血阻络为心痹的病机，"血和则经脉流行"（《灵枢·本脏》）、"寒独留则血凝泣，凝则脉不通"（《素问·调经论篇》）从一正一反角度强调了瘀血对血脉之心的影响。胸痹心痛多因心主血脉失调、心脉瘀阻而猝发。

与此同时，神志病同样与血瘀关系密切。《医林改错》有"小事不能开展，即是血瘀""平素和平，有病急躁"的记载。血脉之心瘀阻会严重影响神明之心的正常生

理活动，血瘀也是"血脉心病"继发"神明心病"的始动因素。《灵枢·终始》曰"血脉闭塞，气无所行"。当心脉瘀阻，瘀血停于脉中，血凝不流，壅塞不通，会影响气机的运行，为气滞气郁。"血脉之心"与"神明之心"，二者生理相依、病理互损，瘀血损伤血脉则瘀血内积，心营不通，心神内乱而病，进而出现心主神明失常之焦虑抑郁、神志异常等病象。流行病研究显示，具有冠心病等血脉心病的患者出现焦虑抑郁的概率会高于普通人 3 倍之多。

神明心病的发病多由七情过极所致，常见有神志失常、情志郁结等表现。神不明则气机不畅，神志病初始多发于气分，但长时间的情志异常必然会使其病机由气及血，深入心之络脉而致"心络瘀阻"，正如叶天士《临证指南医案》中所讲"初病气结在经，久则血伤入络"。患者气郁、气结日久，则血行瘀滞、血络自痹。神明之心瘀血伤及心络，则会导致胸痹、胸痛等血脉心病的发生或加重。现代研究亦证实焦虑抑郁会显著影响冠心病的远期预后，增加心脏病不良结果的发生率。

血瘀在双心疾病的临床辨识中多以胸闷痛、痛处固定不移、焦虑或抑郁、记忆力下降、眠差、舌质紫暗或伴有瘀点、脉象涩甚至兼有结代为要点。其在双心疾病中尤为重要，尤其针对以胸痛、胸痹及情志异常日久为主要临床表现的患者，更应当把握住瘀血阻于心络、营气闭窒的病机特点。临证中应当充分考虑血瘀贯穿始终的特征，对于缠绵难愈的胸痛、焦虑抑郁日久的双心疾病患者做到"谨守病机，各司其属，有者求之，无者求之"（《素问·至真要大论篇》），无论有无明显外在血瘀征象，均需注重活血祛瘀法的应用。

二、双心之"热"

"热"即内生热邪，五志过极皆能化生火热，燔灼心脉。实邪如心脉瘀血内积不消，可壅郁生热，如"血脉不行，转而为热"（《灵枢·五变》）；阴血亏虚，阳浮于上亦可生虚热。《素问·刺热篇》记载"心热病者……热争则卒心痛"，表明热邪是胸痹心痛等血脉心病发作的一类病因。

内生邪热与神志病关系密切。内生实热可以上扰心神，如《费绳甫先生医案·情志》载"抑郁伤肝，火升无制，挟痰销铄心营，神魂飞越，入夜尤甚"。内生虚热亦可致神乱，如《血证论·卷六·卧寐》记载"心病不寐者，心藏神，血虚火妄动，则神不安，烦而不寐"。

热邪是双心疾病发生、发展的催化剂，其形成往往有气郁化火或因五志过极形成的脏腑火热和痰湿瘀各种病理产物搏结等多种形式，一旦出现了热象，就代表着双心疾病进入了"快速进展"时期。因此基于治未病思想，在早期就需要针对可能导致热邪的诱因进行干预，或开郁，或通腑和胃，或祛痰化湿，随其所得而攻之。

临床明显的邪热多见于胸痛发作伴有惊恐（急性焦虑发作）、心肌梗死术后患者伴有焦虑抑郁者，以胸闷灼痛、心烦易恐、眠差、舌红苔黄、脉数为辨证要点。张仲景所创柴胡加龙骨牡蛎汤为治疗冠心病伴焦虑抑郁热证病机明显的代表方，以该方为主方加减疗冠心病焦虑心胆瘀热患者在临床取得了较好的疗效。

三、双心之"痰"

"百病多由痰作祟"，中医认为痰饮致病，可出现多种繁杂的症状，变幻较多，很多怪病，都离不开痰的身影。双心疾病更是如此，无论是痰浊痹阻心脉、痰湿蒙蔽心窍，还是痰热内扰心神，都会出现典型双心相关的临床表现。

痰邪致病范围广泛，且性质污秽重浊。对双心疾病而言，痰浊阻于血脉是常见的情况，痰邪阻塞脉管会导致气血运行的障碍，营痹血瘀，心脏气血失养便是胸痹心痛、心悸最为常见的病变过程。现代医学认为胆固醇、低密度脂蛋白等其他脂质沉积在冠状动脉管壁，形成斑块，导致冠状动脉粥样硬化性心脏病。痰邪所致双心疾病的病变机制与此十分相似。

与此同时，陈士铎有云："痰积于胸中，盘踞于心外，使神明不清而成呆病矣。"《赤水玄珠》记载："惊痰多成心痛癫疾。"痰浊不仅可阻塞血络，影响血脉之心，更可蒙蔽心神，致神明之心病。一方面痰浊内蒙心窍，上扰神明，导致患者神失所用，出现神志失常、情志失调及痴呆。另一方面，痰浊阻碍又可进一步阻塞气机，加重气滞血瘀，对焦虑抑郁等神明心病产生更为不良的影响，形成恶性循环。

可见痰也是双心疾病十分重要的病理因素，《杂病犀烛源流》记载："其为物则流动不测……随气升降，周身内外皆到，五脏六腑俱有。"病理状态下的痰邪仍随气体升降四处作乱，阻碍经络循行，扰乱气血循环；当"痰"在体内形成时，患者会出现恶心、痞满、眩晕、咽部不适、肢体困重等各种症状，因此明辨是否有"痰"及其内在性质就显得尤其重要。《黄帝内经》有云"中焦之气，蒸津液化其精微……溢于外则皮肉膏肥，余于内则膏肓丰满"。痰浊内生的患者多见平素饮食喜肥甘厚味，舌苔厚腻，其脉多为沉滑或沉实。临床中应注重对于痰饮水湿的鉴别及其寒热属性的判断。寒痰可采用苓甘五味姜辛汤、二陈汤等方，尤以半夏、陈皮、苏梗为常用药物。若为痰热患者，则可以黄连温胆汤、贝母瓜蒌散类清化热痰，多可采用瓜蒌、浙贝、竹茹之品。

四、双心之"滞"

"滞"即气机郁滞。瘀血痹阻心脉可致心气郁滞，瘀阻脉络日久生内热，瘀热交结，阻碍气的运行，可致气滞；气虚可引起气本身的运动活力不足，推动无力，气机不畅以致气滞。双心疾病各阶段多能见到不同程度的气滞，气滞病机是影响双心疾病转归的重要因素。

气滞可以导致或加重血脉之心的痹阻，产生胸闷、胸痛等症状，同时还可导致患者的焦虑抑郁情绪。双心疾病病情复杂，瘀、痰、虚均可导致气滞，气滞又常加重瘀、热、虚，甚或使其相互交结，进一步损伤双心。"滞"除了在病理过程中影响双心疾病的进展，另外导致精神情志方面的改变，会对患者的治疗过程产生不可忽视的困扰。气滞常可诱导患者对疾病产生诸多不良认知，没有医学背景的双心疾病患者会搜索收集各种与治疗相关的内容，然而无医学基础的他们又无法有效地对其进行鉴别，这常会导致患者接受非正规医疗途径的干预，或服用各种非正规保健品，影响实际药物的治疗效果。与此同时，反复多次的非正规就诊同样也会削弱患者治病的信心，加重双心疾病的进展。基于此类情况，在治疗双心疾病时一方面应注重调畅气机，临证多以四逆散、逍遥散、柴胡疏肝散、越鞠丸加减治疗，另一方面应当注重对患者的心理疏导，倡导患者注意日常情志的调节。

五、双心之"虚"

"虚"一方面可因患者年老气血衰弱或先天禀赋不足而致，另一方面"虚"亦可由暗耗而正虚，因实转虚。根据患者临床表现及舌脉准确地判断是否有"虚"，是确定患者核心病机的重要环节，同样对双心疾病患者病程阶段的判断与诊治起着关键作用。

气血亏虚是血脉心病的重要病机。"正气存内，邪不可干"（《素问·刺法论篇》）明确提出人体正气可抵御邪气，防治疾病，"人之所有者，气与血耳"（《素问·调经论篇》）强调人体正气在于气血。"脉涩则血虚，血虚则痛，其俞注于心，故相引而痛"（《素问·举痛论篇》），指出血虚可引发心痛，"心血一虚，神气不守，此心悸之所肇端也"（《丹溪心法》），提示血虚导致心悸。一方面气血亏虚导致心脉失养，可发为心悸、心痛，另一方面正气亏虚，难以抵抗瘀血痰湿等病理产物的损害，可加重临床表现。而"旧血不去，新血不生"（《血证论》），瘀热搏结日久，同样可以暗耗气血以致气血亏虚，脉道失荣，心营失养，心脉失荣，发为心病，心神失养，神志不藏而发神志病。

神志病与气血亏虚同样密切相关。"神者，正气也，神寓于气，气以化神，气盛则神旺，气衰则神病，气绝则神亡"（《灵枢·小针解》），指出神与气密不可分的关系。"血脉和利，精神乃居"（《灵枢·平人绝谷》），强调精神与血脉关系密切。"血气者，人之神，不可不谨养"（《素问·八正神明论篇》），明确了血气对神的重要性。气血亏虚，心神失养，临床可发为焦虑抑郁等神志病。

双心疾病气血亏虚证患者临床常见心悸、气短、胸闷、胸痛、乏力、眩晕、失眠、善惊易恐等症状，更重要的是舌脉的变化。由于双心疾病病情复杂，常伴有痰、瘀、气滞等多种病理因素，故舌苔常表现为多种多样，但此类夹虚的患者有一个关键的特点就是舌质，其舌质多为淡或暗淡，并且脉象多以濡脉、虚脉等脉象为主。此时便到了双心疾病的另一个阶段，不可一味地攻伐，采用大剂量的破气行气、活血化瘀、化痰导滞药物。临床中应注意固护元气，常可在辨证施治的基础上以养心汤、归脾汤等方剂的加减运用，以增固本培元、宁心安神之效。

第四章

双心疾病
医案医话撷萃

04

第一节　冠心病（胸痹心痛）合并情志障碍医案

一、病案一

陈某，男，69岁，2023年10月3日初诊。

【主诉】间断胸闷、胸痛3年，加重1个月余。

【病史】患者3年前无明显诱因出现胸闷、胸痛，无肩背部放射痛，持续2～3分钟，休息后可缓解，心悸、气短，无汗出，曾就诊于外院，行心脏造影提示冠状动脉三支病变，并于右冠状动脉内植入支架1枚，术后规律服用冠心病二级预防药物。其间胸闷、胸痛间断发作。1个月前患者无明显诱因再次出现心前区疼痛，并向后背部放射，持续时间10余分钟到1小时不等，胸闷，气短，多于活动时出现，遂来院就诊。

【刻下症】阵发性胸闷胸痛，无肩背部放射痛，持续时间10余分钟到1小时不等，气短，心悸，无头晕头痛，无怕风怕冷，易出汗，前胸及后背明显，全身乏力，双下肢沉重乏力；情绪易急躁，偶悲伤欲哭，晨起口干口苦，胁下部胀满，喜饮凉水，纳可，眠差，夜间入睡困难，夜尿4～5次，大便干，2～3日行一次，小便频。

【查体】血压137/99 mmHg，神清语利，查体合作，双肺呼吸音清，未闻及干湿啰音，触诊胸胁可有按压疼痛；心率78次/分，律齐，心脏各瓣膜听诊区未闻及杂音；腹平坦，双下肢无水肿。舌暗，苔黄腻，脉弦滑数。

【辅助检查】冠状动脉造影（2020年9月28日）示：左主干末端40%～50%狭窄，左前降支（LAD）近段50%狭窄，左回旋支（LCX）偏细，自近段闭塞，右冠状动脉（RCA）近中段支架内约95%狭窄，远段近70%狭窄。冠状动脉造影结论：冠状动脉左主干加三支病变，累及左主干、前降支、回旋支、右冠状动脉。

冠状动脉造影（2023年7月1日）示：左主干末端40%～50%狭窄，LAD近段

50% 狭窄，LCX 细小，自近段闭塞，RCA 中段原支架内 50% 狭窄，远段 70% 狭窄。

PHQ-9 量表（2023 年 10 月 3 日）示：1 分。GAD-7 量表（2023 年 10 月 3 日）示：14 分。

【诊断】 辨证诊断：少阳阳明合病（痰热内扰）。

辨病诊断：胸痹心痛，不寐。

西医诊断：1. 冠状动脉粥样硬化性心脏病，冠脉支架植入术后；2. 焦虑状态；3. 睡眠障碍。

【处方】 柴胡 20 g，黄芩 15 g，半夏 20 g，党参 15 g，桂枝 15 g，茯苓 30 g，酒大黄 10 g，生龙骨（先煎）30 g，生牡蛎（先煎）30 g，泽泻 10 g，石菖蒲 20 g，远志 10 g，郁金 15 g，合欢皮 30 g，瓜蒌 30 g，薤白 10 g，丹参 30 g，刺五加 30 g，贯叶金丝桃 30 g。14 剂，水煎服。

【非药物疗法】 对患者进行心理疏导，嘱其调畅情志，避免不良刺激。

【调护】 适度身体锻炼。

二诊（2023 年 10 月 17 日）：患者诉仍有双下肢沉重乏力、情绪不稳定，活动量大时气短；口干口苦，眠仍差，入睡困难，夜尿 4～5 次，醒后再难入睡，大便仍干。舌红，苔白厚，脉沉。

【处方】 继上方，去酒大黄，予生大黄 15 g，改泽泻 15 g，去桂枝、瓜蒌、薤白、郁金、丹参，加白芍 10 g，枳实 15 g，川牛膝 30 g，珍珠母 30 g。14 剂，水煎服。

三诊（2023 年 10 月 31 日）：全身乏力及双下肢沉重乏力较前好转，家属诉患者情绪明显改善，活动耐量较前增加，无胸闷气短，无胸痛，偶有心悸，纳眠可，二便调，诸症较前明显改善。舌暗红，苔黄，脉弦数。

【处方】 续守前方，巩固疗效。随访症状好转，患者 PHQ-9 量表：0 分，GAD-7 量表：4 分。嘱继续服用中药调养巩固。

按语：《伤寒论》第一百零七条曰："伤寒八九日，下之，胸满烦惊，小便不利，谵语，一身尽重，不可转侧者，柴胡加龙骨牡蛎汤主之。"其中"胸满烦惊"与本案患者阵发性胸闷胸痛，情绪易急躁，口干口苦，胸闷气短，胁下胀满等症状表述一致，故考虑为半表半里之少阳病证；患者喜饮凉水、便干，考虑为里实热之阳明病证，结合舌暗、苔黄腻，脉弦滑数，故本病为少阳阳明合病，痰热内扰。患者曾因冠心病行支架植入术，且有胸痛出现，证明已有"血脉之心"受损，又因自身思虑过多，思则气结，一方面忧思伤及脾胃，脾胃失健，气机升降失常，气血生化乏源，终致正气亏虚，运血无力，出现胸闷气短、全身乏力；一方面气机郁滞，肝郁化火，则胁下部胀满，口干口苦；又因津液运化失司，聚而生痰，痰热互结，上扰心神，"神明之心"受损，发为失眠、焦虑；脉络痹阻，胸闷气短，"血脉之心"受损，发为胸痹，最终人体呈现"双心为病"之象。

初诊予柴胡加龙骨牡蛎汤加减。柴胡加龙骨牡蛎汤由小柴胡汤化裁而来，小柴胡汤疏解少阳郁热，加桂枝使内陷之邪从外而解，并能降冲逆而定悸；龙骨、牡蛎镇静安神、据阴召阳以标本兼治。大黄泄阳明之热，茯苓宁心安神，诸药合用，攻补兼施，共奏镇惊安神、和解清热之功。刺五加、贯叶金丝桃疏肝解郁，与石菖蒲、远志共奏安神之效。现代药理学研究表明，丹参的有效成分尤其适用于血热瘀滞所致冠心病、高血压、心律失常、心肌病、脑血管病等心脑血管疾病；瓜蒌、薤白取《金匮要略》中瓜蒌薤白白酒汤之意，以通阳散结，行气导滞，丹参、郁金行气活血化瘀，刺五加、贯叶金丝桃、合欢皮疏肝解郁，多项临床试验表明刺五加、贯叶金丝桃对于冠心病合并焦虑患者的焦虑情绪有明显改善。二诊时患者胸闷好转，心烦减轻，故去郁金、丹参、桂枝、瓜蒌、薤白，大便仍偏干，改生大黄，加强泻下；增加泽泻用量，与牛膝合用清热利尿，给邪热以出路；白芍、枳实增强疏肝行气利水之效，以缓解双下肢沉重乏力；失眠、口干口苦同前，提示肝火旺盛，加珍珠母，增清肝泻火之功，朱良春先生谓"加之可入肝安魂"，辅助其余安神药物的功效。三诊，患者心情好转，乏力气短减轻，纳眠可，诸症明显好转，故继服前方，以巩固疗效。

二、病案二

刘某，男，57岁，2023年3月22日初诊。

【主诉】胸闷心慌10余年，加重4个多月。

【病史】患者10余年前发现血压升高后，出现心悸，自行服用丹参片可缓解，后续控制不佳，2019年于外院就诊，行冠状动脉支架术（具体不详），2020年行冠状动脉搭桥术。

【刻下症】左心前区闷痛，伴一过性疼痛，心悸，劳累时加重，胸痛有时可放射至后背，自行休息后可缓解，平素怕冷怕风，动则汗出，头部汗出明显，偶有头部昏沉感，肢体酸痛，口干口苦，口中黏腻，咽干，咽中有异物感，腹胀，饭后加重，有恶心呕吐感，反酸，眠差，入睡困难，早醒，醒后难以入睡，大便可，小便黄，平素易生气，善太息，胁下痛。

【查体】血压 130/100 mmHg，神清语利，查体合作，双肺呼吸音清，未闻及干湿啰音，心率 80 次 / 分，律齐，心脏各瓣膜听诊区未闻及杂音，腹平坦，双下肢无水肿。舌红，苔黄腻，脉弦。

【辅助检查】PHQ-9 量表（2023 年 3 月 22 日）：6 分，GAD-7 量表（2023 年 3 月 22 日）：6 分。

【诊断】辨证诊断：少阳太阳太阴合病（痰湿内蕴）。

   辨病诊断：胸痹心痛，郁病，不寐。

   西医诊断：1. 冠状动脉粥样硬化性心脏病 冠状动脉支架植入术后 冠状动脉搭桥术后；2. 焦虑状态；3. 抑郁状态；4. 睡眠障碍。

【处方】柴胡 20 g，桂枝 15 g，黄芩 18 g，党参 16 g，半夏 30 g，白芍 15 g，杏仁 10 g，豆蔻 10 g，生薏苡仁 30 g，通草 10 g，厚朴 15 g，滑石 30 g，生甘草 6 g，夏枯草 20 g，苍术 15 g，川牛膝 10 g，黄柏 10g，麻黄根 30 g。14 剂，水煎服。

【非药物疗法】建议患者调畅情志。

【调护】适当锻炼，汗出后避风寒。

二诊（2023 年 4 月 12 日）：患者诉汗多，胸闷胸痛较前明显好转，失眠仍在，纳差，仍有不思饮食，口中黏腻。

【处方】原方基础上，改苍术 20 g，加陈皮 30 g、珍珠母 30 g。14 剂，水煎服。后随访，患者症状好转。

按语：本案患者微呕、心前区闷痛、口干口苦，考虑为少阳病证；患者怕冷怕风，动则汗出，为太阳桂枝证，头部昏沉感、肢体酸重、食后腹胀，考虑为太阴病证，故本病为少阳太阳太阴合病。患者体内湿热之气明显，取柴胡桂枝汤合三仁汤加减。《伤寒论》第一百四十六条曰："伤寒六七日，发热，微恶寒，肢节烦痛，微呕，心下支结，外证未去者，柴胡桂枝汤主之。"表述正与本病患者平素怕冷怕风，头部汗出明显，营卫不和与枢机不利并见的症状相似。柴胡桂枝汤是小柴胡汤与桂枝汤药物组合而成，表证较轻，故取桂枝汤之半以调和营卫；微呕、心前区闷痛、口干口苦是柴胡证的征兆，故取小柴胡汤之半，以通津液。桂枝汤与小柴胡汤合方能调和表里、疏通上下，恢复气机升降出入，尽和解枢机之能事。

　　三焦病位属半表半里，胡希恕教授也认为半表半里为胸腹腔隙，此腔隙从其位置和特点正与三焦相似。因此可以说半表半里病位包含三焦。三焦辨证突出针对痰饮水湿邪气的治疗，提倡因势利导。本病辨证为痰湿内蕴，病位在半表半里，因此可采用六经辨证与三焦辨证相结合，注重其痰饮水湿的病变形式，明晰病变所在的位置，因势利导，选择合理的治疗方法。三仁汤出自《温病条辨》，全方宣上、畅中、渗下，体现三焦分消的配伍特点，气畅湿行，三焦通畅，诸症自除。半夏、薏苡仁，取意自半夏秫米汤，再合夏枯草取引阳入阴之意，调和阴阳以助睡眠。无秫米取薏苡仁代替。张锡纯言半夏"生于夏半，即阴阳交换之际、由阳入阴之候，故能通阴阳合表里，使心中之阳渐藏于阴而入睡也"。苍术、黄柏、川牛膝、薏苡仁为四妙散组成，清利湿热，麻黄根止汗。二诊患者仍有失眠，且存在不思饮食、口中黏腻等表现，加珍珠母重镇安神，陈皮、苍术燥湿健脾。

　　双心疾病临证复杂，很难以单一的"病"加以概括，由此提出"病证结合，以证统病"治疗双心疾病，通过共同的"证"，辨析寒热真假，参透错杂表象，抓住核心病机，在临床上常将伤寒经方与温病方融为一体，既体现了传统辨证体系的继承和发展，也体现了中医辨证论治的优势。

三、病案三

栾某，女，62岁。2021年1月10日初诊。

【主诉】后背痛伴左上肢酸痛1个多月。

【病史】患者1个多月前因劳累后出现后背部痛伴左上肢酸麻，咽部紧缩感明显，服用速效救心丸后，30分钟可缓解。此后背部痛及左上肢不适间断发作，遂来就诊。

【刻下症】后背痛间断发作，无心慌胸闷气短，咽部紧缩感明显，心胸胀满，偶有怕冷，腰部怕凉，偶有脚凉，肢体倦怠，情绪紧张，焦虑易怒，脘痞，反酸，呃逆频频，口渴，无咽干咽痒，纳差欲呕，眠差，入睡困难，多梦，腹胀肠鸣，便溏，日1～2次，小便可，平素喜食肥甘厚味。

【查体】血压 123/82 mmHg，神清语利，查体合作，双肺呼吸音清，未闻及干湿啰音，心率 70 次/分，律齐，心脏各瓣膜听诊区未闻及杂音，腹平坦，双下肢无水肿。舌暗，苔白腻，脉弦细缓。

【辅助检查】冠状动脉 CTA（2020 年 5 月 30 日）示：左侧冠状动脉前降支近段中度狭窄，左侧第一对角支近段局部狭窄。PHQ-9 量表（2021 年 1 月 10 日）：3 分，GAD-7 量表（2021 年 1 月 10 日）：12 分。

【诊断】辨证诊断：厥阴病（上热下寒，脾虚湿阻）。

辨病诊断：胸痹心痛，不寐。

西医诊断：1. 冠状动脉粥样硬化性心脏病；2. 焦虑状态；3. 睡眠障碍。

【处方】姜半夏 20 g，干姜 15 g，黄芩 15 g，黄连 5 g，炙甘草 10 g，党参 15 g，陈皮 30 g，厚朴 30 g，旋覆花 20 g，代赭石 30 g，酸枣仁 30 g，丹参 30 g，首乌藤 30 g，知母 15 g，石菖蒲 20 g，远志 15 g，郁金 15 g。14 剂，水煎服。

【非药物疗法】嘱患者调畅情志。

【调护】少食油腻，清淡饮食。

二诊（2022 年 1 月 24 日）：患者诉后背疼痛较前明显好转，偶有发作，睡眠较前改善，纳可，眠仍差，情绪较平稳。舌暗，苔薄白，脉弦细。效不更方，嘱继续服用中药调养巩固。

按语：半表半里阴证，即厥阴病，是双心疾病最为常见的证型之一。患者口渴，呃逆频频，与《伤寒论》第三百二十六条"消渴""食则吐蛔"表述相似；本案患者除存在胸闷气短，心胸胀满，纳差欲呕的半表半里的证候外，还具有上热下寒的特点。患者焦虑易怒、口干口苦、舌黄，考虑为上热证，脘痞纳呆、腹胀肠鸣、便溏、脉细，考虑为下寒证；患者平素喜食肥甘厚味，波及中焦脾胃，出现脘痞纳呆、肠鸣便溏等脾虚湿阻的表现。故综合辨证为上热下寒、脾虚湿阻之厥阴病。本例患者症见后背部疼痛，伴咽部紧缩感明显，属中医"胸痹心痛"范畴；易紧张焦虑，有情志异常，为双心疾病的表现。《伤寒论·辨脉法》云："中焦不治，胃气上冲，脾气不转……营卫不通，血凝不流。"脾胃是人体气机升降之枢纽，脾乃后天之本。双心疾病患者平日易恣足口欲，纵享冷饮生鲜，嗜食肥甘厚味，加重脾胃运化负担，饮食化积，痰湿内生，气机受阻，则内生痞满。或因平日思虑，抑郁恼怒，情志不遂，失于疏泄，横逆犯于脾胃，导致脾胃升降失常，脾气运化不利，胃腑气机不畅，内生痞满，作胀作痛，肠鸣腹泻。水饮、痰浊是导致冠心病的病理产物，饱餐、消化不良、过食生冷均可诱发或加重心绞痛、心律失常、心衰、心肌梗死，脾胃功能直接影响冠心病的发生、发展、转归和预后。脾胃又与情志密切相关，朱丹溪明确指出："凡郁皆在中焦。"脾在志为思，脾神失常则"意志乱也"，出现抑郁、悲伤等负性情绪。本病取半夏泻心汤合旋覆代赭汤加减。胡希恕先生提出，半夏泻心汤适用于厥阴病。厥阴病除有类似少阳病半表半里证候外，具有上热下寒、下寒为甚的特点，正切合本病患者口渴、舌苔黄、肠鸣便溏等症状。同时《金匮要略·呕吐哕下利病脉治论第十七》曰："呕而肠鸣，心下痞者，半夏泻心汤主之。"从脏腑角度来看，病机为脾胃升降失调，气机阻滞所致。脾虚湿浊内停，为患肠间，则见肠鸣腹泻；中焦气机阻滞，故见胃痞；胃气上逆故呕吐。方用半夏泻心汤开结消痞，和胃降逆。旋覆花、代赭石性同主降，共奏下气消痰之功，治疗呃逆效果甚佳；酸枣仁、首乌藤养血安神；知母滋阴润燥；丹参、郁金共用活血，调"血脉之心"；石菖蒲、远志共用安神，调"神明之心"。全方苦辛并进以顺其升降，寒热合用以和其阴阳，补泻同施以调其虚实之功，使脾胃气机得复，寒热得调，心脏与心神症状皆得到改善。

四、病案四

王某，女，53 岁。2021 年 5 月 20 日初诊。

【主诉】间断胸闷胸痛 4 年。

【病史】患者 4 年前无明显诱因出现胸闷憋气不舒，于多家医院就诊检查均无明显器质性异常，考虑心脏神经症，间断中药治疗，无明显好转，遂来就诊。

【刻下症】间断左胸或胸骨部位刺痛、胀痛，无明显诱因，持续时间约几分钟至几小时不等，伴心慌；口干口苦，喜饮温水，咽部异物感明显，咯之不出，咽之不下，呃逆频发，反酸，食刺激性食物则腹胀，平素易上火，口舌生疮；左侧身体发沉，有一过性烘热汗出，易紧张，胆怯易惊，心神恍惚；纳一般，眠差，早醒，大便溏，小便黄。

【查体】血压 119/80 mmHg，神清语利，查体合作，双肺呼吸音清，未闻及干湿啰音，心率 70 次/分，律齐，心脏各瓣膜听诊区未闻及杂音，腹平坦，双下肢无水肿。舌淡胖，边有齿痕，舌尖红，苔薄白，脉细数。

【辅助检查】胃镜（2019 年 9 月 19 日）示：非萎缩性胃炎伴胆汁反流。PHQ-9 量表（2021 年 5 月 20 日）：13 分，GAD-7 量表（2021 年 5 月 20 日）：10 分。

【诊断】辨证诊断：太阴阳明少阳合病（痰气互结）。

辨病诊断：胸痹心痛，郁病。

西医诊断：1. 心脏神经症；2. 焦虑状态；3. 抑郁状态；4. 非萎缩性胃炎伴胆汁反流。

【处方】半夏 20 g，厚朴 15 g，生姜 15 g，茯苓 25 g，苏梗 15 g，枳实 10 g，薤白 15 g，川芎 30 g，丹参 30 g，酸枣仁 30 g，石菖蒲 20 g，郁金 15 g。14 剂，水煎服。

【非药物疗法】对患者进行心理疏导，嘱其调畅情志。

【调护】慎起居，节饮食。

二诊（2021 年 6 月 3 日）：患者诉胸闷胸痛较前好转，仍有眠差，精神恍惚，易上火。

【处方】原方加百合 30 g，生地 20 g，黄芩 15 g，黄连 15 g，栀子 15 g。14 剂，水煎服。

后随访患者症状好转，PHQ-9 量表：3 分，GAD-7 量表：5 分。嘱继续服用中药半月调养巩固。

按语：胸闷，咽部异物感，反酸，食后腹胀，大便溏，喜饮温水，为太阴病证；口干苦，易上火，口舌生疮，为阳明病证；烘热汗出，兼少阳证，故本病为太阴阳明少阳合病。该例患者长期有急躁易怒、失眠的症状，以胸部闷痛为主诉就诊，说明"血脉之心"的功能受损，是神明之心影响血脉之心的典型案例，属于双心疾病范畴。该病因情绪而起，气机郁滞，则津液运化失司，水湿不运，聚湿生痰，痰阻血脉而瘀血渐生，痹阻血脉，发为胸痹心痛，故见胸闷胸痛。痰饮等有形病理产物堵塞血脉，引起"血脉之心"受损，继而影响"神明之心"。初诊取半夏厚朴汤加减。双心疾病多见半夏厚朴汤证。双心疾病患者因思虑忧郁导致气结，"气行则水行"，气不行则津液停聚于咽喉，喉间不利，咯吐不出，吞咽不下。正如《金匮要略》所说"咽中如有炙脔"。后世将此病称为梅核气，其病机为痰气交阻搏，结于咽喉。患此病者可以正常饮食吞咽，也无疼痛，但患者常常情绪波动，想入非非，难以劝解，兼有心烦易怒、失眠、胸闷、善太息等症。半夏厚朴汤是理气祛痰的经典方剂，半夏化痰散结，厚朴燥湿降气除满，茯苓健脾祛湿，生姜和胃散水，苏叶芳香行气，和胃理肺。患者有非萎缩性胃炎伴胆汁反流病史，现代药理学研究表明，半夏有抑制胃液分泌等一系列的作用；厚朴、生姜均被证明有保护胃黏膜、抗溃疡及镇吐作用。本方可有效改善临床症状。本方药物在《伤寒杂病论》中多用于治疗胸中、心下之痰饮气滞，对此，清·周岩在《本草思辨录》中云："半夏苓姜，有蠲饮之能，擅泻心之用，佐以苏叶之宣气理血，心胸间可由是旷然矣。"治疗胸痹心痛病的方剂多有调理脾胃之功效，张仲景治疗痰浊痹阻胸阳导致的胸痹心痛时，多加枳实、厚朴，亦是注重行气化痰之法。枳实、薤白宽胸散结，酸枣仁养血安神，川芎、丹参活血通脉，茯苓量大利湿，石菖蒲、郁金化热祛湿消痰。二诊时失眠症状仍未解，故与百合地黄汤合用，痰热易于互结，故同用黄连、黄芩、栀子以清热。

五、病案五

李某，男，55岁。于2020年9月12日初诊。

【主诉】间断胸闷胸痛2年，加重7天。

【病史】患者2年前无明显诱因夜间出现剧烈胸痛，呈压榨性，伴心悸汗出，遂至急诊就诊，诊断为"急性心肌梗死"，立即行经皮冠状动脉介入术，术中植入支架1枚，此后规律服用冠心病二级预防药物。此后患者胸痛间断发作，呈憋闷感，伴气短、劳累、失眠或情绪紧张时易诱发，持续时间半小时至一小时不等，休息后可缓解。7天前患者因情绪刺激出现间断胸痛，伴心悸，程度较前剧烈，于医院检查未见明显异常，自服稳心颗粒未见明显好转。患者心情持续焦虑、抑郁，为求进一步诊治，故来门诊就诊。

【刻下症】胸痛间断发作，呈憋闷感，伴心悸，气短，头晕，全身乏力，心情焦虑、抑郁，口干喜饮凉水，腹胀，纳差，眠差，入睡困难，大便不成形，质黏，有排不尽感，小便可。

【查体】血压 140/99 mmHg，神清语利，查体合作，双肺呼吸音清，未闻及干湿啰音，心率 88 次 / 分，律齐，心脏各瓣膜听诊区未闻及杂音，腹平坦，双下肢无水肿。舌暗红，有瘀点，苔黄腻，舌体偏胖大，有裂纹，脉滑数。

【辅助检查】PHQ-9 量表（2020 年 9 月 12 日）：15 分，GAD-7 量表（2020 年 9 月 12 日）：18 分。

【诊断】辨证诊断：太阴阳明合病（痰瘀互结）。

辨病诊断：胸痹心痛，郁病，不寐。

西医诊断：1. 冠状动脉粥样硬化性心脏病　冠脉支架植入术后；2. 焦虑状态；3. 抑郁状态；4. 睡眠障碍。

【处方】瓜蒌 20 g，薤白 15 g，姜半夏 20 g，黄连 20 g，陈皮 10 g，竹茹 15 g，枳壳 10 g，茯神 15 g，石菖蒲 10 g，远志 10 g，郁金 15 g，丹参 15 g。14 剂，水煎服。

【非药物疗法】对患者进行心理疏导，嘱其调畅情志。

【调护】戒烟戒酒，注意休息。

二诊（2020 年 9 月 26 日）：患者自诉服药后胸闷胸痛、汗出、睡眠较前明显改善，仍有心烦。2 周后随访，患者症状稳定。

【处方】于前方基础上加栀子 15 g、淡豆豉 15 g，续守前方，巩固疗效。

按语：患者胸痛呈憋闷感，心悸，气短，头晕，属浊水上冲，湿阻胸中；患者腹胀，口干苦，喜冷饮，心情焦虑，与《伤寒论》"阳明病，不吐，不下，心烦者""伤寒无大热，口燥渴，心烦"等条文表述相似，结合舌脉，故本案属痰瘀互结之太阴阳明合病。患者既往有心肌梗死病史，且伴有神志异常，"血脉之心"与"神明之心"皆受损，属"双心疾病"范畴。患者平素焦虑，肝气郁结，气机上逆，又因阳明较盛，循经扰乱心神，则出现入睡困难，扰"神明之心"；气血运行不畅，停滞化为瘀血，痹阻心脉，三焦气滞，水液代谢失常，化为痰浊，痹阻心阳，痰瘀互结，损"血脉之心"。

太阴病为在里的阴证，双心疾病的里阴证多由阳气内虚，清阳难升，浊阴难降，气血推动无力，同时阴寒、痰湿凝滞脉道，闭塞心神，双心同病，充分体现了《金匮要略》"阳微阴弦"的病机。痰是双心疾病十分重要的病理因素。对双心疾病而言，痰浊阻于血脉会导致气血运行的障碍，营痹血瘀，心脏气血失养，导致胸痹心痛、心悸，与此同时更可蒙蔽心神，损伤神明之心。一方面痰浊内蒙心窍，上扰神明，导致患者神失所用，出现神志失常、情志失调；另一方面可进一步阻塞气机，加重气滞血瘀，对焦虑、抑郁等神明之心病产生更为不良的影响，形成恶性循环。本案为太阴湿阻胸中，日久化热，与痰、瘀互结，基于此，初诊处方以瓜蒌薤白半夏汤合黄连温胆汤加减。瓜蒌、薤白宽胸散结，黄连配伍半夏，开胸中痰结，清泄胸中郁热，推陈出新以共同泻火；陈皮和枳壳共理中焦气机，以助半夏燥湿化痰；竹茹清肝利胆，除烦止呕；以郁金、丹参活血，以调"血脉之心"；石菖蒲、远志与茯神共养心神，以安"神明之心"。诸药合用，直中病机，共奏清热化痰、宽胸散结、解郁安神之功。二诊时予栀子豉汤清胸中郁热，邪去神自安。全方虚实兼顾，攻补兼施，双心共治。

六、病案六

张某，男，82岁。2021年10月17日初诊。

【主诉】胸闷伴失眠10余年，加重1个多月。

【病史】患者10年前因胸痛，于外院行冠状动脉造影（具体不详），并植入支架1枚，术后规律服用冠心病二级预防药物，心悸、胸闷时有发作，伴失眠多梦。既往高血压、双肾动脉狭窄、脑膜瘤病史。

【刻下症】胸闷憋气，心悸气短，动辄汗出，口干口苦，喜饮温水，情绪急躁易怒，又多思悲伤，纳可，入睡困难，眠浅易醒，多梦，需服艾司唑仑加劳拉西泮方能入睡，大便干，3日一行，需药物辅助通便，小便可。

【查体】血压150/105 mmHg，神清语利，查体合作，双肺呼吸音清，未闻及干湿啰音，心率72次/分，律齐，心脏各瓣膜听诊区未闻及杂音，腹平坦，双下肢无水肿。舌暗红，苔黄腻，脉滑数。

【辅助检查】PHQ-9 量表（2021 年 10 月 17 日）：7 分，GAD-7 量表（2021 年
10 月 17 日）：8 分。

【诊断】辨证诊断：少阳阳明合病（气滞血瘀，瘀热扰神，兼阴血亏虚）。

辨病诊断：胸痹心痛，郁病，不寐。

西医诊断：1. 冠状动脉粥样硬化性心脏病；2. 焦虑状态；3. 抑郁状态；
4. 睡眠障碍；5. 高血压。

【处方】柴胡 20 g，黄芩 15 g，姜半夏 20 g，党参 15 g，酒大黄 10 g，白芍 20 g，
枳实 15 g，厚朴 30 g，生地 30 g，夏枯草 15 g，生薏苡仁 15 g，生酸枣仁 45 g，知母
10 g，茯苓 15 g，川芎 10 g，炙甘草 10 g。14 剂，水煎服。

【非药物疗法】建议患者调畅情志。

【调护】适当锻炼。

二诊（2021 年 12 月 5 日）：诉心悸频率、程度均较前减轻，偶有乏力气短，动
辄汗出，双下肢发沉，入睡困难较前稍改善，但眠浅易醒，多梦，小便黄，大便干。
舌暗红，苔黄，脉滑弦。

【处方】柴胡 20 g，黄芩 15 g，姜半夏 15 g，党参 15 g，酒大黄 10 g，桂枝 30 g，
生薏苡仁 45 g，夏枯草 20 g，生龙骨、牡蛎（先煎）各 30 g，石菖蒲 20 g，郁金
15 g，首乌藤 10 g，琥珀 5 g。14 剂，水煎服。

三诊（2021 年 12 月 19 日）：诉心悸缓解，偶有乏力气短，动辄汗出，双下肢发
沉，入睡困难、眠浅易醒较前稍改善，但仍有多梦，二便调。舌暗红，苔白腻，脉
滑。1 个月后随访，患者诉诸症好转。

【处方】予二诊方去石菖蒲、郁金，改姜半夏 20 g，加泽泻 10 g。14 剂，煎服法
同前。

按语：胸闷憋气、口干口苦属半表半里之少阳病证，情绪急躁、大便干属阳明病
证，故本案为少阳阳明合病。患者以胸闷憋气、失眠多梦为主诉，故诊断为中医"胸
痹心痛""不寐"，患者胸痹日久，久病必瘀，加之舌质暗红，首诊时虽有心悸气短、
乏力汗出等气虚之状，但综合其他症状及舌脉，必有瘀血。气短乏力乃瘀阻脉络，气

血不能通达荣养之故，患者汗出为邪热熏蒸，心悸、失眠、便秘、情绪急躁、口干口苦亦可责于邪热内扰，其本乃瘀热为主，兼有阴虚，结合舌脉，辨证为气滞血瘀，瘀热扰神之少阳阳明合病。初诊方选用大柴胡汤合酸枣仁汤、半夏秫米汤加减。大柴胡汤中加大黄可泄热气，降浊气，《神农本草经》谓其"荡涤肠胃，推陈致新……安和五脏"。《本草崇原》按："胃者，五脏之本也。胃气安则五脏亦安，故又曰安和五脏。"故大黄非通腑作用，但取清热之功，全方泄热和解。方中姜半夏合薏苡仁取半夏秫米汤方，以清心脾之热、通降心中郁热，使心神得安，再合夏枯草取引阳入阴之意，与半夏相伍，使阴阳周流，序贯五脏六腑，因药房无秫米，故遵吴鞠通法将秫米改为薏苡仁；瘀热日久伤阴耗血，故加酸枣仁汤以养血安神。全方以攻为主，兼以清补，一是本病邪实为主，兼有阴血亏虚，二是考虑邪先清药方能始入病所。二诊时虽有效，但患者双下肢沉重，再结合舌红、苔黄腻，可见湿热较明显，阴虚不著。方用重镇敛阴的柴胡加龙骨牡蛎汤，考虑用药安全，将铅丹换为琥珀；患者眠浅易醒，是阴阳不调之象，故加首乌藤交通心肾，石菖蒲、远志调畅安神；患者诉下肢乏力，加大薏苡仁用量，以清热利湿通痹，共奏重镇安神、滋阴清热、活血养血之效。三诊时患者较前症状减轻，改半夏剂量同夏枯草一致，以平调阴阳，并加泽泻，清热利尿，给瘀热之邪以出路。纵观患者病史，随证调整祛瘀清热的力度，体现了冠心病合并失眠的治法中祛瘀不伤血、清热不伤阴的思想。

七、病案七

宋某，女，61岁。2020年11月26日初诊。

【主诉】间断胸痛1年余，加重伴心悸1个月。

【病史】患者1年前劳累后出现胸骨后疼痛，持续2～3分钟，无肩背放射痛，伴胸闷、憋气，休息后缓解，未予特殊治疗。1个月前胸痛加重，3～5分钟缓解，伴胸闷、心悸，在外院行冠状动脉造影：左前降支中段狭窄50%，未予特殊处理。近来胸痛发作频率较前增加，疼痛时间增长，伴胸闷、心悸，为求进一步系统诊治，遂来就诊。

【刻下症】神志清，精神可，劳累后胸痛，伴胸闷心悸，气短，休息后缓解，腹胀、嗳气，反酸烧心，咽部异物感，纳一般，眠差，夜间易醒，伴烘热汗出，醒后 1 小时可再入睡，思虑较重，害怕独处，喜悲伤欲哭，小便可，大便日 1 次，质黏，排不尽感。

【查体】血压 164/110 mmHg，神清语利，查体合作，双肺呼吸音清，未闻及干湿啰音，心率 82 次 / 分，律齐，心脏各瓣膜听诊区未闻及杂音，腹平坦，双下肢无水肿。舌淡暗，苔薄黄；脉弦。

【辅助检查】冠状动脉造影（2020 年 10 月 3 日）（外院）示：左前降支中段狭窄 50%（具体报告未见）。心肌梗死三项（2020 年 11 月 26 日）、NT-proBNP（2020 年 11 月 26 日）未见异常。心电图（2020 年 11 月 26 日）：窦性心律，心率 69 次 / 分。17 项汉密尔抑郁量表（HAMD-17）（2020 年 11 月 26 日）：22 分。

【诊断】辨证诊断：太阴阳明合病（气滞湿阻，虚热扰神）。

辨病诊断：胸痹心痛，郁病，不寐。

西医诊断：1. 冠状动脉粥样硬化性心脏病；2. 抑郁状态；3. 睡眠障碍；4. 高血压。

【处方】半夏 20 g，厚朴 30 g，茯苓 20 g，茯神 20 g，苏梗 20 g，夏枯草 20 g，生薏苡仁 45 g，枳实 15 g，陈皮 30 g，乌贼骨 30 g，浙贝母 15 g，黄柏 15 g，佩兰 15g，石菖蒲 20 g，远志 15 g，生龙牡（先煎）各 30 g，青叶胆 10 g。14 剂，水煎服。

【非药物疗法】建议患者调畅情志。

【调护】适当锻炼。

二诊（2020 年 12 月 10 日）：患者诉左侧胸偶有疼痛，心悸发作频率减少，持续时间减少，失眠未改善，烘热盗汗仍在，头晕，咽部异物感仍在，呃逆后反酸烧心明显，夜间呛咳，无恶心干呕，舌脉同前。

【处方】姜半夏 20 g，厚朴 15 g，生姜 15 g，茯神 20 g，苏梗 15 g，桂枝 45 g，炙甘草 10 g，生龙牡（先煎）各 30 g，薤白 15 g，瓜蒌 15 g，槟榔 10 g，青叶胆 10 g，石菖蒲 20 g，远志 15 g。21 剂，水煎服。

三诊（2020 年 12 月 31 日）：患者服用上方后症状缓解，病情稳定，偶有心慌，纳可，反酸缓解，仍有咽部异物感，眠不佳，晨起有痰，舌淡暗，苔薄白，脉弦。

【处方】守上方基础上加夜交藤15 g、丹参30 g。21剂，水煎服。

后续患者整体病情稳定，中药守2020年12月31日方，随证加减，服药2个月后停药。

按语：《金匮要略》言："妇人咽中如有炙脔，半夏厚朴汤主之"。原文中半夏厚朴汤主治梅核气"咽中如有炙脔"，然临床应用中多有扩展，方中厚朴、苏梗行气，半夏、茯苓祛湿化痰，故用此方治疗气滞湿阻诸症，疗效颇佳，而不局限于梅核气一病。患者腹胀、嗳气反酸、咽部异物感、便黏，属太阴气虚，失于运化，痰湿内生，气滞湿阻，故以半夏厚朴汤为主方，随证加减。又《素问·阴阳应象大论》云："年四十，而阴气自半，起居衰矣。"患者为老年女性，阴气自半，阴不敛阳则失眠易醒，阴虚内热则烘热盗汗，且痰湿日久化热，则虚实之热交织，故酌加清热安神之品。二诊患者气上逆太过，故以苓桂剂平冲降逆，因其胸痹仍在，太阴里虚，湿气过重，"阳微阴弦"，故以瓜蒌薤白合用利湿之品振奋阳气，除阴寒水湿，以期安神。后患者病情平稳，整体思路同前，守方巩固。

"以证统病，病证结合"是双心辨治的核心思想。双心疾病往往病情复杂，诊断繁多，病机交错，难辨主病，不好把握治疗重点。"以证统病，病证结合"的策略恰可以在双心疾病的临床诊疗中充分发挥中医整体观念与辨证论治优势，收效于临床。本病患者虽症状繁多，但只要抓住核心病机"气滞湿阻"，确定整体的治则治法与基本方药思路，并在此基础上兼顾疾病的特殊性，基于疾病的基本病机、特定临床表现等适当加减应用某些专方或专药，就能取得良好的疗效。

八、病案八

郎某，男，68岁。2023年9月9日初诊。

【主诉】间断胸闷5个多月。

【病史】患者5个多月前劳累后出现胸闷不适，连及后背，外院查冠状动脉CT示：冠状动脉中度钙化，冠状动脉粥样硬化改变，心电图未见明显异常，心肌酶未见明显异常，患者未予处理，此后胸闷间断发作，遂来就诊。

【刻下症】心前区不适，阵发性胸闷，无胸痛心悸，晨起加重，休息后缓解，平素怕冷，受凉后心前区不适明显，汗多，头沉，肢体沉重，双下肢沉重无力，无腹胀，无反酸烧心，无口干口苦，纳呆，腹胀，眠可，小便可，大便溏，情绪低落，悲伤欲哭，平素易紧张。

【查体】血压138/85 mmHg，神清语利，查体合作，双肺呼吸音清，未闻及干湿啰音，心率63/次分，律齐，心脏各瓣膜听诊区未闻及杂音，腹平坦，双下肢无水肿。舌红苔黄腻，脉沉缓。

【辅助检查】GAD-7量表（2023年9月9日）：2分，PHQ-9（2023年9月9日）：10分。

【诊断】辨证诊断：太阴病（水湿内蕴）。

辨病诊断：胸痹心痛，郁病。

西医诊断：1.冠状动脉粥样硬化性心脏病；2.抑郁状态。

【处方】茯苓30 g，杏仁10 g，甘草6 g，枳实15 g，薤白15 g，桂枝15 g，苍术20 g，厚朴15 g，陈皮15 g，川牛膝15 g，生薏苡仁30 g，黄柏10g，丹参30 g，郁金15 g。14剂，水煎服。

【非药物疗法】建议患者调畅情志。

【调护】适当锻炼。

二诊（9月23日）：上方尽剂，患者诉胸闷较前有所改善，但在饱食及情绪紧张时仍有胸闷，自行休息十余分钟即可缓解，仍有出汗，双下肢沉重乏力，纳眠可，二便调。舌淡红，舌黄腻，中有裂纹，脉缓。

【处方】上方改桂枝30 g，苍术15 g，加藿香15 g，佩兰15 g，珍珠母30 g，14剂，水煎服。

1个月后随访，患者诉诸症好转。

按语：患者纳呆，腹胀，大便溏，肢体沉重，属太阴病证，故本病为太阴病。若脾胃功能失常，水液运化失司，湿困饮停，水饮邪气上犯于胸，心肺气血津液通行受阻，导致胸中气行不畅，引起肺失宣降、气机出入失常，最终出现胸闷、气短的症状。饮停气滞日久，易致血行受阻而为瘀，损"血脉之心"；气血津液互阻互碍，影响肝之疏泄，出现情志失调，扰"神明之心"。《金匮要略·胸痹心痛短气病脉证治》曰：

"胸痹，胸中气塞，短气，茯苓杏仁甘草汤主之，橘枳姜汤亦主之。"方选茯苓杏仁甘草汤合枳实薤白桂枝汤合四妙散加减。《医宗金鉴》云："水盛气者，则息促，主以茯苓杏仁甘草汤，以利其水，水利则气顺矣。"水湿为阴邪，其性重浊黏滞，是导致机体气机不畅的重要病理因素，而气机不畅又可导致津液输布失和，滋生水饮湿邪，水气并壅于上，致胸痹愈发严重，故选用茯苓杏仁甘草汤。茯苓利水化湿，水利则气畅；杏仁降肺气，开胸结，令肺气往来流利，气畅则胸中水液得布，更合甘草健脾益气，助增茯苓、杏仁输布水气津液之力，使胸痹去而气不短。正如黄元御云："茯苓杏仁甘草汤中杏仁和肺气而破壅，茯苓、甘草补土而泄湿也。"枳实薤白桂枝汤可通阳散结，祛痰下气；苍术、厚朴、陈皮取平胃散之意，健脾祛湿，除中焦之湿；苍术、牛膝、黄柏、薏苡仁为四妙散，引湿下行；气血津液阻滞，长久则成瘀，故和丹参、郁金活血化瘀之品，则胸痹自除。二诊湿气减轻，但仍有出汗，双下肢沉重乏力，增大桂枝用量以宣心胸阳气，同时兼顾温化湿气；藿香、佩兰醒脾化湿和胃。

第二节　心律失常（心悸）合并情志障碍医案

一、病案一

刘某，女，56 岁。2023 年 9 月 10 日初诊。

【主诉】心悸 3 个月。

【病史】患者 3 个月前无明显诱因于夜间自觉心脏有停跳感，予单硝酸异山梨酯缓释片治疗，因服药后头痛剧烈自行停药。既往有高血压、药物性肝损害病史。

【刻下症】患者平素偶有胸闷气短及背部抽痛感，每次持续数秒，发作时间不定；血压高时有头晕头痛及耳鸣，伴随脚步虚浮感；口干，时腹胀，纳一般，眠差，入睡困难，手足心潮热出汗，平素思虑重，担忧多，二便可。

【查体】舌紫暗，苔黄腻，边有齿痕。脉弦涩。

【辅助检查】动态心电图（Holter）（2023 年 4 月 12 日）示：窦性心律，偶发房性期前收缩，频发室性早搏，部分时间段 T 波改变。平板运动试验量表（2023 年 9 月

10 日）阳性。GAD-7 量表（2023 年 9 月 10 日）：6 分，轻度焦虑。

【诊断】辨证诊断：少阳阳明合病（瘀热互结，热扰心神）。

辨病诊断：心悸，不寐。

西医诊断：1. 心律失常　频发室性早搏　房性期前收缩；2. 焦虑状态；

3. 睡眠障碍。

【处方】柴胡 20 g，黄芩 15 g，丹参 30 g，郁金 15 g，茯苓 30 g，桂枝 20 g，刺五加 30 g，贯叶金丝桃 30 g，石菖蒲 20 g，远志 15 g，磁石（先煎）30 g，川芎 20 g。14 剂，水煎服。

【非药物疗法】建议患者调畅情志。

【调护】适当锻炼。

二诊（2023 年 9 月 24 日）：患者期前收缩情况较前好转，自诉气短，晨起后口干，头昏头胀，仍有入睡困难，眠浅，多梦，纳可，二便调。

【查体】舌质稍红，苔白。脉数。

【处方】前方加半夏 30 g，夏枯草 30 g。14 剂，水煎服。

按语：本案中患者存在"头晕头痛，耳鸣口干"的症状，与《伤寒论》中少阳病"咽干，目眩"的描述相符，当首辨少阳病；患者同时存在"腹胀、手足心潮热汗出"的表现，又属阳明病之征象。故本患者属六经辨证之少阳与阳明合病，组方在柴胡加龙骨牡蛎汤的基础上加减。柴胡加龙骨牡蛎汤出自张仲景《伤寒论》，是治疗伤寒少阳阳明合病（痰热扰心）的经方。"伤寒八九日，下之，胸满烦惊，小便不利，谵语，一身尽重，不可转侧者，柴胡加龙骨牡蛎汤主之。"其中，"胸满"是心血管疾病的常见疾病表现，"烦惊""谵语"是精神意识心理疾病的常见症状。原方是在小柴胡汤去掉甘草的基础上加用茯苓、桂枝、龙骨、牡蛎、大黄、铅丹六味药而成。方中柴胡疏解少阳之气郁，龙骨、牡蛎、磁石（代铅丹）镇惊安神定志；黄芩清泄少阳郁热，柴胡和黄芩相伍，可使邪郁得透，气郁能达，火郁得清；茯苓宁心安神，桂枝温通经络，同时针对本患者太阳病的症状进行治疗；郁金、丹参活血化瘀，石菖蒲、远志安神定志，刺五加、贯叶金丝桃合用解郁安神。由于铅丹中含有重金属，为了避免肝肾功能损害的风险，故在本案中以磁石代替铅丹以起到安神作用。患者眠差，入睡困难，平素忧思较重，轻度焦虑，均属神乱不宁之征象，表明神明之心受扰，加用石菖蒲、远志开窍化痰，安神定志；刺五加、贯叶金丝桃补益心脾、调神。患者运动平板试验阳性，表明血脉之心同样受到影响，结合其舌紫暗、脉弦涩，皆为瘀血之征象，以川芎、郁金活血化瘀。患者虽有手足心潮热、汗出之阳明病体征，但未见其大便干结，考虑为体内湿热熏蒸迫津液外出，舌边齿痕亦提示体内有湿邪作祟，故于柴胡加龙骨牡蛎汤中去大黄，凭借柴胡、黄芩、桂枝、茯苓清热利湿，即可达到治疗效果。柴胡加龙骨牡蛎汤是"双心同治"的代表方，该方可解郁理气以缓情志过极，以治"神明之心"，活血通脉以复心主血脉，以治"血脉之心"。瘀去则血脉之心得复，热清则神明之心得安。复诊时患者心悸较前好转，说明方药对症，进而加半夏加强豁痰祛湿之效，夏枯草更清体内邪热，改善睡眠。

二、病案二

戴某，女，67岁。2023年10月7日初诊。

【主诉】间断心悸8个月。

【病史】患者8个月前无明显诱因自觉心跳加速，伴心慌、胸闷、乏力、气短，就诊于某中医院，予中药方剂口服及振源胶囊治疗后好转。2个月前患者心慌气短加重，就诊于某心血管病医院，服琥珀酸美托洛尔缓释片、养心定悸胶囊治疗，效果不佳。

【刻下症】患者诉心悸气短，上午明显，劳累加重，咽干痒，咳嗽，痰无法咳出，平素烦躁，思虑重，焦虑，纳可，眠差，入睡困难，易醒，多梦，大便不成形，每日2次，小便可。

【查体】舌淡红，苔滑。脉弦。

【辅助检查】Holter 检查（2023年9月15日）示：偶发室上性期前收缩（16次），频发室性早搏（1165次），ST段动态改变 ≤ 0.1 mV。冠状动脉 CTA（2023年9月15日）：冠状动脉轻度钙化，粥样硬化改变。GAD-7量表（2023年10月7日）：9分，轻度焦虑。

【诊断】辨证诊断：太阴少阳合病（水饮上逆）。

辨病诊断：心悸，不寐。

西医诊断：1. 心律失常　频发室性早搏；2. 焦虑状态；3. 睡眠障碍。

【处方】柴胡 15 g，黄芩 10 g，半夏 30 g，厚朴 15 g，茯苓 30 g，苏梗 15 g，苏子 15 g，桂枝 15 g，炒白术 15 g，杏仁 10 g，紫菀 15 g，款冬花 10 g，刺五加 30 g，丹参 30 g，郁金 15 g，石菖蒲 20 g，远志 10 g，生甘草 15 g。14 剂，水煎服。

【非药物疗法】建议患者调畅情志。

【调护】避风寒，慎起居。

二诊（2023 年 10 月 21 日）：患者心悸气短发作频率及程度均较前好转，仍有咽干咳嗽，仍诉眠差，但情绪较前更平静，思虑减少，但仍稍有烦躁，近日反酸、烧心。

【查体】舌体胖大有齿痕，苔黄稍腻。脉弦，脉律不齐。

【辅助检查】心电图（ECG）（2023 年 10 月 21 日）示：窦性心律，室性早搏。

【处方】半夏 30 g，夏枯草 30 g，生薏苡仁 30 g，厚朴 15 g，茯神 25 g，苏梗 15 g，苏子 15 g，苍术 15 g，乌贼骨 30 g，煅瓦楞子 30 g，刺五加 30 g，桔梗 15 g，生甘草 10 g，丹参 30 g，夜交藤 15 g，杏仁 10 g。14 剂，水煎服。

按语：患者心悸、气短、咽痒、咳嗽为太阴病，脾虚痰饮上逆、痰气交阻之象；焦虑、寐差、胸闷为痰而化热之少阳病，组方以半夏厚朴汤、小柴胡汤、苓桂术甘汤为基础加减。苓桂术甘汤出自《伤寒论》第六十七条："伤寒，若吐、若下后，心下逆满，气上冲胸，起则头眩，脉沉紧，发汗则动经，身为振振摇者，茯苓桂枝白术甘草汤主之。"苓桂术甘汤是由桂枝甘草汤加茯苓、白术而成，苓术功在利尿逐水，使用桂枝则是取其镇悸之功。方中柴胡、黄芩、半夏为小柴胡汤简化方，通过疏解郁热、清逐痰饮达到和解少阳、透邪外出的功效。患者咽干有痰，无法咳出，符合"咽中如有炙脔"的表述，进而加用半夏厚朴汤化痰行气。患者当前咳嗽症状明显，加用杏仁、紫苏子、紫菀、款冬花降气化痰止咳。同时患者具有冠状动脉钙化及粥样硬化改变，血脉之心受损，加用丹参、郁金活血化瘀，治疗血脉之心。患者因心悸而烦躁、担忧，进而出现焦虑状态，则是神明之心受扰，佐以石菖蒲、远志、刺五加化痰开窍、宁心安神。复诊时患者心悸好转，继续以苍术、薏苡仁燥湿利湿，桔梗祛痰利咽，加用茯神、夜交藤助眠宁心，瓦楞子、乌贼骨平抑胃酸。水行则瘀去，瘀去则血脉之心有所养，血脉之心有所养则神明之心有所宁，双心生理相依，病理互损。本例患者的治疗多次运用《伤寒论》中的经方，疗效显著，在传承经典的同时又融合了个人用药经验。

三、病案三

赵某，女，75岁，2023年10月21日就诊。

【主诉】心悸伴失眠1年。

【病史】患者1年前曾因心悸于东方医院门诊就诊，确诊为房颤，行射频消融术治疗后房颤较前好转，但患者乏力明显，步行约200米后即出现心慌气短，双下肢沉重。后因提重物后心悸再度发作，症状明显，再次行射频消融术。现患者心慌较前发作减少，但失眠严重，入睡困难，有时彻夜难眠，夜间早醒。患者常因劳累及失眠诱发心悸，且失眠可引起血压升高。患者苦于失眠而焦虑烦躁，耳鸣，咽中有异物感，口干口苦，纳可，腹胀，偶腹痛，矢气后得舒，大便干结，小便可。

【查体】舌暗红，舌体胖大，边有齿痕，少苔。脉弦。

【辅助检查】Holter检查（2023年9月2日）示：窦性心律；偶发室上性期前收缩，可见成对；偶发室性早搏；ST段动态改变 < 0.1 mV。GAD-7量表（2023年10月21日）：11分，中度焦虑。

【诊断】辨证诊断：少阳阳明合病（痰饮内停，瘀热内扰）。

辨病诊断：心悸，不寐。

西医诊断：1.心律失常　偶发室性早搏；2.焦虑状态；3.睡眠障碍。

【处方】柴胡18 g，黄芩10 g，半夏20 g，党参15 g，夏枯草20 g，薏苡仁15 g，茯苓15 g，桂枝20 g，酒大黄10 g，刺五加20 g，厚朴10 g，苏梗10 g，生姜6 g，石菖蒲20 g，远志15 g，丹参15 g，夜交藤15 g，生龙骨（先煎）30 g，生牡蛎（先煎）30 g。14剂，水煎服。

【非药物疗法】建议患者调畅情志。

【调护】适当锻炼。

二诊（2023年11月4日）：患者睡眠情况较前稍好转，焦虑心境也得以平复，但仍有入睡困难，夜间早醒，每于夜间早醒、睡眠不佳及活动量大时出现心悸，行走时双下肢沉重、乏力，夜间盗汗，腰部酸痛，仍有口干口苦，排便困难情况较前稍好转，小便色黄。

【查体】 舌红，少苔，边有齿痕；脉沉。

【辅助检查】 ECG（2023年11月4日）示：窦性心律。

【处方】 柴胡20g，黄芩10g，半夏20g，杏仁15g，草豆蔻10g，薏苡仁10g，川牛膝15g，黄柏10g，酒大黄15g，枳实15g，厚朴15g，刺五加30g，夏枯草20g，郁金15g，石菖蒲15g。14剂，水煎服。

按语： 根据口干口苦、耳鸣、焦虑烦躁等症状，首先可判断患者具有少阳病；另外患者具有腹胀、便干等典型的阳明病表现，正符合"阳明病，胃家实是也"的表述，故本患者属于阳明与少阳合病。治疗方面，依旧是以少阳与阳明同治的柴胡加龙骨牡蛎汤为底方进行加减。因患者同时具备"心慌心悸，焦虑烦躁，下肢沉重"，与"胸满烦惊，一身尽重"的表述较为接近，故遣方用药也更贴近柴胡加龙骨牡蛎汤原方。方中柴胡、黄芩清解郁热，半夏豁痰降逆，畅达三焦；生姜和胃，党参健脾益气，扶正祛邪；桂枝平冲降逆，茯苓利水安神；大黄通腑泄热；龙骨、牡蛎重镇安神。此外，患者痰饮内扰，心神不宁，故又合并半夏厚朴汤治疗。患者焦虑较重，烦躁，故以石菖蒲、远志化痰开窍，宁心安神，同时加入刺五加以增强宁心安神之效；失眠严重，又加入夜交藤安神助眠，同时加入夏枯草与半夏相伍，从阴阳层面进一步调整睡眠。患者舌苔胖大，边有齿痕，提示体内水湿偏盛，以薏苡仁加强全方利水渗湿之效。又患者曾行"射频消融术"，血脉之心受损，故加入丹参活血化瘀，以养血脉之心。二诊时患者少阳与阳明证依然明显，同时体内湿热偏盛，故以小柴胡汤合小承气汤、三仁汤为底方，针对其下肢乏力沉重，加用川牛膝；再加黄柏、夏枯草清热利湿，石菖蒲、郁金开窍醒神。两周后随访，患者觉诸症好转，自行停药。本例患者因手术损伤血脉之心，血脉之心是神明之心的物质基础，血脉之心受损势必会使神明无所依，出现焦虑烦躁、失眠等症状；而神明之心又是血脉之心发挥正常作用的重要保障，情志过极，血脉亦受其害，出现心悸加重以及舌暗红、脉弦等瘀血内生之征象。本患者的发病过程充分印证了神明之心与血脉之心"生理相依，病理互损"的特点，治疗方面也突出了"以证统病，双心同治"的思路。

四、病案四

李某，女，44岁。2021年5月18日初诊。

【主诉】间断心悸4个月。

【病史】患者4个月前熬夜后出现心悸，持续约2小时，无胸痛，稍有气短，自觉心中悸动不安，胸闷。半个月前患者泡温泉后再次出现胸闷，自测心率48次/分钟。

【刻下症】患者间断反复心悸，偶有胸痛，呈撕裂样，痛处不固定，持续10余秒后好转；平素怕冷怕热，后背易出汗，怕风，发紧，偶有太阳穴闷痛；偶口干，不欲饮水；平素急躁易怒，胆怯易惊，担心担忧，易紧张；纳眠可，大便干，小便可。

【查体】舌淡胖，苔白腻；脉沉弦。

【辅助检查】Holter检查（2021年1月26日）示：Ⅱ度房室传导阻滞，伴大于2秒长R-R间期延长15次，最长达2.24秒，ST段改变。心脏超声（2021年1月26日）示：三尖瓣反流。GAD-7量表（2021年5月18日）：6分，轻度焦虑。

【诊断】辨证诊断：少阴阳明病（心阳不足证）。

辨病诊断：心悸，郁病。

西医诊断：1.心律失常　Ⅱ度房室传导阻滞；2.焦虑状态。

【处方】葛根30 g，桂枝30 g，白芍20 g，生姜10 g，附子（先煎）8 g，细辛5 g，大枣10 g，炙甘草10 g，石膏（先煎）45 g，枳实15 g，厚朴15 g，茯苓30 g，炙麻黄5 g，陈皮15 g，柴胡20 g，黄芩15 g。7剂，水煎服。

【非药物疗法】建议患者调畅情志。

【调护】避风寒，慎起居。

二诊（2021年5月25日）：患者近期未再发生心慌，情绪较前好转，口干咽干，不喜饮水，腰腿痛，左腿怕冷怕风，得温则减，纳可，有时胃脘部嘈杂，眠可，大便偏黏，有时便干，小便黄。

【查体】舌淡胖、边有齿痕，舌尖红，苔白；脉弦滑。

【处方】前方加川芎25 g，防风15 g。14剂，水煎服。

三诊（2021年6月8日）：患者胸痛心悸未再发生，情绪较前进一步好转，近日咽喉、牙龈肿痛，仍有腰腿部怕冷，纳眠可，小便稍黄，大便不爽。

【处方】前方加苍术15 g，减附子至6 g。

按语：本患者具有怕冷、出汗、头痛等表证的表现，同时又有舌胖大、苔白、脉沉等寒证、阴证的证候体征，当属六经辨证中表阴证之少阴病。治疗方面以针对少阴病的主方——麻黄附子细辛汤为底方进行加减。麻黄附子细辛汤是由麻黄附子甘草汤去甘草，加细辛而成。方中麻黄解外邪，附子温阳祛寒，细辛祛寒逐饮，针对兼寒饮的少阴病起到直接对应的治疗效果。同时患者后背出汗、怕风发紧，与《伤寒论》中"项背强几几"的表述相近，故又于麻黄附子细辛汤中合入葛根汤对症治疗。著名经方大家胡希恕对于葛根有专门的论述："葛根具有解肌及缓解筋脉拘急的作用，尤其有解项背部强急的作用。"又以桂枝温阳解表，白芍加强缓解项背强紧之效，生姜辛温散寒，大枣、甘草健脾益胃。又因患者尚属中年，体质尚可，存在"便干、怕热、出汗"等阳明证的表现，遂于方中加入生石膏，以代表白虎汤治疗阳明病。患者平素急躁易怒，胆怯怕惊，同时伴有轻度焦虑，故以枳实、厚朴宽胸理气，柴胡、黄芩清解郁热。根据舌象判断患者体内痰湿偏盛，又加陈皮、茯苓祛湿化痰。经治疗，患者症状逐步好转，少阴与阳明病好转。此患者为心阳不足而导致的心悸，而究其心阳不足的原因，与其熬夜及外感有密切联系。在服药治疗的过程中嘱患者避风寒、慎起居，对于病情的好转也起到了举足轻重的作用。二诊时患者口干不欲饮，考虑与其体内瘀血有关，遂以川芎活血化瘀；又诉怕风怕冷，故加防风以解表祛风。服药后患者双心症状进一步好转，开始出现内热症状，遂减少附子用量。同时大便不爽表明患者体内仍有湿气，加苍术以燥湿，继续服药巩固疗效。人体心脏日夜操劳，起到重要支持作用的便是心阳。在日常起居中我们应当尤其重视固护心阳，以避免双心疾病的发生与发展。

五、病案五

王某，女，39岁。2023年10月22日初诊。

【主诉】心悸1个多月。

【病史】患者 1 个多月前无明显诱因出现夜间心悸，无胸闷胸痛等不适，曾于急诊就诊，心电图未见明显异常，未予处理。后心悸间断发作，动态心电图提示"频发室性早搏"，予西药治疗。

【刻下症】患者仍间断发作心慌，偶头晕，口苦，口唇干燥，纳可，眠差，入睡困难，夜间易醒，醒后难以再次入睡，精神疲倦，平素情绪易焦虑烦躁。

【查体】舌淡紫，苔薄白，舌体胖大。脉沉。

【辅助检查】汉密尔顿焦虑量表（HAMA）（2023 年 10 月 22 日）：17 分；HAMD（2023 年 10 月 22 日）：15 分。

【诊断】辨证诊断：少阳太阴合病（痰饮内扰）。

辨病诊断：心悸，郁病，不寐。

西医诊断：1. 心律失常　频发室性早搏；2. 焦虑状态；3. 抑郁状态；

4. 睡眠障碍。

【处方】柴胡 20 g，黄芩 15 g，半夏 30 g，党参 15 g，茯苓 45 g，桂枝 15 g，白术 15 g，泽泻 10 g，夏枯草 30 g，薏苡仁 30 g，石菖蒲 20 g，远志 10 g，生龙骨（先煎）30 g，生牡蛎（先煎）30 g，刺五加 30 g，贯叶金丝桃 30 g，甘草 6g。14 剂，水煎服。

【非药物疗法】建议患者调畅情志。

【调护】适当锻炼。

二诊（2023 年 11 月 7 日）：服药 2 周后，患者睡眠情况较前改善，但仍诉心悸，伴胸闷气短，偶有头晕，颈部僵硬，纳较前改善，二便调。

【查体】舌淡紫，苔薄白，舌体胖大，脉沉。

【辅助检查】Holter（2023 年 11 月 1 日）示：偶发房性期前收缩，频发室性早搏，部分呈二联律，心率变异性（HRV）> 50 ms，ST 段动态改变 < 0.1 mV，部分导联 T 波改变。

【处方】与前方基础上加仙鹤草 45 g，丹参 30 g，葛根 30 g。14 剂，水煎服。

三诊（2023 年 11 月 21 日）：诸症好转，情绪亦有好转，纳可，二便调。

【查体】舌淡紫，苔薄白，舌体胖大。脉沉。

【处方】同前方，14剂，水煎服。

按语：患者有明显的口干口苦、情绪烦躁，属于典型的少阳病的表现，同时心悸症状还伴随有头晕、脉沉，与《伤寒论》第六十七条中"气上冲胸，起则头眩，脉沉紧"的表述较为一致，六经辨证当属少阳太阴合病，治疗以小柴胡汤加龙骨牡蛎合苓桂术甘汤为底方进行加减。方中柴胡、黄芩清热解郁，半夏化痰，党参健脾，佐以石菖蒲、远志化痰开窍、宁心安神，龙骨、牡蛎重镇安神，刺五加、贯叶金丝桃益肾健脾，解郁安神；桂枝温通降逆，茯苓利湿安神，白术专治胃中水饮所致头晕，甘草既助桂枝化阳，也助白术益气健脾，调和诸药。因患者舌淡紫，舌体胖大，提示体内水湿偏盛，又在苓桂术甘汤的基础上加用泽泻与薏苡仁，增强利水渗湿之功效。患者同时存在入睡困难、早醒、醒后难以再入睡等睡眠问题，再加入夏枯草，同半夏组成药对，半夏得阴而生，夏枯草得阳而长，从其阴阳规律入手调节睡眠。患者的辅助检查结果及体征显示，其血脉之心并未受到太大影响，所表现出来的心悸与其焦虑、抑郁的心境有密切关系。焦虑抑郁、忧愁思虑可耗损心血，使血脉受阻，影响心主血脉的生理功能。细究其神明之心不明之因，则很可能与患者体内痰饮内盛相关。痰饮之邪上犯扰心，神明之心不宁受扰即出现焦虑、抑郁情绪。同时痰饮之邪阻碍机体气血津液运行，欲形成痰瘀互结之势，舌淡紫已初见端倪，加重心悸的症状。治疗当以化痰祛湿逐饮与宁心安神并重，双管齐下。复诊时患者睡眠好转，但仍有心悸、胸闷、气短，加仙鹤草益气补虚、丹参活血化瘀。患者诉颈部僵硬，又以葛根解肌。三诊时患者整体症状均较前有明显改善，情绪症状亦较前好转，嘱其继续服药。

六、病案六

刘某，男，38岁。2023年11月23日初诊。

【主诉】心悸1个月。

【病史】患者1个月前感染新冠病毒后出现心悸。

【刻下症】自测心率增快，心率常100次/分，伴血压轻度升高，140/90 mmHg，无胸闷胸痛等不适，平素急躁易怒，怕热，易出汗，口干，晨起稍口苦，纳可，眠差，大便不成形，黏腻，小便可。

【查体】舌红，苔薄白。脉沉。

【辅助检查】心电图（2023年11月23日）示：窦性心动过速，心率103次/分钟，未见明显ST段改变。动态心电图（2023年11月23日）示：窦性心律，有时心动过速，最快心率：155次/分钟，ST段动态改变<0.1 mV。GAD-7量表（2023年11月23日）：7分，轻度焦虑。

【诊断】辨证诊断：少阳阳明合病（湿热内扰证）。

辨病诊断：心悸，不寐。

西医诊断：1.心律失常　窦性心动过速；2.睡眠障碍。

【处方】半夏30 g，夏枯草30 g，薏苡仁30 g，石菖蒲20 g，远志10 g，刺五加30 g，茯苓20 g，桂枝10 g，柴胡15 g，黄芩10 g，丹参30 g，夜交藤10 g，生龙骨（先煎）30 g，生牡蛎（先煎）30 g，苍术15 g，滑石（先煎）30 g，生甘草10 g。14剂，水煎服。

【非药物疗法】建议患者调畅情志。

【调护】适当锻炼。

二诊（2023年12月7日）：患者诸症好转，心悸消失，眠佳，便可，血压降至120/（80～90）mmHg。于前方基础上改茯苓25 g。14剂，水煎服。

按语：患者怕热、汗出，与阳明病外证之"身热，汗自出，不恶寒，反恶热也"的表述相近；大便黏腻的湿热征象，符合阳明病里阳证的表现；又患者口干、晨起口苦、平素急躁，同时又有少阳病的表现，故辨证当属少阳阳明合病。治疗同样是以小柴胡汤合半夏秫米汤、苓桂术甘汤、二妙散为底方加减化裁。方中柴胡、黄芩清解郁热，茯苓、桂枝利水通脉，龙骨、牡蛎重镇安神，半夏豁痰降逆。患者湿热内盛，于方中加入薏苡仁利水渗湿，又与半夏合为半夏秫米汤方，以清心脾之热、通降心中郁热，使心神得安；再合夏枯草，取引阳入阴之意，与半夏相伍以使阴阳周流序贯五脏六腑。因药房无秫米，故遵吴鞠通法将秫米改为薏苡仁。同时加入石菖蒲、远志化痰开窍，宁心安神；刺五加、贯叶金丝桃安神解郁；针对患者体内湿邪加用苍术、滑石，增强燥湿利水之效，兼以丹参活血化瘀。患者心电图、心脏超声未见明显异常，提示血脉之心尚未产生严重器质性病变，其病理表现可能由焦虑引起，故活血化瘀力轻，而重在清热解郁，清泄湿热。复诊时患者情绪及睡眠已有明显改善，心悸症状也较前好转，心率、血压均有所下降，效不更方，同时加用茯苓增强利水安神之效。

七、病案七

范某，男，52 岁。2023 年 11 月 30 日初诊。

【主诉】心慌、胸闷 3 年余。

【病史】患者 3 年多前因心慌、胸闷于外院行"冠状动脉造影"检查，示"冠状动脉狭窄"（具体不详）。前年患者再次因心慌胸闷于外院行"冠状动脉 CT 血管造影术"检查，示"冠状动脉狭窄"（具体不详）。现患者仍有心慌，心前区疼痛，服用"速效救心丸"未见明显缓解。既往有反流性食管炎病史。

【刻下症】周身乏力，口干，口苦，上腹部疼痛，时有反酸、烧心，胃脘部不适，平素忧虑较重，纳可，眠差，早醒，大便偏干，费力，小便可。

【查体】舌淡暗，苔白腻。脉沉缓。

【辅助检查】Holter（2023 年 5 月 1 日）示：窦性心律不齐，间歇性 I 度房室传导阻滞，偶发房性期前收缩，间歇性右束支阻滞，HRV：标准差（SDNN）> 50 ms。心电图（2023 年 11 月 20 日）示：窦性心律，完全右束支传导阻滞。心脏超声（2023 年 11 月 20 日）示：心内结构未见异常，左室舒张功能减低。GAD-7 量表（2023 年 11 月 30 日）：11 分，中度焦虑。

【诊断】辨证诊断：少阳病（湿热内蕴）。

辨病诊断：心悸，郁证。

西医诊断：1. 心律失常　窦性心律不齐　I 度房室传导阻滞　房性期前收缩；2. 焦虑状态。

【处方】柴胡 15 g，黄芩 10 g，半夏 30 g，党参 10 g，杏仁 10 g，白豆蔻 15 g，薏苡仁 30 g，滑石（先煎）30 g，生甘草 5 g，陈皮 30 g，厚朴 15 g，乌贼骨 30 g，丹参 30 g，郁金 15 g，刺五加 30 g，贯叶金丝桃 30 g。14 剂，水煎服。

【非药物疗法】建议患者调畅情志。

【调护】适当锻炼。

二诊（2023年12月27日）：患者诸症好转，心悸消失，情绪较前平稳，继服前方巩固疗效。

【辅助检查】心电图（2023年12月27日）示：1.窦性心律；2.完全右束支传导阻滞。

按语：患者口干口苦，忧虑重，与"柴胡证"表述相符，当辨为少阳病，治疗以小柴胡汤为底方。方中柴胡与黄芩升降相宜，和解少阳，内清郁热；半夏化痰燥湿，党参扶正祛邪，佐以丹参、郁金活血祛瘀、清心除烦；又因患者痰湿内阻，遂于小柴胡汤中合三仁汤以分消湿邪，宣畅气机。三仁汤出自《温病条辨》，通过芳化、苦燥、淡渗之宣上、畅中、利下三法合用，使湿邪从三焦分消。方中杏仁走上而宣发上焦气机，盖"肺主一身之气，气化则湿化"，白蔻仁芳香化湿，利气宽胸，畅中焦脾气以助祛湿，薏苡仁渗利下焦水湿，滑石、甘草清热利湿，半夏、厚朴行气除满，化湿和胃，助理气除湿之功，加入陈皮更使化痰理气力量加强。患者平素忧思较重，中度焦虑，加用刺五加、贯叶金丝桃宁心安神，再针对其反酸烧心之症以乌贼骨制酸平反。本案患者既往冠状动脉CTA及冠状动脉造影检查结果显示冠状动脉阻塞、狭窄，心电图提示完全性右束支传导阻滞，平素心慌心悸、胸前区疼痛，说明血脉之心确有受损。患者服用"速效救心丸"，症状并未取得明显好转，结合患者平素忧虑过重，长期处于焦虑状态之中，考虑其心慌、胸闷胸痛等不适为焦虑的躯体表现可能性更大，属于神明之心与血脉之心双心同病。

八、病案八

彭某，男，39岁。2023年4月18日初诊。

【主诉】间断心悸8个月。

【病史】患者8个月前无明显诱因出现心悸，伴汗出，胸闷，间断中医治疗后好转（具体不详）。患者感染新冠病毒后再次出现心慌、胸闷、伴汗出、手部颤抖，时有恐惧感，伴腹部不适及口干，持续1～2小时后方可自行缓解。因上述症状间断发作，遂前来就诊。

【刻下症】患者轻度怕冷、怕风，后背部有沉胀感，有时自觉下肢冰凉；时有心慌，伴胸闷、气短，无胸痛，善太息，长出一口气后症状可稍缓解，平素口干口苦，伴咽干，舌根部干苦尤甚，纳差，食少即有饱腹感，易腹胀，无恶心呕吐，眠差，时有恐惧感，夜间易醒，醒后难以再次入睡，整体睡眠时间偏短，4～5小时，大便1～2日一行，小便可，平素易紧张，易焦虑，每当情绪不佳时有明显便意，伴随头部紧绷、麻木感。

【查体】舌红少苔，舌体偏瘦。脉弦。

【辅助检查】Holter检查（2023年4月18日）示：窦性心律，偶发室性早搏。GAD-7量表（2023年4月18日）：10分，中度焦虑；PHQ-9量表（2023年4月18日）：6分，轻度抑郁。

【诊断】辨证诊断：少阳太阴合病（瘀热扰神）。

辨病诊断：心悸，郁病，不寐。

西医诊断：1.心律失常　偶发室性早搏；2.焦虑状态；3.抑郁状态；4.睡眠障碍。

【处方】柴胡15 g，黄芩10 g，半夏30 g，党参15 g，石菖蒲20 g，郁金15 g，远志10 g，丹参30 g，夜交藤30 g，生龙骨（先煎）30 g，生牡蛎（先煎）30 g，厚朴15 g，茯苓15 g，紫苏梗15 g，炒酸枣仁45 g，知母10 g，川芎10 g。14剂，水煎服。

【非药物疗法】建议患者调畅情志。

【调护】避风寒，慎起居。

二诊（2023年5月7日）：上方尽剂，诉紧张、焦虑情绪较前缓解，睡眠情况较前好转，但仍有明显口干口苦，咳嗽，伴有不易咳出黏痰，现仍有思虑过多，焦虑情绪存在，伴耳鸣。

【查体】舌体较前变胖变大，舌质暗，苔薄白。脉弦细。

【处方】于4月18日方基础上改茯苓45 g，夜交藤10 g，柴胡25 g，加贯叶金丝桃30 g，合欢皮30 g。14剂，水煎服。

三诊（2023年5月23日）：上方尽剂，患者整体情况好转：怕风、怕冷及后背部沉胀感减轻，心慌、胸闷、气短情况较前好转，口干、口苦较前亦减轻。目前患者仍诉易紧张，纳可，食后易感胃脘部胀满，无嗳气，眠尚可，仍易醒，醒后入睡困难程度较前好转，大便可，小便色稍黄。

【查体】舌红，苔白，脉弦细。

【处方】于4月18日方基础上改茯苓为30g，柴胡为20g，加珍珠母30g。14剂，水煎服。

四诊（2023年7月4日）：患者经上方调理1个多月后前来复诊，诉自从气温升高以来，每于天气炎热时出现心慌，双下肢乏力，手脚冰凉，平躺休息后可有所缓解，活动时上述症状会加重。患者3天前因头晕，头部昏沉，伴自觉心动过速，心中有强烈不安感，持续时间超过20分钟未见缓解，遂于急诊就诊，查心电图未见明显异常，未予特殊处理。现患者仍自觉周身乏力，严重疲劳，头晕伴头部昏沉感明显，心中惊恐不安，过度忧虑，纳一般，眠差，眠浅易惊醒，大便不成形，每日一行，小便色黄。

【查体】舌淡红，苔白，脉弦细。

【处方】茯苓45g，桂枝30g，白术15g，泽泻10g，炙甘草10g，生龙骨（先煎）30g，生牡蛎（先煎）30g，杏仁10g，刺五加30g，贯叶金丝桃30g，柴胡20g，黄芩15g，石菖蒲20g，郁金15g，丹参30g，珍珠母30g，神曲30g，14剂，水煎服。

五诊（2023年7月18日）：诉服药后诸症缓解，睡眠情况较前好转，但仍易醒，梦多。未再诉双下肢乏力，手脚冰凉等症状。患者GAD-7评分降至7分，轻度焦虑；PHQ-9评分降至4分，无抑郁。予原方继续口服21剂巩固疗效。

按语：患者口苦咽干，善太息，焦虑紧张，为典型少阳病；寐差，食少，易腹胀，为太阴病表现，加之患者平素烦躁，舌红少苔，故本病为少阳太阴合病，痰热扰神，阴血亏虚。治疗方面，依然以小柴胡汤为基础，柴胡、黄芩相伍以清解郁热，半夏豁痰祛湿，党参健脾益气，石菖蒲、远志宁心安神，龙骨、牡蛎重镇安神，厚朴、紫苏梗理气宽胸，丹参、郁金、川芎活血化瘀，构成治疗双心疾病的基础方。患者诉眠浅易醒，以酸枣仁汤为基础方义，夜交藤、酸枣仁养心安神助眠。患者异常汗出，舌红少苔，故以知母滋阴敛汗。汗为心之液，患者心悸胸闷时伴汗出，表明血脉之心已然受损；平素易紧张易焦虑，神明之心亦受扰，血脉之心与神明之心双心同病。复诊时患者情绪及睡眠情况均较前好转，遂减少夜交藤用量；从舌象的变化来看，患者体内阴虚内热的情况好转，呈现出痰湿偏盛的状态，加茯苓至45g以增强其利水功效；患者情绪症状仍然突出，口干口苦症状未见明显好转，故增加柴胡至25g，并加用贯叶金丝桃、合欢皮以增强解郁安神之功效，继续服药。三诊时患者诸症均进一步好转，内湿也较前减轻，随证减少柴胡、茯苓用量，加珍珠母进一步安神。四诊时患者因天气原因再次出现心悸、焦虑等双心疾病症状，于急诊就诊时未发现明显器质性病变，仍然考虑患者当前症状主要由神明之心不安引起。而神明之心不安，当归咎于体内水湿作祟，属太阴病（痰湿内蕴证）。治疗继续以苓桂术甘汤为主，在清热解郁、宁心安神的同时利水化饮，兼活血化瘀。患者食欲欠佳，加用神曲健脾消食。夏季气温炎热，暑湿弥漫，尤其容易出现"外湿引动内湿"的情况而加重患者躯体、心理症状，临床中当注意气候变化对于患者病情的影响。经中药调理，以及就诊过程中的心理疏导，患者血脉之心与神明之心两方面的症状均明显好转，量表评分下降，取得了显著的疗效。

九、病案九

黄某，女，72岁。2023年11月5日初诊。

【主诉】心悸5年，加重20天。

【病史】患者5年前无明显诱因出现心动过缓，间断服用中药调理后心悸可改善。20天前出现心慌加重，2023年10月于某医院住院行相关检查，诊断为"病态窦房结综合征"。医生建议行起搏器手术治疗，患者拒绝，欲求中药保守调理，遂来就诊。

【刻下症】心慌心悸间断发作，胸闷气短，劳累后加重，夜间心悸胸闷症状明显，神疲乏力，晨起口苦，头晕，咽部有痰易咯，入睡困难，夜间易醒，醒后难以入睡，多梦，夜间手脚发凉，易腹胀，反酸烧心，担忧焦虑，情绪低落，大便每日1次，便溏粘马桶，小便黄。

【查体】舌红苔黄腻，脉迟缓，律不齐。

【辅助检查】Holter（2023 年 6 月 5 日）：平均心率 40 次 / 分钟，最慢 34 次 / 分，最快 115 次 / 分，窦性心动过缓，窦性停搏，交界性逸搏，房性期前收缩（偶见三联律），短阵房性心动过速，最长 R-R 间期为 3.5 秒，发生于 00：48，部分 ST 段改变。2023 年 6 月心电图示：窦性心律，Ⅱ、Ⅲ、aVF ST 段抬高约 0.05 cm；GAD-7 量表（2023 年 11 月 5 日）：8 分，轻度焦虑；PHQ-9 量表（2023 年 11 月 5 日）：7 分，轻度抑郁。

【诊断】辨证诊断：少阳太阴少阴合病（心阳亏虚，湿热内蕴证）。

辨病诊断：心悸，不寐，郁病。

西医诊断：1. 病态窦房结综合征　窦性停搏　窦性心动过缓　房性期前收缩　短阵房性心动过速；2. 冠状动脉粥样硬化性心脏病；3. 焦虑状态，抑郁状态。

【处方】柴胡 20 g，黄芩 10 g，半夏 20 g，党参 15 g，炒苦杏仁 10 g，草豆蔻 15 g，薏苡仁 30 g，滑石（先煎）30 g，姜厚朴 15 g，茯苓 15 g，丹参 30 g，郁金 20g，细辛 5 g，麻黄 5 g，制附子 15 g，生甘草 10 g，海螵蛸 30 g，刺五加 30 g，贯叶金丝桃 30 g，石菖蒲 20 g，远志 10 g。14 剂，水煎服。

【调护】避风寒，调情志。

二诊（2023 年 11 月 19 日）：近期患者自觉心悸发作次数较前减少，心率基本维持在 39～55 次 / 分，焦虑、担忧较前缓解，睡眠改善，基本无梦，手脚发凉、反酸烧心基本好转，但仍心率慢，心悸间断发作，时口苦，间断头晕头痛，纳可，嗓间有白痰，大便每日 1 次，成形，小便可。

【查体】舌暗，苔白腻。脉迟缓。

【处方】于 11 月 5 日方基础上去海螵蛸，改半夏 30 g、厚朴 30 g，加川芎 30 g。28 剂，水煎服。

三诊（2023 年 12 月 17 日）：心悸较前改善，心率基本维持在 44～62 次 / 分，自觉乏力感减轻，精神转佳，情绪低落状态明显改善，但仍偶有心悸头晕，纳可，大便可，夜尿频，起夜 2～3 次。

【查体】舌暗，苔白。脉缓。

【处方】于 11 月 5 日方基础上加淫羊藿 30 g、菟丝子 20 g，继服 28 剂巩固治疗。

四诊（2023 年 12 月 31 日）：患者心率基本维持在 51 ～ 67 次 / 分，仍偶有心慌发作，时有口苦，乏力感明显减轻，夜间醒 1 ～ 3 次，二便调，未有明显不适。守方维持服药，复查 Holter：平均心率 46 次 / 分，最慢 45 次 / 分，最快 109 次 / 分，窦性心动过缓，窦性停搏，交界性逸搏，房性期前收缩（偶见三联律），短阵房性心动过速，最长 R-R 间期为 2.8 秒。GAD-7：2 分，PHQ-9：2 分。

按语：患者为老年女性，因年事已高，心阳气虚引起窦房结功能减退，心脏起搏障碍，冲动传导异常，出现窦性停搏、窦性心动过缓等缓慢性心律失常的表现，兼有神疲乏力、情绪低落抑郁、手脚发凉、脉迟等症，辨为少阴病无疑。据口苦、头晕目眩等症当辨为少阳病，腹胀、便溏黏腻、苔腻属太阴病之痰湿内扰。故拟方小柴胡汤、麻黄附子细辛汤合三仁汤加减。柴胡、黄芩清解郁热，半夏辛温燥痰，党参益气扶正；杏仁、草豆蔻、薏苡仁分消三焦水湿、除津液代谢失常，滑石、茯苓清热利湿助小便，姜厚朴行气除胸腹满胀；麻黄附子细辛汤辛温助阳、散表里寒，其中麻黄辛温可宣发阳气，附子大辛大热、温阳祛寒，细辛可温散水饮，海螵蛸制酸止痛，刺五加、贯叶金丝桃安神解郁，石菖蒲、远志化痰安神定志，甘草调和诸药。二诊心悸等症好转，焦虑、担忧较前缓解，反酸烧心基本好转，故去海螵蛸，仍有寒痰血瘀之象，故改半夏、厚朴用量，加入川芎，以增行气燥湿、活血化瘀之力。三诊患者心率增加，双心症状均改善，但夜尿频，为阳虚不能气化所致，故增淫羊藿、菟丝子温阳缩尿。四诊时患者心率提升至较为正常水平，虽仍偶有心慌发作，但已无明显不适，复查 Holter 提示心率较初诊时明显增加，最长 R-R 间期亦较前缩短，GAD-7 和 PHQ-9 量表分数较初诊减少，患者轻度焦虑、抑郁状态基本好转，提示辨证准确，方药有效。

第三节　高血压（眩晕）合并情志障碍医案

一、病案一

张某，女，65 岁。2021 年 5 月 16 日初诊。

【主诉】头晕乏力1个月。

【病史】1个多月前凌晨4时患者落床后出现乏力、头晕，伴大汗出，四肢瘫软无力，血压70/40 mmHg。晨起洗脸时患者自觉症状好转，血压100/70 mmHg，不欲言语。9时测血压150/70 mmHg。于本院脑二科就诊后，予眩晕宁、敏使朗，症状稍改善。既往患高血压8年，最高180/100 mmHg，服替米沙坦，40 mg/日；患高同型半胱氨酸2年，服叶酸片，1片/日；患高脂血症3年。

【刻下症】头晕，头隐痛、头胀，颈项强，无视物旋转、无黑蒙，活动后乏力、自汗，平素怕冷，偶有心悸，胸闷，情绪急躁易怒，胆怯易惊，做噩梦，常担心担忧，易紧张。血压波动于（100～150）/（60～100）mmHg。纳可，眠一般，二便调。

【查体】神清语利，查体合作，双肺呼吸音清，未闻及干湿啰音。血压153/72 mmHg，心脏各瓣膜听诊区未闻及杂音，腹平坦，双下肢无水肿。舌暗，苔薄白暗。脉滑细数。

【辅助检查】PSDI（2021年5月16日）示：16分，睡眠质量很差。HAMD（2021年5月16日）：12分，轻度抑郁；HAMA（2021年5月16日）：17分，轻度焦虑。

【诊断】辨证诊断：太阳阳明太阴合病（营卫不和，湿郁热扰）。

　　　　辨病诊断：眩晕，郁病，不寐。

　　　　西医诊断：1.高血压病3级（很高危）；2.焦虑状态；3.抑郁状态；4.睡眠障碍；5.高脂血症；6.高同型半胱氨酸血症。

【处方】葛根45 g，桂枝20 g，白芍20 g，生姜10 g，大枣10 g，炙甘草10 g，丹参30 g，夜交藤10 g，石菖蒲30 g，远志15 g，生龙牡（先煎）各30 g，泽泻20 g，生石膏（先煎）30 g，吴茱萸10 g，合欢皮30 g，天麻15 g，钩藤30 g，菊花20 g。7剂，水煎服。

【非药物疗法】对患者进行心理疏导，嘱其调畅情志，避免不良刺激。

【调护】患者自行监测血压。

二诊（2021年5月23日）：上方尽剂，患者头晕头胀改善，晨起时头脑不爽，自觉昏沉、困倦、乏力，活动后易疲劳，喜太息，偶有心悸，活动后发作，平素手脚心发热汗出，怕风，情绪同前，纳可，眠一般，二便调。

【处方】茯苓 30 g，桂枝 15 g，苍术 15 g，泽泻 20 g，吴茱萸 10 g，生石膏（先煎）30 g，天麻 15 g，钩藤 30 g，炙甘草 10 g，生龙牡（先煎）各 30 g，丹参 30 g，夜交藤 20 g，菊花 15 g。14 剂，水煎服。

三诊（2021 年 6 月 6 日）：患者自觉上方效佳，血压平稳，130/（80 ～ 90）mmHg；头晕、头胀、头沉改善，乏力、困倦、疲惫均改善，太息、心悸减少，血压平稳，仍易出汗，怕风，纳眠可，二便调。舌暗红，苔薄白，脉沉细。

【处方】5 月 23 日方改泽泻 30 g。14 剂，水煎服。

按语：《灵枢悬解》中言"营卫者，经络之气血，气行脉外曰卫，血行脉中曰营"，故言营卫调和则气血调和、经脉通利。又有《灵枢·平人绝谷》曰"血脉和利，精神乃居"，《灵枢·天年》曰"血气已和，营卫已通，五脏已成，神气舍心"，可见营卫和利，五脏才能得安，心主血脉、心主神明的功能才能正常行使，人体得以健康。若营卫失去调和，则五脏气血失调、经脉不通，损及心神则双心同病。

以本病例而言，一诊患者为太阳阳明太阴合病。患者平素太阴里虚，湿邪内盛，久则郁而化热，在表又有营卫不和，经络失养。头为诸阳之会，外有营卫不和，经络失养，内有湿热上蒙，清窍不利，故而发为眩晕；五脏气血失调，加之湿浊闭窒心神，心主神明功能亦不能正常行使，故而有焦虑抑郁、不寐之变。

然在治疗上，又需要先后有所侧重，《金匮要略》有言："夫病痼疾加以卒病，当先治其卒病，后乃治其痼疾也。"故一诊时应当先侧重其太阳表证。《难经·十四难》记载"损其心者，调其荣卫"，《伤寒论》十四条记载"太阳病，项背强几几，反汗出恶风者，桂枝加葛根汤主之"，故而以桂枝加葛根汤为主方，以调其营卫，达双心同治之功。根据患者情况，以石菖蒲、远志开其心窍、解其郁闭，再以合欢皮解郁安神、夜交藤养心安神、丹参清心安神、龙牡重镇安神，泽泻止其水饮"冒眩"，石膏清其内热，另有《杂病证治新义》中记载天麻钩藤合用以治眩晕，用之效佳，再以菊花清理头目，即为一诊处方思路。二诊时表证不显，以里证湿困郁热为重，病在太阴阳明，当治痼疾，故以苓桂剂为主方，余安神解郁、利湿清热之品仍按一诊思路。三诊时诸症减轻，继续服药巩固。

二、病案二

王某，女，60岁。2021年7月20日初诊。

【主诉】发现血压升高2年余，加重伴头晕4天。

【病史】2年前患者因受惊出现血压升高，达180/100 mmHg，于当地医院诊为高血压病，输液治疗后好转，后未规律监测血压。20天前接种新冠疫苗后再次发现血压升高，达160/95 mmHg，未予特殊处理。近4天，无明显诱因出现头晕，伴心悸汗出，测血压142/91 mmHg，心率72次/分钟。既往患过敏性哮喘8年余、高脂血症4年余。

【刻下症】头晕，心悸，汗出，怕冷，口干口苦，不欲饮水，心烦意乱，咽干，有黏痰，咽中异物感，腹胀，嗳气，平素情绪急躁，易紧张焦虑，胆小易惊，惶恐不安，纳呆，眠差多梦，大便量少，不成形，1～2日一行，小便黄。

【查体】神清语利，查体合作，双肺呼吸音清，未闻及干湿啰音。血压146/90 mmHg，心脏各瓣膜听诊区未闻及杂音，腹平坦，双下肢无水肿。舌红，苔黄腻，脉弦滑。

【辅助检查】GAD-7量表（2021年7月20日）：14分，中度焦虑；PHQ-9量表（2021年7月20日）：15分，中度抑郁。

【诊断】辨证诊断：少阳阳明太阴合病（痰热内扰）。

辨病诊断：眩晕，郁病，不寐，哮病。

西医诊断：1.高血压病3级（很高危）；2.焦虑状态；3.抑郁状态；4.睡眠障碍；5.过敏性哮喘；6.高脂血症。

【处方】柴胡20 g，黄芩20 g，半夏20 g，白芍20 g，党参15 g，酒大黄5 g，枳实15 g，茯苓45 g，桂枝30 g，生龙牡（先煎）各30 g，生姜10 g，大枣10 g，夏枯草20 g，厚朴30 g，苏梗15 g，苍术15 g。7剂，水煎服。

【非药物疗法】对患者进行心理疏导，嘱其调畅情志，避免不良刺激。

【调护】患者自行监测血压，避免接触过敏原。

二诊（2021年7月31日）：患者觉明显好转，血压130/85 mmHg。主症减轻，汗出减少，睡眠亦转佳，腹胀减轻，纳可，口仍干苦，小便色黄，舌红苔黄厚，脉弦滑。

【处方】7月20日方加生石膏30 g，改苍术20 g。14剂，水煎服。

三诊（2021年8月14日）：病情平稳，过敏性哮喘发作，鼻塞，睡眠一般。舌红苔黄厚，脉弦滑。

【处方】7月31日方加茯神20 g，石菖蒲20 g；改茯苓20 g，去苍术。14剂，水煎服。

按语：少阳病为半表半里之阳证，是双心疾病常见的情况，《灵枢·根结》有云"太阳为开，阳明为阖，少阳为枢"，又《素问·六微旨大论》云"升降出入，无器不有"，可见少阳作为人体半表半里的枢纽，承载着气机升降出入之责。若少阳为病，气机升降出入异常，滞而不行，进而影响神机气立，脏腑失调，心主血脉，神明亦不能独善。此外，《医旨绪余》有云："是以七情一有不遂则生郁，郁久则生火。"气郁日久则化火，而半表半里之邪热致病又易耗伤津液、损伤心营，"津血同源"，津伤而生燥痰，血脉损则化瘀。痰瘀阻于心脉又会进一步影响气机的运行以及内热的蕴生，故言少阳半表半里证之复杂多变，其气郁、热、瘀、痰邪除单独为患外，还常常相互影响，合而发病，共同损害血脉、神明双心。

以本病例而言，患者为少阳阳明太阴合病，少阳枢机不利、阳气郁滞为主，兼有少阳阳明郁火、太阴里虚湿盛。少阳枢机不利、气滞不行，则急躁易怒，紧张焦虑，腹胀嗳气；阳气郁滞则怕冷汗出；气郁化火则咽干口苦，心烦意乱；湿盛则痰多、口干不欲饮；痰气交阻咽喉不利则有异物感。六经总属少阳阳明太阴合病，以阳热证为主，兼有痰湿。

在治疗上当从源头出发，以和解少阳为本，枢机得利，则诸症自消。选用柴胡加龙骨牡蛎汤为主方，以解郁清热、利湿安神。方中柴芩升降相宜，和解少阳，内清郁热；半夏、生姜和胃降逆化痰；参枣二味祛邪，亦能扶助正气；龙骨、牡蛎镇惊安神，收敛浮散之心气；加桂枝温阳化气，加茯苓宁心安神，加大黄清泄诸邪所生之郁热；炙甘草为使调和诸药。《金匮要略》言"妇人咽中如有炙脔，半夏厚朴汤主之"，故以半夏、茯苓、厚朴、苏梗等行气利湿之品，加强功效。患者亦有眠差，半夏得阴而生，夏枯草得阳而长，故以夏枯草配合半夏顺应阴阳，调理睡眠。二诊主症向好，热象仍在，少加石膏泄热。三诊睡眠仍一般，以茯神安神；治疗过敏鼻塞，则加通窍菖蒲之品，总体思路同前。

三、病案三

陈某，女，79 岁。2019 年 3 月 21 日初诊。

【主诉】血压升高 7 年余，加重伴头昏沉 2 周。

【病史】患者 7 年前发现血压升高，最高血压 164/76 mmHg，未予重视，无明显自觉症状，近 2 周无明显诱因出现头昏沉，伴四肢乏力、脑鸣，自觉气向上冲头顶，测血压 162/66 mmHg，休息后可缓解。平素焦虑，易紧张、胆怯，情绪低落。既往有焦虑病史 10 余年，自服劳拉西泮。患萎缩性胃炎 10 余年，规律服用摩罗丹。

【刻下症】口干，运动后气短乏力，咽部不舒，痰多，略有腹胀，偶有嗳气、矢气，纳一般，眠差，半夜易醒，大便日 1 次，质稀不成形，小便少。

【查体】神清语利，查体合作，双肺呼吸音清，未闻及干湿啰音。血压：165/73 mmHg，心脏各瓣膜听诊区未闻及杂音，腹平坦，双下肢无水肿。舌红苔薄白，脉沉弱。

【辅助检查】2018 年 12 月冠状动脉 CTA 检查示：左前降支近段多发局限性钙化斑块，狭窄程度判断困难，左旋支近段多发局限性钙化斑块，管腔中度狭窄，右冠状动脉近段多发钙化斑块，狭窄不明显。GAD-7 量表（2019 年 3 月 21 日）：10 分，中度焦虑；PHQ-9 量表（2019 年 3 月 21 日）：1 分。

【诊断】辨证诊断：太阴病（痰浊上蒙）。

辨病诊断：眩晕，郁症。

西医诊断：1.高血压病 2 级（很高危）；2.焦虑状态；3.冠状动脉粥样硬化性心脏病；4.萎缩性胃炎。

【处方】茯苓 20 g，桂枝 30 g，苍术 15 g，炙甘草 15 g，煅龙牡（先煎）各 30 g，泽泻 15 g，桑白皮 15 g，半夏 15 g，远志 10 g，陈皮 15 g，青叶胆 10 g，白蒺藜 15 g。7 剂，水煎服。

【非药物疗法】对患者进行心理疏导，嘱其调畅情志，避免不良刺激。

【调护】患者自行监测血压。

二诊（2019年3月28日）：患者觉佳，血压（130～140）/70 mmHg，头晕好转，仍有耳鸣脑鸣，腰以下仍乏力，略腹胀，血压平稳。舌暗苔少，脉沉弱。

【处方】3月21日方加仙鹤草30 g，豆蔻15 g。14剂，水煎服。

三诊（2019年4月11日）：诸症好转，血压平稳，头晕乏力减轻，失眠好转，夜间觉醒次数减少，晨起有便意，大便次数多，偶尔有胸内胀闷，舌暗苔少，脉沉。

【处方】3月21日方加炙黄芪30 g，升麻5 g，柴胡5 g，茯神20 g，白蔻仁15 g。14剂，水煎服。

四诊（2019年11月21日）：患者2019年4月11日服药后自觉症状好转，病情平稳，遂停药，现头晕复发，血压波动，总体症状舌脉与前类似。

【处方】3月21日方加天麻10 g，钩藤30 g。14剂，水煎服。

后患者于2019年12月12日复诊，整体病情向好，遂未复诊。2021年5月3日、2022年6月9日病情有所反复来诊，总体症状及处方思路同前，用药后症状好转。

按语： 太阴病的特点多为里之阳气虚弱，阴寒内盛。太阴病之双心疾病多由阳气内虚，清阳难升，浊阴难降，气血推动无力所致；同时阴寒、痰湿凝滞脉道，导致闭窒心神、双心同病。以本病例而言，太阴里虚，阴寒水饮内盛，上犯清窍则有气冲头昏，乏力纳差，聚而为痰则痰多咽部不舒，痰水扰心则胆怯眠差、情绪低落；水停气郁，有化热之势，故而口干焦虑。

《伤寒论》六十七条言："伤寒若吐、若下后，心下逆满，气上冲胸，起则头眩，脉沉紧，发汗则动经，身为振振摇者，苓桂术甘汤主之。"此太阴为病，病位在中焦，从心下而发，里饮同冲气上犯，以苓桂术甘汤为主方，温阳降冲、化饮利水。《本草崇原》谓：白术、苍术"品虽有二，实则一也"，二术大体相同，而苍术除腹胀肿满更强，故用苍术。泽泻主"心下有支饮，其人苦冒眩"，故而加泽泻利水止眩；桑白皮清利湿热；半夏治咽喉不适；合用远志，兼豁痰开窍；陈皮理气；白蒺藜、青叶胆平肝祛风止晕；煅龙牡重镇安神止晕，共成此方。二诊头晕好转，下肢乏力，故加仙鹤草，考虑湿气尚重，加白蔻仁巩固。三诊中阳仍不足，有下陷之患，故予药升提阳气，黄芪既善补气，又善升气；柴胡为少阳之药，升麻为阳明之药，二者共引气从左右而升；

再加茯神、白蔻仁除湿安神。总体扶正祛邪，升降相因，共为此方。

四、病案四

冯某，女，47 岁。2021 年 2 月 2 日初诊。

【主诉】血压升高 3 年余，加重伴头晕半月余。

【病史】患者 3 年前发现血压升高，最高血压 168/86 mmHg，自觉无特殊不适，服用阿利沙坦酯片 240 mg / 日控制。近半个月因紧张焦虑难以入睡，眠浅易醒，次日疲乏，头晕昏沉，自测血压在 166/90 mmHg 左右，近两周开始联合服用倍他乐克每日 47.5 mg，目前血压控制尚可，在 130/80 mmHg 左右。

【刻下症】头晕昏沉，入睡困难，眠浅易醒，疲劳乏力身重，无腹胀反酸，无口干口苦，双下肢凉，平素情绪急躁，易紧张焦虑，食欲不振，大便先干后溏，每日 1 ～ 2 次，小便尚可。

【查体】神清语利，查体合作，双肺呼吸音清，未闻及干湿啰音。血压 132/79 mmHg，心脏各瓣膜听诊区未闻及杂音，腹平坦，双下肢无水肿。舌淡胖，有齿痕，脉弦。

【诊断】辨证诊断：少阳太阴合病（痰热扰心）。

辨病诊断：眩晕，不寐。

西医诊断：1.高血压病 2 级（高危）；2.睡眠障碍。

【处方】柴胡 25 g，黄芩 15 g，石菖蒲 15 g，郁金 15 g，丹参 30 g，夜交藤 15 g，天麻 15 g，钩藤 30 g，生龙牡（先煎）各 30 g，茯神 20 g，苍术 15 g，生酸枣仁 30 g。7 剂，水煎服。

【非药物疗法】对患者进行心理疏导，嘱其调畅情志，避免不良刺激。

【调护】患者自行监测血压。

二诊（2021 年 2 月 9 日）：近期患者血压控制良好，（120 ～ 130）/（70 ～ 80）mmHg，心率 50 ～ 60 次 / 分，情绪尚可，头晕好转，自觉清爽，入睡较前好转，疲劳乏力改善，双下肢仍凉，夜间偶有头部一过性不适。舌淡胖，有齿痕，脉弦。

【处方】2 月 2 日方守方，14 剂，水煎服。

三诊（2021年2月23日）：近日血压控制良好，情绪可，无头晕，前几日做饭时偶觉头胀，血压正常，活动后缓解，双脚凉缓解，睡眠可，入睡可，疲劳乏力改善，大便偏软，成形，每日1次。舌淡胖，有齿痕，脉弦。

【处方】 2月2日方加桂枝10 g。14剂，水煎服。

按语： 少阳病是双心疾病最为常见的情况，如前所述，少阳病位在半表半里之间，病性属阳，具有多郁多热兼有痰瘀的特点，然若病情轻浅，及早诊治，并非所有患者都会出现病情兼杂。例如本例患者较为单纯，以少阳枢机不利、气机郁滞为主，兼有水湿而瘀热不重，故而治疗上亦应有所侧重。

患者为少阳太阴合病，少阳枢机不利，疏泄失常，则焦虑难眠；阳气内郁则身重肢凉；津液代谢失常，湿郁于外，则头晕昏沉，故以柴胡剂思路加减，以和少阳、解湿困、安心神。方中柴芩升降相宜，为和解少阳、内清郁热的基本组成；石菖蒲、郁金二药，寒温并用，气血同调，共奏醒神开窍、解郁安神之功，配合夜交藤、酸枣仁共用治疗患者失眠；龙骨、牡蛎与柴胡并用，则是重镇解郁安神的常用药对，《杂病证治新义》中记载天麻钩藤为治晕要药，再加丹参活血清心安神，茯神、苍术利水安神，少阳太阴共治，即为此方思路。酌加解郁安神之品，配合龙牡重镇以治失眠。二、三诊总体向好，思路同前。

五、病案五

华某，男，47岁。2021年3月7日初诊。

【主诉】 血压升高1年余，头晕加重10天。

【病史】 患者1年前因头晕于当地人民医院就诊，血压168/95 mmHg，诊为"高血压病"，口服硝苯地平控释片30 mg/日，缬沙坦80 mg/日，血压控制在120/80 mmHg。近10天头晕症状加重，伴入睡困难，多梦，眠差时次日颠顶作痛，现为寻求中医综合治疗，于本门诊就诊。

【刻下症】 头晕，无视物旋转及一过性黑蒙，眠差，颠顶痛，稍有气短，善太息，前胸及头部汗多，甚则大汗淋漓，口干口苦，饮水多，咽部异物感，左侧耳鸣，平素急躁易怒，担心担忧，易紧张，纳可，大便难，2～3日一行，小便可。

【查体】神清语利，查体合作，双肺呼吸音清，未闻及干湿啰音。血压123/81 mmHg，心脏各瓣膜听诊区未闻及杂音，腹平坦，双下肢无水肿。舌淡胖，有齿痕，苔白腻，脉沉滑数。

【诊断】辨证诊断：少阳阳明太阴合病（湿热壅盛）。

辨病诊断：眩晕，不寐。

西医诊断：1.高血压病2级（中危）；2.睡眠障碍。

【处方】柴胡20 g，黄芩20 g，酒大黄10 g，白芍15 g，枳实15 g，生石膏（先煎）30 g，生姜15 g，大枣15 g，天麻15 g，钩藤30 g，丹参30 g，夜交藤10 g，石菖蒲15 g，郁金15 g，茯苓30 g，猪苓15 g。7剂，水煎服。

【非药物疗法】对患者进行心理疏导，嘱其调畅情志，避免不良刺激。

【调护】自行监测血压。

二诊（2021年3月14日）：上方尽剂，患者头沉，无头晕头痛，右耳后压痛，仍有气短太息，汗出偏多，咽部异物感，晨起口苦，自觉易上火，情绪同前，纳可，眠不佳，梦多，大便改善。舌胖，有齿痕，苔薄白腻。脉左弦滑数，右滑细。

【处方】柴胡15 g，黄芩15 g，半夏20 g，党参10 g，石菖蒲15 g，郁金15 g，天麻15 g，钩藤30 g，丹参30 g，夜交藤10 g，生龙牡（先煎）各30 g，酸枣仁10 g，茯苓30 g，厚朴15 g，苏梗15 g，生姜10 g，大枣10 g，炙甘草10 g。7剂，水煎服。

三诊（2021年3月21日）：上方尽剂，患者头沉减轻，眠仍不佳，入睡困难，梦多，口干苦减轻，气短太息仍在，汗多，咽中异物感，纳可，大便黏，日1次，小便黄。舌尖红，苔白，脉细滑。

【处方】杏仁10 g，白蔻仁10 g，薏苡仁30 g，滑石15 g，半夏20 g，淡竹叶10 g，厚朴30 g，石菖蒲15 g，远志15 g，苍术15 g，陈皮15 g，生龙牡（先煎）各30 g，砂仁（后下）15 g，川牛膝30 g。14剂，水煎服。

四诊（2021年4月3日）：上方尽剂，诸症好转，患者仍有口苦，活动后易汗出，咽喉异物感，近一周大便日2～3次，小便调。舌尖红，苔白，脉细滑。

【处方】3月21日方加柴胡20 g，黄芩15 g，生麦芽20 g。14剂，水煎服。

按语：阳明病为里阳之证，里热内盛，或热郁气壅，上扰心神，或浊气扰神，闭塞心窍，影响心主血脉与神明的功能，造成双心共病。患者为少阳阳明太阴合病，少阳气郁与阳明里热均重，枢机不利加之邪热内扰，故而失眠、情志不佳；郁热上扰，清窍不利则头痛。少阳气郁则善太息，化火循经上扰则耳鸣，里热炽盛则口干口苦，迫津外出则大汗淋漓；此外患者形体肥胖、头晕、饮水多、咽部异物感均提示水湿之象，结合舌脉，断有太阴之证。

一诊时总以少阳阳明合病为主，而水湿不显，治当以大柴胡汤两解之。柴芩芍合用清少阳郁热，石膏、大黄、枳实清阳明热结，天麻、钩藤止颠顶痛，石菖蒲、郁金、夜交藤、丹参等药用以安神，再加猪茯苓清利水湿，即为此方。二诊时热象稍退而湿气明显，更以柴胡加龙骨牡蛎汤合半夏厚朴汤为主方，以行气解郁、清热除湿，余安神思路同前。三诊时枢机稍畅，而以湿热为主，故以温病三仁汤为主方，以脏腑辨证言，杏仁宣通肺气，开水之上源；白蔻仁气味芳香，醒脾化湿；薏苡仁甘淡微寒，淡渗利湿。滑石、竹叶、通草淡渗利湿，使湿热从小便而去；厚朴及半夏苦温，行气燥湿。全方宣上、畅中、渗下，三焦气机得畅，湿热乃去。四诊效佳，然少阳仍未解，加柴芩继续治疗。本病患者少阳枢机不利、阳明里热炽盛、太阴水湿内扰，三者交错为病，胶结难解，临床当随病情发展选方治疗。

六、病案六

尹某，女，63岁。2021年5月16日初诊。

【主诉】间断头晕1年余。

【病史】患者1年多前无明显诱因出现头晕，无视物旋转、视物模糊，自测血压152/86 mmHg，未予特殊处理。1个月前头晕加重，伴耳鸣脑鸣、乏力，自觉头重脚轻，睡眠较差，自觉眠浅易醒，血压波动在（145～155）/（80～100）mmHg，未服降压药，曾于他处以"痰湿中阻"治疗，效不明显，遂来本门诊就诊。既往有乳腺癌切除术后12年、甲状腺结节7年。

【刻下症】头晕，失眠，口干不苦，饮水多，自觉唾液黏稠，微咳，鼻痒，易过敏，纳可易饥，反酸烧心，偶有心悸，眠差，大便稍干，矢气多且臭，小便可。

【查体】神清语利，查体合作，双肺呼吸音略粗，未闻及干湿啰音。血压150/85 mmHg，心脏各瓣膜听诊区未闻及杂音，腹平坦，双下肢无水肿。舌暗，脉浮。

【诊断】辨证诊断：太阳阳明合病（湿热壅盛）。

　　　　辨病诊断：眩晕，不寐。

　　　　西医诊断：1.高血压病2级（高危）；2.睡眠障碍；3.甲状腺结节；4.乳腺癌术后。

【处方】炙麻黄8 g，杏仁10 g，生石膏（先煎）45 g，炙甘草10 g，桂枝20 g，薏苡仁30 g，石菖蒲20 g，郁金20g，天麻15 g，钩藤30 g，菊花20 g，茯苓45 g，炒瓦楞子30 g，泽泻20 g，苍术15 g。14剂，水煎服。

【非药物疗法】对患者进行心理疏导，嘱其调畅情志，避免不良刺激。

【调护】患者自行监测血压。

二诊（2021年5月30日）：头晕明显好转，发作时诸症状减轻，近两周血压（120～130）/80 mmHg，眠仍不佳。近两周鼻痒、眼痒、喷嚏，仍怕热，头汗多，口干减轻，唾液黏减轻，心悸反酸消失，矢气减少，纳可，大便稍干，舌暗，脉浮。

【处方】5月16日方加白蒺藜20 g，苍术20 g；改生石膏30 g，泽泻30 g。14剂，水煎服。

三诊（2021年6月13日）：病情平稳，睡眠改善，眼痒鼻痒仍在，汗出稍多，纳可，二便调。舌暗，脉浮。

【处方】5月30日方守方，7剂，水煎服。

按语：《素问·热论》曰："伤寒一日，巨阳受之……二日阳明受之。"太阳表邪不解，循经传入阳明，造成太阳阳明合病，表里俱热，内外扰动而致双心同病。本例患者即为太阳阳明合病，太阳未罢则见微咳、鼻痒、易过敏，阳明热盛则口干反酸、易饥矢臭，总为太阳阳明合病，热扰心神，兼有湿困。故治以麻杏苡甘汤、麻杏石甘汤为主，酌加茯苓、苍术、泽泻等利水止眩之品，既清表里邪热，又解内外湿困。麻杏石甘汤为麻黄汤、白虎汤之合方，用于太阳阳明合病；麻杏苡甘汤为治风湿方，而薏苡仁味甘微寒，与麻黄加术汤相比，偏于治热，故而属表里湿热者应用麻杏苡甘汤。此外，仍以天麻、钩藤止晕（现代研究表明，天麻钩藤既能扩张外周血管以降压，又可解除脑血管痉挛），石菖蒲、郁金醒神开窍，菊花清利头面，瓦楞子对症制酸，则为此方。二诊热象减轻，石膏减量；过敏仍在，加祛风利湿之品。三诊诸症减轻，巩固。

对太阳病的识别，《伤寒论》第一条"太阳之为病，脉浮，头项强痛而恶寒"所示：发热恶寒、头项强痛、脉浮为其纲要，太阳病为正邪交争于体表之病证，故大凡体表、腠理之病象，如眼睑面目浮肿、身痒、痤疮、湿疹及鼻塞流涕等，也可以从太阳着手。

七、病案七

赵某，女，71岁。2021年5月27日初诊。

【主诉】间断头晕2个多月。

【病史】患者两个多月前活动后出现头晕，测血压170/80 mmHg，心率约95次/分钟，无天旋地转感，无黑蒙，遂至急诊就诊，急诊测血压210/105 mmHg，予硝苯地平片后血压降至158/100 mmHg，余未见明显异常。后复查24小时动态血压，血压平均值在150/90 mmHg，诊断为高血压。后头晕间断发作，规律服用氯沙坦钾50 mg，每日1次，服用苯磺酸氨氯地平2.5 mg，每日1次，控制血压，未规律监测血压。为求诊治遂来就诊。患者患中度焦虑4年，服艾司唑仑1片/晚；患高脂血症3年。

【刻下症】间断头晕，血压波动，当日自测血压约147/75 mmHg，无头痛、恶心，自觉眼皮发沉，怕冷，口干不苦，喜饮热水。平素有块状黄痰，易咳出，乏力疲倦，平素思虑多，偶有胆怯易惊，易紧张害怕，食欲不振，眠差易醒，醒后难再入睡，二便尚可。

【查体】神清语利，查体合作，双肺呼吸略粗，未闻及干湿啰音。血压154/79 mmHg，心脏各瓣膜听诊区未闻及杂音，腹平坦，双下肢无水肿。舌暗红，苔白厚腻，脉弦滑细。

【诊断】辨证诊断：太阴阳明合病（湿热壅盛）。

辨病诊断：眩晕，不寐。

西医诊断：1.高血压病 3 级（很高危）；2.焦虑状态；3.睡眠障碍；4.高脂血症。

【处方】茯苓 45 g，桂枝 20 g，苍术 15 g，泽泻 20 g，杏仁 10 g，炙甘草 15 g，生石膏（先煎）30 g，桔梗 20 g，薏苡仁 45 g，制附子 10 g，天麻 15 g，钩藤 30 g，石菖蒲 20 g，郁金 15 g，生龙牡（先煎）各 30 g，远志 15 g。14 剂，水煎服。

【非药物疗法】对患者进行心理疏导，嘱其调畅情志，避免不良刺激。

【调护】患者自行监测血压。

二诊（2021 年 6 月 10 日）：上方尽剂，血压 140/80 mmHg，眠仍差，需服用半片艾司唑仑辅助，口干好转，黄痰减少，仍易紧张胆怯，食欲向好，二便可，舌暗红，苔白厚腻，脉弦滑数。

【处方】5 月 27 日方改泽泻 30 g，加生酸枣仁 30 g。14 剂，水煎服。

三诊（2021 年 6 月 24 日）：患者自觉睡眠、情绪改善，但仍有血压不稳，上午服药后血压（105～115）/（55～60）mmHg，最高血压约 140/80 mmHg，偶有紧张，眠一般，服 1/3 片艾司唑仑辅助，食欲可，二便可。舌红，苔薄白腻，脉滑细。

【处方】5 月 27 日方改泽泻 30 g，加生酸枣仁 45 g，滑石 15 g。14 剂，水煎服。

后患者于 7 月 7 日复诊，除血压仍波动外诸症改善，嘱改苯磺酸氨氯地平，每日一次，每次 5 mg，中药思路同前；7 月 22 日、8 月 5 日复诊服中药巩固，总体思路同前。

按语：如前文所述，太阴病的特点多为阳气虚弱，阴寒内盛，本病患者即中阳不足，阴寒水湿内盛，然水饮停聚，日久化热，则又兼里热阳明证。故而治疗当中既要补其中阳，又兼顾清其邪热，总以利水祛邪为要。

就本例而言，患者为太阴阳明合病。患者平素太阴里虚，中阳不足，阴寒水湿停聚，蒙扰心神，故而导致双心为病。中阳不足、水湿停聚，则口干喜饮热水，乏力疲倦，思虑过多；化火，则生黄痰，紧张害怕，眠差易醒；湿热上扰则见眩晕。总以中阳不足、水饮停聚为关键。

方以苓桂术甘汤为主方，兼有茯苓杏仁汤、泽泻汤之义。以苓桂术甘汤温阳利水，再加附子助其温阳，泽泻利水止冒眩，薏苡仁利水；桔梗、杏仁一升一降，开宣肺气而通调水道，此谓提壶揭盖法；石膏为清泄阳明里热之要药；酌加天麻、钩藤止晕，石菖蒲、郁金醒神开窍、解郁安神，龙骨、牡蛎重镇安神，共成此方。二三诊总体病情向好，加减利水、安神、清热之品，总体思路同前。

八、病案八

陈某，女，62岁。2023年9月19日初诊。

【主诉】血压升高3年余，头痛半月余。

【病史】患者3年多前发现血压升高，最高180/100 mmHg，平素服用苯磺酸氨氯地平片5 mg / 日，血压一般在120/80 mmHg。半个多月前因天气炎热出现头痛，表现为双耳侧及后脑压痛，伴昏沉感，血压150/90 mmHg，于当地社区医院就诊，予二十五味珊瑚丸，服药、乘凉后可稍缓解。患者既往患高脂血症1年，平素口服阿托伐他汀控制，具体不详。3年前于安定医院诊断为中度焦虑，具体不详。

【刻下症】天气炎热时头痛昏沉，伴胸闷气短，无胸痛，无耳鸣，无口干苦，无腹胀反酸，平素怕热，头部汗多，思虑较重，纳一般，眠差，入睡困难，早醒，醒后难再入睡，大便日1次，质黏，不成形，有排不尽感，小便可。

【查体】神清语利，查体合作，双肺呼吸音清，未闻及干湿啰音。血压168/72 mmHg，心脏各瓣膜听诊区未闻及杂音，腹平坦，双下肢无水肿。舌淡红，有齿痕，苔白略厚；脉滑数。

【辅助检查】2023年9月19日查GAD-7量表：7分，轻度焦虑。

【诊断】辨证诊断：太阳太阴阳明合病（湿热内蕴，风热上攻）。

辨病诊断：头痛，不寐。

西医诊断：1.高血压病3级（很高危）；2.焦虑状态；3.睡眠障碍；4.高脂血症。

【处方】藿香20 g，佩兰15g，杏仁10 g，白蔻仁15 g，生薏苡仁30 g，茯苓20 g，苍术20 g，泽泻15 g，川芎20 g，薄荷（后下）10 g，细辛5 g，羌活15 g，荆芥15 g，防风15 g，滑石30 g，生甘草5 g，柴胡20 g，黄芩20 g。14剂，水煎服。

【非药物疗法】对患者进行心理疏导，嘱其调畅情志，避免不良刺激。

【调护】患者自行监测血压。

二诊（2023 年 10 月 3 日）：上方尽剂，近两周血压控制在（120～140）/（70～90）mmHg，头痛较前好转，自觉精神状态改善。自 9 月 27 日来患者出现咽痒咳嗽，耳眼发痒，鼻痒黄涕，自服金花清感颗粒，纳一般，眠仍差，大便仍黏，小便可。舌淡红，有齿痕，苔白稍腻；脉滑数。

【处方】9 月 19 日方改柴胡 15 g，黄芩 10 g，加辛夷 10 g，苍耳子 10 g，扁豆 20 g，石菖蒲 20 g，远志 10 g。14 剂，水煎服。

三诊（2023 年 10 月 17 日）：上方尽剂，患者头痛较前好转，近两周血压控制平稳，过敏症状缓解，纳可，仍有入睡困难、早醒，二便可。舌淡红，有齿痕，苔白；脉滑。

【处方】9 月 19 日方改柴胡 15 g，黄芩 15 g，加石菖蒲 20 g，远志 15 g，辛夷 15 g，去滑石、生甘草。14 剂，水煎服。

按语：患者为太阳太阴阳明合病，在表风热上攻，在里湿邪内蕴，郁而化热。风热上攻头面，清窍不利，经络不通，故而头痛且遇热加重；风邪在表，卫气失司故而有过敏诸症。湿热内扰心神，则眠差，焦虑，大便黏腻。故而治疗上在外当疏风清热，在内则需清热除湿，以川芎茶调散合三仁汤、藿朴夏苓汤为主方。

在里之湿热三焦同调以祛之，方中杏仁宣上、白蔻仁畅中、薏苡仁渗下，三焦同调，因势利导，湿热乃去，再加藿香、佩兰助散上焦湿热，茯苓、苍术、滑石助利下焦湿热，柴芩交通表里内外，给邪以出路，湿热乃祛。在表则用川芎茶调散疏风清热，清利头面而止头痛。二诊因清窍不通故加以通窍药，三诊再加安神之品，总体内外兼治，思路同前。

胡希恕先生曾言：病情势必反映于病位，而病位亦必因有病情的反映而反映，故无病情则亦无病位，无病位则亦无病情。可见病位与病情的重要性，临床上但见一病，除关注其病位与病情，亦要关注其病理产物，尤以痰湿水饮与瘀血为要。病情即为阴阳表里虚实，而病位除表里之外，六经辨证补充了"半表半里"这一概念，三焦辨证则补充了三焦"上下"这一概念，临床辨证中对病位的精确描述，有助于对病情、病理产物的精确处理。故而在临床诊治双心疾病中，要博采众长，在六经整体辨证的基础上注重其痰饮水湿的病变形式，以六经为纲，以三焦为目，对病位、病情、病理产物做到心中有数，因势利导，选择合理的治疗方法，唯有选择了适合的方法才能事半功倍，达到理想的治疗效果。

九、病案九

巴某，女，71 岁。2021 年 9 月 28 日初诊。

【主诉】血压升高 6 年余，加重伴头晕半月余。

【病史】6 年多前患者因情绪不佳后出现头晕，最高血压 180/90 mmHg，规律服用利血平、盐酸贝那普利控制血压，未规律监测血压。半月前头晕加重，自测压（150～180）/（60～80）mmHg，无黑蒙、天旋地转感，晨起时血压最高。既往患焦虑症 10 余年，间断口服氟西汀及中药治疗，具体不详。患高脂血症 1 年。

【刻下症】患者间断头晕昏沉，伴走路轻微不稳、心悸，偶有一过性头痛，无胸闷气短，平素无明显怕冷怕热，汗出无明显异常，口苦，偶有晨起口干，但不欲饮水，咽部无不适，胃部喜温，着凉饮冷后则有腹泻，无腹胀，无反酸烧心，无嗳气矢气，平素情绪易烦躁郁闷，胆怯易惊，易担心担忧，纳一般，食肉多，食欲与情绪相关，眠差易醒，曾服中药辅助睡眠，具体不详，二便可。

【查体】神清语利，查体合作，双肺呼吸音清，未闻及干湿啰音。血压 166/78 mmHg，心脏各瓣膜听诊区未闻及杂音，腹平坦，双下肢无水肿。舌暗，苔白腻，脉弦滑细。

【诊断】辨证诊断：太阴少阳合病（湿阻气滞）。

辨病诊断：眩晕，不寐。

西医诊断：1.高血压病 3 级（很高危）；2.焦虑状态；3.睡眠障碍；4.高脂血症。

【处方】柴胡 20 g，黄芩 10 g，半夏 10 g，党参 15 g，茯苓 45 g，桂枝 30 g，泽泻 10 g，苍术 15 g，生酸枣仁 45 g，生姜 10 g，大枣 10 g，炙甘草 15 g，川芎 10 g，生龙牡（先煎）各 30 g，石菖蒲 20 g，远志 10 g，知母 10 g，天麻 10 g，钩藤 30 g。14 剂，水煎服。

【非药物疗法】对患者进行心理疏导，嘱其调畅情志，避免不良刺激。

【调护】患者自行监测血压。

二诊（2021年10月12日）：上方尽剂，头昏沉明显改善，早醒仍在，近一周尚可，仍有口苦纳差，情绪仍有焦虑，二便可。舌暗，苔白腻，脉弦细。

【处方】9月28日方加刺五加30 g，郁金20 g，陈皮15 g。14剂，水煎服。

三诊（2021年10月19日）：上方尽剂，血压控制可，约150/70 mmHg，头昏沉明显改善，睡眠改善，仍有夜间易醒，次数减少，肠易激严重，口苦缓解，情绪尚可，余无明显不适。舌暗苔薄白，脉弦细。

【处方】9月28日方加琥珀5 g，炮姜15 g，刺五加30 g。14剂，水煎服。

按语：此患者为太阴少阳合病，如前文所述，太阴病证特点多为阳气虚弱，阴寒湿邪内盛。本例患者尤为明显，太阴里虚，中阳不足，故而中焦喜温，凉则腹泻；阳气不足，阴寒水湿内停，加之厚味生湿，患者体内水湿较重，上扰清空则头昏沉，扰及心神则心悸失眠；少阳枢机不利，气水运化失常，故而口干而不欲饮；郁而不行，扰及心神，则情志失常。虽然患者少阳为病，口苦心烦，然此次发病尚短，加之本身阴寒较重，故而化热不著，总属太阴少阳合病，水湿之邪内扰。

方用小柴胡汤合苓桂术甘汤、泽泻汤为主方，方中柴芩升降相宜，和解少阳，内清郁热。半夏、生姜和胃降逆化痰，参枣二味祛邪亦能扶助正气，龙骨、牡蛎镇惊安神、收敛浮散之心气，桂枝温阳化气，茯苓宁心安神，炙甘草调和诸药。因其热象不著、阳明之象不显，故而去大黄。此外，患者亦有失眠，配以酸枣仁汤主之，养心兼清不著之热，加石菖蒲、远志豁痰开窍安神，天麻、钩藤止晕，即成此方。二诊时失眠焦虑仍在，加刺五加、郁金、陈皮，加强理气解郁安神之功。三诊加琥珀重镇安神，加炮姜温中，以缓解肠易激，总体较前改善，继续服药调理以巩固疗效。

十、病案十

王某，女，53岁。2022年1月2日初诊。

【主诉】头晕3个多月。

【病史】患者3个多月前无明显诱因出现头晕头胀，体位变动时明显，伴一过性心悸，自测血压偏高，（130～150）/（70～90）mmHg，于当地医院诊为高血压，服中药未见明显好转，遂来门诊就诊。

【刻下症】头晕头胀，血压 148/79 mmHg，心率 58 次 / 分钟，无胸闷胸痛，喜太息，无明显怕冷怕热，汗出无明显异常；无口干苦，腹胀，偶反酸，无恶心呕吐；有痰，能咳出，色黄质稠，量不多，睡前明显；眠差易醒，多梦，醒后难以再次入睡，偶尔服用艾司唑仑辅助睡眠，具体不详；纳可，大便两日一行，小便可。

【查体】神清语利，查体合作，双肺呼吸音清，未闻及干湿啰音。血压 148/79 mmHg，心脏各瓣膜听诊区未闻及杂音，腹平坦，双下肢无水肿，形体偏胖。舌淡胖，边有齿痕，苔白厚腻，脉滑。

【辅助检查】生化检查（2021 年 11 月 26 日）示：三酰甘油（TG）2.16 mmol/L，低密度脂蛋白胆固醇（LDL-C）1.65 mmol/L；颈动脉超声（2021 年 11 月 26 日）示：双侧颈动脉内中膜增厚。颈动脉超声（2021 年 12 月 17 日）示：双侧颈动脉内中膜增厚。心脏超声（2021 年 12 月 17 日）检查未见明显异常。

【诊断】辨证诊断：太阴阳明合病（痰饮上逆）。

辨病诊断：眩晕，不寐。

西医诊断：1. 高血压病 1 级（中危）；2. 睡眠障碍。

【处方】茯苓 45 g，桂枝 30 g，生白术 10 g，泽泻 15 g，丹参 30 g，夜交藤 15 g，石菖蒲 20 g，远志 10 g，炒酸枣仁 45 g，知母 10 g，川芎 10 g，炙甘草 10 g，刺五加 30 g。14 剂，水煎服。

【非药物疗法】对患者进行心理疏导，嘱其调畅情志，避免不良刺激。

【调护】患者自行监测血压。

二诊（2022 年 1 月 16 日）：上诊查肾动脉超声、肾上腺超声、甲状腺超声、甲状腺功能均未见明显异常。上方余 2 剂，患者头胀心悸明显改善，血压（130～150）/（70～90）mmHg，睡眠改善，夜间苏醒次数减少，痰量减少，饭后腹胀，大便偶不成形，小便可。舌淡胖，边有齿痕，苔白润，脉滑。

【处方】1 月 2 日方加瓜蒌 30 g，陈皮 15 g，莱菔子 15 g，淡豆豉 15 g。14 剂，水煎服。

三诊（2022年1月30日）：患者血压控制可，130/80 mmHg，头胀心悸明显改善，睡眠改善，仍有黄痰，余无明显不适。舌淡胖，边有齿痕，苔白润，脉滑。

【处方】守1月16日方。14剂，水煎服。

后患者每两周复诊一次，总体思路同前，随证加减，至5月症状基本消失，血压正常范围，巩固后停药。

按语：此患者病程较短，病情较轻，预后较好。本例患者为太阴阳明合病，太阴里虚而运化不足，生痰生湿、上扰清空则头晕头胀，阻于心窍则心神被扰、心悸失眠，停于喉咙则表现为痰。此患者病程较短，有化热倾向但热象不著，总属太阴阳明合病。

方用苓桂术甘汤合泽泻汤、酸枣仁汤治之，苓桂术甘汤加泽泻汤利水化湿以止眩止悸，酸枣仁汤开郁清热安神以治疗失眠，再加夜交藤养心安神，石菖蒲、远志豁痰开窍安神，共成此方。然二诊患者咽中有形之痰尚在，且饭后腹胀，提示水湿未净，故而加瓜蒌、陈皮、莱菔子等药，运脾化痰，兼助行水，加豆豉和胃消食。三诊诸症减轻，守方巩固。

第四节　心力衰竭（心水病）合并情志障碍医案

一、病案一

蔡某，女，67岁。2023年7月24日初诊。

【主诉】胸闷喘憋11年，加重1个月。

【病史】患者有高血压病史20余年。11年前觉胸闷喘憋、呼吸困难、难以平卧，双下肢水肿，于当地医院就诊，诊断为"慢性心力衰竭"，服西药治疗15天症状改善后出院，后未规律服药，自行服保健品调理。1月前患者因重感冒自觉症状加重。

【刻下症】胸闷喘憋，气短、心悸，情绪低落，忧思多虑，语音低微，咳嗽咯痰，面色苍白，下肢水肿，畏寒，失眠多梦，入睡困难，易醒，醒后难寐，便干。舌质暗，苔白腻，脉沉涩。

【查体】血压145/79 mmHg，神清合作，坐位气管居中，甲状腺不大；胸廓对称，呼吸对称，两肺叩诊清音，左肺可闻及湿啰音；心界向两侧扩大，心律不齐，心率 78 次 / 分，心前区可闻及二尖瓣收缩期杂音；腹软，无压痛及反跳痛，移动性浊音（-），莫非征（-），麦氏点无压痛，肝颈静脉反流征（-），肝脾肋下未触及，肝脾区叩痛（-），双肾无叩痛；双下肢轻度凹陷性水肿，无活动障碍；神经系统检查：生理反射存在，病理反射未引出。

【辅助检查】查心脏超声（2023 年 7 月 24 日）示：二尖瓣置换术后；三尖瓣关闭不全；主动脉瓣硬化，主动脉瓣纤维化伴关闭不全；左心大，左室壁运动减弱；左室舒张功能减低，射血分数（EF）36%。NT-proBNP 检查（2023 年 7 月 24 日）示：2632 pg/mL。GAD-7 量表（2023 年 7 月 24 日）：7 分，PHQ-9 量表（2023 年 7 月 24 日）：11 分。

【诊断】辨证诊断：少阴太阴合病（阳虚水停证）。

辨病诊断：心水病，郁病，不寐。

西医诊断：1. 慢性心力衰竭，心功能 Ⅲ 级（NYHA）；2. 高血压；3. 焦虑状态；4. 抑郁状态；5. 睡眠障碍。

【处方】制附子 10 g，炮姜 10 g，茯苓 30 g，生白术 30 g，生白芍 30 g，桂枝 15 g，猪苓 15 g，泽泻 10 g。14 剂，水煎服。

【非药物疗法】嘱患者调畅情志，放松心情。

【调护】畅情志，低盐低脂饮食，避免劳累，适量舒缓运动，按时服药，定期随诊。

二诊（2023 年 9 月 25 日）：患者服药 14 剂后复诊，心悸、胸闷气短、双下肢水肿改善，周身怕冷缓解，双脚足踝轻度肿胀，动则气短乏力，眠差，舌暗，苔白腻，脉沉涩。

【辅助检查】NT-proBNP（2023 年 7 月 24 日）示：1078 pg/mL。GAD-7 量表（2023 年 9 月 25 日）：5 分，轻度焦虑；PHQ-9 量表（2023 年 9 月 25 日）：10 分，中度抑郁。

【查体】听诊双肺仍有湿啰音，较前减轻。

【处方】9 月 25 日方加贯叶金丝桃 30 g，刺五加 30 g。14 剂，水煎服。患者服药后诸症改善。2个月后随访病情平稳。

按语： 少阴证即为表阴证，多见于老年双心患者，其素体正气不足，复兼有外感，机体无力祛邪外出，而内传太阴者多。《伤寒论》八十二条言："太阳病，发汗，汗出不解，其人仍发热，心下悸，头眩，身瞤动，振振欲擗地者，真武汤主之。"即内有伏饮，而复外感，邪气陷于阴分，以真武汤主之，是为少阴太阴合病。《金匮要略》又言"水停心下，甚者则悸，微者气短"。以本例患者而言，患者心衰日久，阳气不足，内有伏饮，而复外感，阳气不足则声低畏寒；外邪与内饮上犯心胸则见咳嗽咳痰、胸闷气短；扰动心神则见心悸失眠、焦虑抑郁，成此少阴太阴合病。

在治疗上《伤寒论》指出"真武汤主之"，故本例患者以真武汤为主方，此外合用五苓散。五苓散证亦为水停不行、表不得解之证，故而两方合用，加以参枣固护中气，以期及时缓解患者痛苦。二诊时患者症状均减轻，仍有失眠、焦虑抑郁，故而以贯叶金丝桃、刺五加治之，此二药参舒肝解郁胶囊之义，临床用效佳，整体思路同前。

二、病案二

徐某，女，82岁。2023年4月2日初诊。

【主诉】 心悸3年余。

【病史】 患者既往有高血压病史28年。3年多前无明显诱因出现心悸，伴气短、胸闷，于多家医院就诊，诊断为"心律失常，慢性心力衰竭"，予倍他乐克、普罗帕酮等药物改善心律。服药后心律控制可，症状改善。3个月前感染新型冠状病毒，心悸、胸闷气短加重，继续服用倍他乐克、普罗帕酮疗效不佳，为求进一步诊治来门诊就诊。

【刻下症】 心悸，记忆力减退，时觉潮热、汗出，口苦口干，偶有眩晕，鼻塞流涕，咳嗽咳痰，胸闷气短，偶有胸骨四周刺痛，捶打觉舒，双下肢发沉，轻度凹陷性水肿，便干，排出不畅，纳可，眠差。舌质红，苔白腻，脉沉。

【查体】 血压130/79 mmHg，神清合作，坐位气管居中，甲状腺不大；胸廓对称，呼吸对称，两肺叩诊清音，未闻及湿啰音；心律齐，心率68次/分，心前区未闻病理性杂音；腹软，无压痛及反跳痛，移动性浊音（−），墨菲征（−），麦氏点无压痛，肝颈静脉反流征（−），肝脾肋下未触及，肝脾区叩痛（−），双肾无叩痛；双下肢轻度凹陷性水肿，无活动障碍；神经系统检查：生理反射存在，病理反射未引出。

【辅助检查】心电图（2023年4月2日）示：窦性心律，ST-T改变。NT-proBNP（2023年4月2日）结果：310.2 pg/mL。

【诊断】辨证诊断：少阳太阳阳明太阴合病（湿热内蕴，热扰心神证）。

辨病诊断：心水病，心悸，不寐。

西医诊断：1.慢性心力衰竭，心功能Ⅱ级（NYHA）；2.高血压；3.睡眠障碍。

【处方】柴胡18 g，黄芩15 g，姜半夏10 g，党参15 g，茯苓45 g，桂枝30 g，生白术15 g，泽泻15 g，杏仁10 g，生龙骨（先煎）30 g，生牡蛎（先煎）30 g，生薏苡仁30 g，黄柏10g，川牛膝30 g，苍术15 g。14剂，水煎服。

【非药物疗法】嘱患者调畅情志，放松心情。

【调护】畅情志，避免劳累，适量舒缓运动，按时服药，定期随诊。

二诊（2023年4月18日）：患者服药14剂后复诊，仍有心悸、胸闷、气短，双下肢水肿改善，时有眩晕，口苦，纳眠差，大便时干时稀，小便可。舌红苔白腻，脉沉。

【查体】胸廓对称，呼吸对称，两肺叩诊清音，左肺未闻及湿啰音；心律齐，心率65次/分，心前区未闻及病理性杂音。

【辅助检查】心脏彩超（2023年4月18日）示：主动脉硬化，主动脉瓣纤维化伴关闭不全；左房增大，二尖瓣关闭不全；左室舒张功能减低，左室射血分数66%。NT-proBNP（2023年4月18日）示：186 pg/mL。

【处方】茯苓45 g，桂枝15 g，生白术15 g，泽泻15 g，苦杏仁10 g，炙甘草10 g，黄柏10g，生薏苡仁30 g，川牛膝10 g，厚朴20 g，紫苏梗15 g，香附15 g，郁金10 g，僵蚕10 g，蝉蜕10 g，酒大黄6 g，姜黄10 g。14剂，水煎服。

按语：患者口干口苦、潮热汗出、眩晕为少阳之病，鼻塞、流涕、咳嗽、咳痰为太阳之主，痰饮水湿俱为太阴病所出，胸闷、四肢沉重、凹陷水肿、便干，可见水湿化热，水饮上逆，太阴阳明合病。故治疗上当用小柴胡汤为主方。《金匮要略》有言："伤寒若吐、若下后，心下逆满，气上冲胸，起则头眩，脉沉紧，发汗则动经，身为振振摇者，苓桂术甘汤主之。"夫短气有微饮，当从小便去之，苓桂术甘汤主之。"故对于泛滥上逆之水饮，又加以苓桂术甘汤为主方，参以泽泻汤、茯苓杏仁汤之义，以平冲降水，方中白术又可"生肠胃之津液"（徐灵胎《伤寒论类方》）以治便难；对于湿热胶结下注，再加以四妙丸因势利导，以清热利湿。成方兼顾少阳枢机不利、夹杂水饮热实的病机，而各方又有所侧重，互补互成，故能阻断疾病进展。

二诊时总体思路不变，少阳之证缓解，以苓桂诸药平冲降水、四妙丸清利湿热，而以升降散"升清降浊、散风清热"，《伤寒瘟疫条辨》云："盖取僵蚕、蝉蜕，升阳中之清阳；姜黄、大黄，降阴中之浊阴，一升一降，内外通和，而杂气之流毒顿消矣。"杨栗山又云："名曰升降，亦双解之别名也。"故以此方解郁畅达，通调上下表里，使三焦之邪得解，枢机之郁得消，辅以半夏厚朴汤、香附、郁金以开郁行气，遂成此方。二诊虽思路不同，然其病机一也，临床若能"以证统病"，便可对病情了然于胸，治疗总能殊途同归，取得良好疗效。

三、病案三

裴某，男，67岁。2023年8月15日初诊。

【**主诉**】胸闷憋气9个多月。

【**病史**】患者9个多月前感染新冠病毒后出现胸闷憋气，伴四肢麻木、无力。后反复因胸闷加重，于当地医院就诊，具体诊断不详，自述无明显改善，此后规律服用速效救心丸、稳心颗粒等中成药调理，效果均欠佳。既往有高血压病、高脂血症、糖尿病、慢性肾衰竭等慢性病史。

【**刻下症**】疲乏感重，四肢乏力，胸闷憋气，情绪激动、劳累、多言后加重，深呼吸后觉佳，发作时伴有后背发痒症状；晨起偶有口干苦，饮水多，但不解渴，无寒热偏好，左腹部及胁肋部易发胀，饭后嗳气，无反酸，上肢及大腿内侧偶有麻木感；无咳嗽、无痰，无明显怕冷怕热，无五心烦热，无烘热汗出；纳一般，喜食易消化食物；入睡困难，夜间多梦、易醒，醒后难寐；大便溏，不成形，时黏，每日1次；小便可。

【**查体**】神志清楚，形体正常，查体合作，双巩膜无黄染，眼睑轻度浮肿，口

唇无发绀；双甲状腺不大，胸廓对称，双肺呼吸音粗，心界叩诊不大，心率 86 次 /
分，律齐，心脏听诊无杂音；腹部平软，无压痛、反跳痛，移动性浊音（-），墨菲征
（-），麦氏点无压痛，双肾叩击痛（+）；双下肢轻度凹陷性水肿；神经系统检查：生
理反射存在，病理反射未引出。中医查体：舌淡苔白腻，脉滑弱。

【辅助检查】心脏超声（2023 年 8 月 5 日）示：心功能减退，轻度主动脉瓣、二
尖瓣、三尖瓣关闭不全，左心室射血分数（LVEF）：62%。NT-proBNP（2023 年 8
月 5 日）示：2143 pg/mL。PSQI（2023 年 8 月 5 日）：12 分。

【诊断】辨证诊断：少阳太阴合病（气滞湿阻）。

　　　　辨病诊断：心水病，不寐。

　　　　西医诊断：1. 慢性心力衰竭；心功能 Ⅱ 级（NYHA）；2. 睡眠障碍。

【处方】茯苓 45 g，桂枝 30 g，麸炒白术 20 g，石菖蒲 20 g，远志 20g，首乌藤
15 g，北柴胡 15 g，黄芩 10 g，姜半夏 30 g，党参片 15 g，姜厚朴 30g，紫苏梗 15 g，
炒苦杏仁 10 g，炙甘草 6 g。14 剂，水煎服。

【非药物疗法】嘱患者调畅情志，放松心情。

【调护】畅情志，低盐低脂饮食，避免劳累，适量舒缓运动，按时服药，定期
随诊。

二诊（2023 年 8 月 29 日）：患者现每日仅气短明显，睡眠转佳，服中药后腹胀
明显，无恶心、反酸、烧心，左胁下方胀痛，晨起口苦、口干，无盗汗，痰不多，
偶咯白色泡沫样痰，纳食较前减少，眠可，大便不成形，小便发黄。舌淡红，苔黄
厚腻。

【处方】8 月 15 日方加藿香 15 g，佩兰 15 g，滑石 30 g。14 剂，水煎服。

【查体】同前。

三诊（2023 年 9 月 12 日）：服药后偶觉胸闷，气短较前改善较大，程度减轻，
活动、劳累后偶可出现胸闷、气短。二便调，眠可。

【辅助检查】NT-proBNP（2023 年 9 月 12 日）示：976 pg/mL。

【查体】同前。

【处方】守 8 月 29 日方。14 剂，水煎服。

按语： 患者口干苦、胸闷、胁胀、嗳气为少阳病；便溏而黏，饮不解渴，显示太阴之变。本患者为少阳太阴合病，病机前文论述详尽，在此不再赘述，总属少阳太阴合病，以气滞水湿为核心。治疗上以小柴胡汤、苓桂术甘汤、半夏厚朴汤为主。《金匮要略》言："妇人咽中如有炙脔，半夏厚朴汤主之。"原文中半夏厚朴汤主治梅核气"咽中如有炙脔"，然临床应用中多有扩展，方中厚朴、苏梗行气，半夏、茯苓祛湿化痰，故而用此方治疗太阴亏虚、气滞湿阻诸症，疗效颇佳，而不局限于梅核气一病。石菖蒲、远志豁痰开窍安神，夜交藤"治夜少安寐"，共成此方。患者服药后胸闷气短缓解、失眠改善，水湿聚于中下焦，故因势利导，以藿香、佩兰宣之畅之，滑石渗之利之，祛其水湿，三诊后诸症转佳，病情稳定。

四、病案四

赵某，男，75 岁。2022 年 9 月 11 日初诊。

【主诉】 胸闷憋气 1 年。

【病史】 患者 1 年前因工作压力大出现胸闷、憋气，伴有心前区刺痛，夜间不能平卧，心悸，活动耐量降低。既往有风心病、高血压病、糖尿病等慢性病史。

【刻下症】 患者平素疲倦乏力，头颈部夜间汗多，胸闷、憋气，腹胀，易焦虑烦躁，口干苦，咳嗽，咳黄白痰，纳差，眠差，入睡难，大便难，小便调。

【查体】 血压 143/92 mmHg，神清语利，查体合作，双肺呼吸音粗，心界叩诊不大，心率 107 次 / 分，律不齐，心脏听诊可闻及二尖瓣收缩期杂音，腹部平软，双下肢轻度凹陷性水肿。舌淡白，苔薄白腻，脉细涩。

【辅助检查】 2022 年 9 月 11 日复检。X 线胸片示：肺淤血；NT-proBNP 结果：3579.0 pg/mL；心脏彩超示：二尖瓣轻度反流；LVEF：48%；GAD-7 量表：12 分，中度焦虑；PHQ-9 量表：7 分，轻度抑郁。

【诊断】 辨证诊断：少阳阳明合病（虚瘀热扰）。

　　　　辨病诊断：心水病，郁证。

　　　　西医诊断：1. 心力衰竭（射血分数降低型）　心功能 Ⅱ 级（NYHA）；2. 焦虑状态；3. 抑郁状态。

【处方】柴胡 18 g，黄芩 15 g，姜半夏 15 g，党参 15 g，决明子 15 g，陈皮 15 g，薄荷 15 g，丹参 30 g，首乌藤 15 g，刺五加 30 g，合欢皮 30 g，川芎 10 g，炒酸枣仁 30 g，百合 30 g，菊花 20 g。14 剂，水煎服。

【非药物疗法】对患者进行心理疏导，嘱其调畅情志，避免不良刺激。

【调护】日常多做运动。

二诊（2022 年 9 月 25 日）：患者胸闷、乏力缓解，乏力多于活动后明显，仍有心悸，入睡困难，夜间易醒，醒后难寐。

【处方】9 月 11 日方加石菖蒲 20 g，制远志 10 g。14 剂，水煎服。

三诊（2022 年 10 月 23 日）：患者整体病情改善，偶有胸闷，心悸、乏力症状较前明显改善，情绪转佳，失眠症状已无。查心脏彩超示：LVEF 值提高至 62%；NT-proBNP：1500.0 pg/mL；GAD-7 量表：4 分，PHQ-9 量表：3 分。

【处方】9 月 25 日方去薄荷、丹参。14 剂，水煎服。

按语：患者胸闷，憋气，腹胀，口干苦，夜间不能平卧，属《伤寒论》少阳病证；易烦躁，大便困难，属燥热亢盛，充斥阳明经脉，热邪上扰神明所致的阳明病证，故本患者属少阳阳明合病。《金匮要略·水气病脉证并治第十四》言"心水者，其身重而少气，不得卧，烦而燥，其人阴肿"，临床上患者多有身重不可转侧、短气、心烦、水肿等症状，诊断为中医"心水"。患者年过八八，天癸已竭，五脏正气不充，气血阴阳俱虚，故平素时见胸闷气短、憋气、乏力之虚象；阴血亏虚，阴液不足则虚热内生，迫津外泄，故见夜间盗汗；热邪损伤心脉则瘀血内生，胸痛如刺、脉象涩滞均说明瘀血已成；瘀阻心脉则血运失常，血愈虚少，故见舌淡苔白之象。瘀、热为该患者发病过程中焦虑情绪产生的重要病理因素，瘀阻心脉使神无以附，热邪侵袭则心神受扰失司，焦虑、烦躁情绪由此滋生，综上辨证属少阳阳明合病，虚瘀热扰。

本案选用柴胡加龙骨牡蛎汤作为主方，方中柴胡专走少阳以除胸中之闷，缓解主要症状；姜半夏、黄芩、党参理胸中之气，散郁扰之热。该患者仅为轻度焦虑状态，情绪控制尚可，丹参、合欢皮活血祛瘀以通心脉，同时解郁除烦、清心安神，消除焦虑情绪；加百合一味增宁心安神之效，滋阴以除烦热；予首乌藤、川芎更添活血行气之力，解胸闷，止胸痛；另添炒酸枣仁以养心益肝，上述六味协芩、夏、参，使瘀、热并除，以达滋阴血、化生源之功；心衰患者极易合并肺部感染，患者近日外出感邪，咳黄白痰，佐薄荷、菊花二味疏散风热以防外邪深入，以免感染加重心衰程度；同时兼有腹胀、纳差、大便难等脾胃亏虚、难以运化之象，以决明子、陈皮、刺五加，理气健脾助运。二诊失眠症状未明显改善，加石菖蒲、远志增添养心安神效力，三诊则诸症缓解，胸闷憋气、心悸减轻，且焦虑情绪已平，心脉得安，心神得复。

五、病案五

谭某，男，83 岁。2019 年 12 月 12 日初诊。

【主诉】胸闷伴喘息 1 年余，加重 5 天。

【病史】患者 1 年多前无明显诱因出现胸痛伴喘息，活动量减少，平素情绪易紧张，坐立不安，曾有新冠病毒感染及支架术后病史。5 天前咳嗽后自服感冒冲剂，发汗过多，出现喘息加重，自觉有气上冲感。既往有冠心病、高血压等病史。

【刻下症】胸闷，喘息，气短，自觉有气上冲感，畏寒喜暖，汗出明显，口苦，活动量减少，情绪不稳定，精神恍惚，易烦躁不安，纳可，眠差，入睡难，排便困难，易便秘，小便量少。

【查体】血压 133/87 mmHg，神志清楚，形体正常，查体合作，口唇有发绀，双肺呼吸音粗，心界叩诊不大，心率 78 次 / 分，律齐，心脏听诊可闻及肺动脉瓣区第二心音亢进，生理反射存在，病理反射未引出。舌质紫，苔黄厚腻，脉沉。

【辅助检查】冠状动脉造影（2019 年 12 月）结果显示：冠状动脉起源正常；左冠状动脉钙化，左冠状动脉主干（LM）未见狭窄，心肌梗死溶栓治疗试验（TIMI）血流 3 级；冠状动脉左前降支（LAD）近段狭窄 75 % ～ 90 %，TIMI 血流 3 级；回旋支（LCX）远段狭窄 75 % ～ 90 %，TIMI 血流 3 级；右冠状动脉（RCA）中段原支架未见狭窄，TIMI 血流 3 级。NT-proBNP（2019 年 12 月 12 日）：2183 pg/mL。GAD-7 量表（2019 年 12 月 12 日）：10 分。心脏彩超（2019 年 12 月 12 日）示：主动脉硬化，LVEF：56%。

【诊断】辨证诊断：太阳阳明合病（瘀热内扰）。

辨病诊断：心水病，郁病，不寐。

西医诊断：1. 慢性心力衰竭　心功能Ⅱ级（NYHA）；2.冠状动脉粥样硬化性心脏病；3.焦虑状态；4.睡眠障碍。

【处方】桂枝 30 g，炙甘草 15 g，煅龙骨（先煎）30 g，煅牡蛎（先煎）30 g，肉桂 10 g，瓜蒌 15 g，薤白 15 g，夏枯草 10 g，薏苡仁 30 g，陈皮 20 g，桃仁 15 g，红花 15 g，茯神 20 g。14 剂，水煎服。

【非药物疗法】对患者进行心理疏导，嘱其调畅情志，避免不良刺激。

【调护】日常合理运动。

二诊（2019 年 12 月 26 日）：服药 14 剂后，患者胸痛转轻，睡眠仍稍差，偶有大便干燥，舌质暗，脉沉。胸痛伴喘息均无，活动量较前增多。

【辅助检查】NT-proBNP：1100 pg/mL。GAD-7 量表：4 分。心脏彩超示 LVEF 值提高至 63%。

【处方】12 月 12 日方加火麻仁 10 g，酸枣仁 15 g，远志 15 g。14 剂，水煎服。

按语：患者外感后发汗增多，畏寒喜暖，有气逆上冲感为太阳病证；情绪焦虑，口苦，便秘，为阳明病证，故本病为太阳阳明合病。患者年事已高，加之久病劳损，心阳渐虚，无力温煦周身，则畏寒喜暖；心阳虚衰一无法制阴，二无力气化，则阴寒凝滞，瘀血内生，痹阻心脉，则胸闷心悸；阻于舌络，血液不通，则舌质紫暗；瘀为阴邪，易困遏阳气，加重心阳虚衰的程度。瘀血阻碍脏腑气机升降，引发气机郁滞，痰湿阻滞；同时心衰患者血脉之心受损，心主神明的功能亦随之减退，加之外邪入里化热，热扰阳明，可见精神恍惚、焦虑不安的神志异常表现，故本案为太阳阳明合病，瘀热内扰。

各种误治造成的津液大伤、气上冲等，均可使用桂枝。在《伤寒论》的很多条文中都有体现，例如"下之后，其气上冲者，可与桂枝汤""发汗后，其人脐下悸，欲作奔豚，茯苓桂枝甘草大枣汤主之""若吐、若下后，心下逆满，气上冲胸、起则头眩……茯苓桂枝白术甘草汤主之""气从少腹上冲心者……与桂枝加桂汤"等等的论述，都强调用桂枝的适应证。本案予桂枝加龙骨牡蛎汤加减，此即桂枝甘草汤中加龙骨、牡蛎，故治桂枝甘草汤证且胸腹动悸而烦躁不安者。该方蕴含了中医的阴阳平衡、动静结合、升降互补、刚柔相济、相反相成的配伍思想。方以桂枝辛甘而温，既温振心阳，又温通血脉以畅血行。甘草，一则补心气，合桂枝辛甘化阳，温补并行，与桂枝合用温补心阳；二则健脾气，资中焦，使气血生化有源。龙骨、牡蛎重镇潜敛，安神定悸，令神志安静而烦思得消。四药合力，阳气得复，心神得安，血行得畅，则诸症皆除。方加桃仁、红花活血祛瘀，加瓜蒌、薤白通阳化痰以治标，加茯神一味增强宁心安神之功，加肉桂温补肾阳，半夏、夏枯草合用调和阴阳以助睡眠，加陈皮健脾祛湿。诸药合用，标本同治。二诊患者见大便干燥，睡眠仍稍差，结合患者体质加火麻仁补虚泻下，加酸枣仁、远志养心安眠。

六、病案六

白某，女，70 岁。2020 年 7 月 26 日初诊。

【主诉】间断胸闷气短伴喘息 2 个月，加重 2 天。

【病史】患者 2 个月前无明显诱因出现胸闷、气短，伴喘息、心慌，活动后加重，于外院输液后稍有缓解（具体不详），后续未进行其他治疗。2 天前劳累后出现胸闷气短伴喘息加重。既往有冠心病、糖尿病等病史。

【刻下症】胸闷气短，伴喘息，活动量减少，偶胸痛，持续时间较长，多 30 ～ 40 分钟，心悸，急躁易怒，焦虑，常悲伤欲哭，口苦，纳呆，眠一般，便干，自觉有恶心呕吐感，腹部满痛，易烦热，矢气较多。舌质红，苔白，脉沉。

【查体】血压 143/82 mmHg，神志清楚，形体正常，查体合作，双肺底湿啰音，心界叩诊轻度扩大，心率 80 次 / 分，律齐，心脏听诊可闻及收缩期杂音。舌淡暗，苔薄黄腻，脉细。

【辅助检查】NT-proBNP（2020 年 7 月）：1972 pg/mL；心脏彩超（2020 年 7 月）示：心室顺应性减低，LVEF：39 %；GAD-7 量表（2020 年 7 月 26 日）：11 分。

【诊断】辨证诊断：少阳阳明合病（痰瘀阻滞）。

　　　　辨病诊断：心水，郁病。

　　　　西医诊断：1. 慢性左心衰竭（射血分数降低型）　心功能Ⅱ级（NYHA）；

　　　　　　　　　2. 焦虑状态。

【处方】柴胡 15 g，酒大黄 15 g，黄芩 15 g，枳实 15 g，姜半夏 15 g，白芍 15 g，

生姜 10 g，生石膏（先煎）45 g，桂枝 30 g，茯苓 30 g，桃仁 15 g，丹皮 15 g，生白术 20 g，厚朴 30 g。7 剂，水煎服。

【非药物疗法】对患者进行心理疏导，嘱其调畅情志，避免不良刺激。

【调护】日常合理运动。

二诊（2020 年 8 月 23 日）：服药 7 剂后因家中有事未及时复诊，现偶有腹胀，家人诉次数减少。舌质红，苔薄黄，脉沉。

【处方】7 月 26 日方加槟榔 10 g，藿香 15 g，佩兰 15 g。7 剂，水煎服。

三诊（2020 年 9 月 1 日）：诸症转轻，活动量增多，情绪较为稳定。两周后随访自述症状缓解较多。

【辅助检查】NT-proBNP：1211 pg/mL；心脏彩超：LVEF52 %；GAD-7 量表：4 分。

按语：患者平素胸闷气短，伴喘息，急躁易怒，易烦热，为少阳病证；腹满痛，心烦急躁，大便不通，舌苔干黄等，为阳明病证，故本病辨证为少阳阳明合病。肝气郁结则津液不行，血行亦不畅，故痰瘀阻滞胸中，引发胸闷、气短、胸痛。口苦、脉沉、苔黄等症状、体征亦由此而来，故本病辨证为少阳阳明合病，痰瘀阻滞。

本病患者符合《伤寒论》一百零三条"呕不止，心下急，郁郁微烦者"的表现，故以大柴胡汤作主方，疏解少阳之邪热，理肝气之郁滞，同时对于大便不通、气不得下而逆上的呕吐，以大柴胡汤下之，则呕始平。加生石膏添泄热之功；更加桂枝茯苓丸，桂、苓消散难化之水邪，使积水消则痰浊除；桃仁、丹皮祛除停留之瘀血，痰瘀得消，胸痛得缓；白术、厚朴之属皆理气消痰、补脾益气，以增前药效力。二诊胸痛有所缓解，腹胀仍在，加槟榔降气除胀。病发之际乃夏季暑热，藿香、佩兰依时令而予，早在《内经》中就有心在时主夏的相关论述，夏季心系疾病多发，除药物调理外还应顺应四时阴阳养生调护，补养结合，药食同用。

七、病案七

李某，女，62 岁。2023 年 9 月 19 日初诊。

【主诉】心慌半月余。

【病史】患者半月前天气转热后出现心慌，伴喘息，自测血压最高可达 180/90 mmHg，血压升高时心慌、头痛、昏沉感症状明显。既往有高血压、高脂血症病史。

【刻下症】近半月来疲乏感加重，食欲变差，无耳鸣，无口干口苦，无咽中异物感，天热时胸闷气短，无胸痛，偶有肩胛骨疼痛，无腹胀、腹痛，偶有反酸烧心，平素喜热，头部易出汗，思虑较多，失眠较重。

【查体】血压 178/103 mmHg，神志清楚，形体正常，查体合作，眼睑无浮肿，口唇无发绀，双肺呼吸音正常，心界叩诊不大，心率 62 次 / 分，律齐，心脏听诊可闻及收缩期杂音。舌淡红，苔白稍厚；脉沉。

【辅助检查】2023 年 9 月行各项检查。NT-proBNP：2088 pg/mL；胸部 X 线摄片示心影扩大；心脏彩超示：二尖瓣、三尖瓣轻度反流，LVEF：59%；GAD-7 量表：15 分，中度焦虑。

【诊断】辨证诊断：太阳少阳太阴合病（湿热蕴结）。

辨病诊断：心水病，不寐，郁病。

西医诊断：1. 心力衰竭　心功能Ⅰ级（NYHA）；2. 焦虑状态；3. 睡眠障碍。

【处方】藿香 20 g，佩兰 15g，杏仁 10 g，白豆蔻 15 g，薏苡仁 30 g，茯苓 20 g，苍术 20 g，泽泻 15 g，川芎 20 g，薄荷 10 g，细辛 5 g，羌活 15 g，蔓荆子 15 g，防风 15 g，滑石 30 g，生甘草 5 g，柴胡 20 g，黄芩 10 g。14 剂，水煎服。

【非药物疗法】对患者进行心理疏导，嘱其调畅情志，避免不良刺激。

【调护】日常合理运动。

二诊（2023 年 10 月 4 日）：患者诸症较前好转，仍有情绪波动不稳，身体疲乏，偶有肩胛骨疼痛。

【处方】9 月 19 日方加首乌藤 10 g，黄芪 20 g，28 剂，水煎服。

三诊（2023 年 11 月 12 日）：患者心慌症状明显好转，情绪已恢复平稳，仍偶有头晕、肩胛骨疼痛，其余诸症减轻。

【辅助检查】NT-proBNP：1211 pg/mL；心脏彩超：LVEF 63%；GAD-7 量表：5 分。

嘱继服中药以巩固疗效，平素注重精神调养及心脏康复，适当运动。

按语： 患者平素喜热且头面易出汗、头痛，属太阳病证；思虑较重，易于心烦，属少阳病证；疲乏感加重，食欲变差，属太阴病证。结合舌脉，本病为太阳少阳太阴合病。患者心慌、头痛、喘息等症状与天气变化有较大关联，暑热季节天气较热，湿气重浊下沉，心慌症状愈加明显；湿热交争于胸中，故胸闷气短，阳热盛则阳不入于阴，形成较重的失眠症状；邪热侵扰心窍，心脉不安则血运失调，心体失用，心慌加重。近期患者不耐劳累症状加重，食欲减退明显，结合查体及 NT-proBNP 结果可知为心衰早期，故本病为太阳少阳太阴合病，湿热蕴结。治以小柴胡汤合三仁汤。小柴胡汤疏利肝胆，三仁汤宣畅气机，清太阴湿热。方中杏仁宣利上焦肺气；白蔻仁芳香化湿，行气宽中；薏苡仁渗湿利水健脾，三仁合用，三焦分消；三焦亦属少阳，经云小柴胡汤证"但见一证便是，不必悉具"，柴芩二药乃小柴胡汤和解少阳的基本组方；二方结合有太阳、少阳两经并治之功；藿香、佩兰加强祛暑利湿之效；患者年岁已高且心之体用受损，五脏功能不健，以茯苓、苍术、泽泻利水渗湿兼以健脾和中，中气健运则五脏得养；细辛、防风、蔓荆子解表散风，散太阳经之寒。患者目前尚处于心衰早期，中医有"未病先防，已病防变"的传统诊疗思维，目前除应用药物外，可勤加调养饮食、起居等，重视情志方面的养护，呵护双心健康。

八、病案八

刘某，男，52 岁。2023 年 3 月 10 日初诊。

【主诉】 间断性胸闷伴心悸半年。

【病史】 患者半年前新型冠状病毒感染后出现胸部胀闷伴心悸，自觉心脏跳动剧烈，全天持续状态，休息后胸闷及心悸症状可缓解，未予特殊处理。既往有冠心病、慢性肾脏病、高血压、糖尿病等病史。

【刻下症】 现胸闷气喘时作，活动后加重，多发于夜间，发作时不能平卧休息，心悸，活动后加重，伴全身动则汗出，身体沉重，双下肢水肿，平素畏寒，咽干，偶有咳嗽，气短，腹部胀满，饮水较少，口中黏腻，口苦，纳可，大便偏稀，不成形，入睡难，需口服艾司唑仑辅助睡眠，精神疲倦，醒后手麻，情绪抑郁，易焦虑，易受惊吓，且自觉身体沉重，疲倦乏力。

【查体】血压 119/82 mmHg，神志清楚，形体正常，查体合作，眼睑无浮肿，口唇无发绀，双甲状腺不大，胸廓对称，双肺呼吸音正常，心界叩诊不大，心律齐，心脏听诊无杂音。舌红少苔，脉沉弦。

【辅助检查】NT-proBNP：2358 pg/mL；GAD-7 量表：21 分，PHQ-9 量表：12 分；心脏彩超：主动脉硬化；LVEF：58%。

【诊断】辨证诊断：少阳少阴太阴合病（水饮上逆）。

   辨病诊断：心水病，郁病，不寐。

   西医诊断：1. 慢性心力衰竭 心功能Ⅱ级（NYHA）；2. 焦虑状态；3. 抑郁状态；4. 睡眠障碍。

【处方】茯苓 45 g，白术 20 g，白芍 25 g，制附子 10 g，生姜 10 g，泽泻 15 g，桂枝 20 g，炙甘草 15 g，柴胡 20 g，黄芩 15 g，丹参 30 g，郁金 15 g，刺五加 30 g，贯叶金丝桃 30 g，当归 20 g，太子参 15 g。14 剂，水煎服。

【非药物疗法】对患者进行心理疏导，嘱其调畅情志，避免不良刺激。

【调护】日常合理运动。

二诊（2023 年 3 月 24 日）：患者夜间胸闷胸痛、心悸症状缓解较多，发作频率减少，现胸痛、心悸症状多发于白天；睡眠好转，醒后无疲惫感受，仍需服用艾司唑仑辅助睡眠。家人诉情绪恢复平稳，仍偶有焦虑情绪。余症状同前。

【辅助检查】NT-proBNP：1152 pg/mL；GAD-7 量表：6 分，PHQ-9 量表：4 分；心脏彩超：LVEF 64%。

【处方及预后】继服前方以巩固疗效，同时建议家人陪同进行户外运动，修习中医传统功法以调养身心，保持心情平稳。两周后电话随诊，诸症转轻。

按语：患者平素口苦，易焦虑，易受惊吓，属少阳病证；身体沉重，双下肢水肿，大便偏稀，腹部胀满，属太阴病证；《伤寒论》第三百一十六条曰："少阴病，二三日不已，至四五日，腹痛，小便不利，四肢沉重疼痛，自下利者，此为有水气，其人或咳，或小便利，或下利，或呕者，真武汤主之。"结合患者偶有咳嗽、气短，故本病属少阳少阴太阴合病。患者诸症多为阳虚阴寒内盛，阳虚无力温化水液，使得阴寒愈重；寒邪上扰于心，制约心火，心阳不振，加之患者胸闷气喘时作，故本病属少阳少阴太阴合病，水饮上扰，采用真武汤合五苓散加减，主以温阳利水，取小柴胡汤方义疏解少阳之郁。柴、芩二药乃和解少阳之经典配伍，用以理肝中郁滞之气；当归甘辛苦温，养血和血，且气香可理气，为血中之气药；归、芍与柴胡同用，补肝体而助肝用，使血和则肝和，血充则肝柔。太子参健脾益气，使营血生化有源，脉道濡润，使瘀血得化。丹参、郁金清邪热同时助散瘀血，刺五加、贯叶金丝桃调畅情志。整方药性均衡，精炼得当。患者两周后复诊，心衰症状减轻较多，情绪方面仍有欠缺，续以前方，不作增删，以巩固疗效，药效直达病所，辅以心理治疗，开解患者心结，恢复其主观能动性。

九、病案九

唐某，男，77岁，2023年3月24日初诊。

【主诉】间断胸闷、气短3年，加重1天。

【病史】患者3年前劳累后出现胸闷、气短，不能长时间平卧，偶有夜间阵发性呼吸困难，当地医院诊断为"慢性心力衰竭、心功能Ⅲ级"，予呋塞米、螺内酯、富马酸比索洛尔、地高辛等药物治疗，症状仍反复发作。1年前因情绪低落于某专科医院诊断为"抑郁症"，后规律口服"劳拉西泮片"治疗。1天前劳累后胸闷、气短加重，自服药物疗效不佳，遂来诊。

【刻下症】胸闷、气短，不能平卧，夜间阵发性呼吸困难，周身乏力，畏寒肢冷，胸满太息，神思不聚，肢体水肿，口唇发绀，纳少眠差，尿量偏少，大便溏稀。

【查体】神清语利，查体合作，双肺呼吸音粗，心界叩诊稍大，律不齐，心脏听诊可闻及二尖瓣杂音，腹部平软，双下肢凹陷性水肿。舌淡黯，边有齿痕，苔薄白，舌下络脉迂曲。脉沉涩无力。

【辅助检查】2023年3月24日复查。脑NT-proBNP示：4355.00 pg/mL；心脏彩超示：二尖瓣关闭不全（重度），射血分数29%；胸腔彩超：双侧胸腔积液（右侧8.5 cm，左侧4.0 cm）；汉密尔顿抑郁量表：36分（重度）。

【诊断】辨证诊断：太阴病（阳虚血瘀水停）。

辨病诊断：心水病，郁病。

西医诊断：1.慢性心力衰竭　心功能Ⅳ级（NYHA）；2.抑郁症。

【处方】茯苓20g，桂枝15g，炒白术20g，黄芪30g，丹参30g，泽兰10g，川芎10g，百合20g，酸枣仁20g，炙甘草10g。14剂，水煎服。

【非药物疗法】对患者进行心理疏导，嘱其调畅情志，避免不良刺激。

【调护】日常合理运动。

二诊（2023年4月7日）：患者胸闷、气短减轻，善太息好转，注意力比较集中，怕冷乏力、肢体水肿、口唇发绀明显减轻，纳可，尿量增多，大便已成形，唯睡眠未见明显改善。舌淡红，苔薄白，脉沉弦有力。

【辅助检查】2023年4月7日复查。NT-proBNP示：1256.00 pg/mL；心脏彩超示：二尖瓣关闭不全（中度），射血分数50%；汉密尔顿抑郁量表：16分（轻度）。

【处方】3月24日方改酸枣仁为30g，加夜交藤30g。14剂，水煎服。

三诊（2023年4月21日）：患者诸症好转，考虑其病情相对平稳，应患者意愿暂停中药治疗。嘱其勿劳累，避风寒，畅情志，定期门诊随诊。

按语：《金匮要略》有言"心水者，其身重而少气，不得卧，烦而躁，其人阴肿""咳逆倚息，短气不得卧，其形如肿，谓之支饮"，其描述与现代的心力衰竭近似，临床治疗心力衰竭时亦需充分考虑水湿痰饮之邪。患者周身乏力，畏寒肢冷，胸满太息，肢体水肿，口唇发绀，纳少眠差，尿量偏少，大便溏稀，是典型的太阴病，阳气不足，水饮内停为患。水饮上扰胸中则胸闷气短、呼吸困难，流于下焦则下肢水肿。《黄帝内经》云"阳气者，精则养神，柔则养筋"，阳气不足，筋脉失养，则周身乏力；心筋无力舒缩，表现为二尖瓣反流；精神失养，则神思不聚、精神抑郁，此为双心之太阴病，虚实夹杂，阳虚水饮为患。

治疗上遵《金匮要略》之法："夫短气有微饮，当从小便去之，桂苓甘术汤主之。"以苓桂术甘汤为主方，配合百合、酸枣仁养心安神；黄芪益气补中、利尿消肿，而冠心病必有血瘀，故以丹参活血祛瘀、川芎理气活血、泽兰化瘀利水，以标本兼顾。二诊失眠仍重，故加大酸枣仁剂量，配合夜交藤治之，取得良好疗效。

第五章

双心疾病临证处方用药经验

05

第一节　常用方剂

在临床当中，证是中医学的核心。我们主张病证结合，证较病尤为重要，应先证后病，证在病上，以证为主，以病为辅。法随证立，有什么样的证，用什么样的法，法要与证对应。在《伤寒论》里，法和证往往是一致的。比如小柴胡汤证，是以方命证，方证一体，是经方的特点。证立法出，法出方随。胡希恕说："辨方证是辨证的尖端。"在临床当中，我们强调方剂的灵活使用，但方剂的灵活使用，是在辨证准确的大框架内进行微调，如果辨证不准确，就无从谈起方剂运用的准确性和合理性。我们不应该舍本求末，一味追求所谓的秘方，更不能迷信于特效方、专方或秘方的使用。每个方剂都有其所适用的证候，只要辨证准确，证候清楚，在框定治法指导下的方剂和药物的选用基本也不会出错，只不过可能会出现因为用药经验的不同，有的治疗效果更快，有的治疗效果稍慢些。因此，我们要着重学习《伤寒论》中每个方子的方证。方随法出，法随证立，先辨出是什么证，然后确立相应治法，再选用对应的方药进行治疗，才能取得确切的临床疗效。

一、小柴胡汤

《伤寒论》的第三十七条、第九十六条和第九十七条条文中明确指出了小柴胡汤证的发病病因病机和主要症状，如果对此不熟悉，就很难达到对小柴胡汤的真正理解和灵活运用。

《伤寒论》第三十七条曰："太阳病，十日已去，脉浮细而嗜卧者，外已解也。设胸满胁痛者，与小柴胡汤；脉但浮者，与麻黄汤。"太阳病经过十日以上，脉象浮而细，倦怠嗜卧者，是正邪相争时正气耗损之象，仲景认为此时外证已解，不需要再针对表证用药治疗。若外证虽然解除，却又出现胸满胁痛的症状，说明病邪并未消除而是传变入少阳，此时当用小柴胡汤治疗。若十日以后，脉但浮不细，说明表证仍在，需用麻黄汤治疗表证。

小柴胡汤证都有什么症状呢？《伤寒论》第九十六条详细介绍了小柴胡汤证的主证和兼证："伤寒五六日中风，往来寒热，胸胁苦满，默默不欲饮食，心烦喜呕，或胸中烦而不呕，或渴，或腹中痛，或胁下痞硬，或心下悸、小便不利，或不渴、身有微热，或咳者，小柴胡汤主之。"太阳伤寒或中风，五六日后常传入少阳而发病，出现往来寒热、胸胁苦满、默默不欲饮食、心烦喜呕等症状。往来寒热指寒热交替出现；胸胁苦满指胸胁满闷不适；默默不欲饮食，指默默不言不语，不想进食；心烦喜呕指心中烦躁不安，想要呕吐。本条文明确指出了往来寒热、胸胁苦满、默默不欲饮食、心烦喜呕是小柴胡汤证的主证，后面的"或胸中烦而不呕，或渴，或腹中痛"等诸多或然证是可有可无的兼证。

第三十七条中，为什么病邪会由太阳传变为少阳呢？是因"血弱气尽，腠理开，邪气因入"，正虚邪乘，由表侵入半表半里而发病。《伤寒论》第九十七条论述了邪气向少阳病传变的病理过程："血弱气尽，腠理开，邪气因入，与正气相搏，结于胁下。"太阳伤寒初发时，正邪交争于体表肌肤，因卫气不固、气血耗损虚弱，正气不能奋起抗邪，退而守于内，腠理不密，邪气乘虚而入，与正气搏结于胁下[1]。《伤寒论》第九十七条中还介绍了小柴胡汤会出现四大主症的原因："正邪分争，往来寒热，休作有时，默默不欲饮食，脏腑相连，其痛必下，邪高痛下，故使呕也，小柴胡汤主之。服柴胡汤已，渴者，属阳明，以法治之。"正邪搏结于胁下，故胸胁苦满；正邪交争，休作有时，故往来寒热；邪热阻滞气机，水谷不化，则默默不欲饮食；邪热与水饮搏结，故腹痛呕吐。临床上见此证当用小柴胡汤治疗。若服用小柴胡汤后诸症已消除，反而出现口渴，是病传入阳明，应按照阳明病的治则治疗。

方解

小柴胡汤证属少阳病证，可见口苦、咽干、目眩、往来寒热、胸胁苦满、默默不欲饮食、心烦喜呕等多种症状。小柴胡汤证主症与双心疾病患者最常见的胸闷、心烦、纳差等症状最为相符，病位在半表半里之间，病性属阳，多郁多热兼有痰瘀特点，是双心疾病临床就诊最为常见的病证，因此双心疾病的治疗常以小柴胡汤为主方，以和解少阳为正法。近代名医陆渊雷在《伤寒论今释》中曾论述此方："胸胁苦满，心下痞硬，时时呕逆，口苦目眩，脉弦细，舌苔薄白，向边渐淡者，小柴胡之的证也。具此证者，无论有热无热，寒热往来与否，亦无论何种病，服小柴胡汤，无不效者。"临床应用时应遵守《伤寒论》中第一百零一条"伤寒中风，有柴胡证，但见一证便是，不必悉具"，见到小柴胡汤证的主症，就可以用本方治疗。小柴胡汤以和解少阳为法。柴胡性味苦平，《本经》谓其"治心腹，去肠胃中结气"，柴胡疏气行滞，解热，善治胸胁苦满。黄芩味苦、性平，善于清热除烦，《本经》言黄芩"主诸热"，可清各种热。柴、芩合用可和解清热，半夏、生姜宣散水饮兼止呕，人参、大枣、甘草益气和中、调补气血，全方共奏和解半表半里热邪之效。病邪能够传入少阳，与血气虚弱，不能抗邪密切相关，需用人参益气实里、扶正抗邪以祛邪外出，徐灵胎言"小柴胡汤之妙在人参"，用人参正对病机。此外，人参、生姜、大枣、炙甘草亦有"伤寒四君子"之称，临床处方不可轻言弃用。

临床中，柴胡解表多生用，疏肝解郁多醋制用。关于柴胡"劫肝阴"争论：叶天士曾提及柴胡"劫肝阴"，有人赞成，有人反对。赵海滨教授认为这种说法不存在。《神农本草经》中没有说柴胡有劫肝阴的不良反应，并且历代本草中均有本品为微寒无毒药记载。仲景小柴胡汤中柴胡用半斤，也没有提到柴胡会伤肝阴的论述。柴胡治疗肝郁气滞证，常与香附、陈皮等芳香辛燥药配伍，这些药物辛燥伤阴津，是所有行气药的共同特点，临床应用时需讲究配伍，不必将"劫肝阴"之弊尽归柴胡，更无须"畏柴胡如虎"[2]。

医案

张某，男，45岁。患高血压4年余，控制不佳2个多月；患高脂血症2年（规律服用他汀类药物）。4年前患者因头晕测量血压偏高，于当地医院就诊，诊断为"高血压"，自觉年轻，未服药治疗。1年前测量血压160/125 mmHg，口服苯磺酸左氨氯地平2.5 mg，每天1次，血压降至140/90 mmHg，服药2个月后血压又上升到150/100 mmHg，未调药。2个月前无明显诱因出现头晕，测量血压达180/110 mmHg，故来就诊。症见：怕热，汗多，时有头晕，无头痛，晨起口干苦，饮水不多，情绪因工作易焦虑，焦虑时易胸闷短气，纳一般，眠差，乏力，夜间易醒，醒后难以入睡，梦不多，大便日1～2次，不成形，粘马桶，小便偏黄，舌胖边有齿痕，舌暗，苔黄腻，舌下络脉偏紫，脉沉滑。病机为气郁痰瘀互结，痰浊上逆作眩，属少阳太阴合病。拟方小柴胡汤合半夏厚朴汤加减：柴胡20g，黄芩15g，法半夏30g，党参10g，厚朴15g，茯苓30g，苏梗10g，天麻10g，钩藤30g，炒苦杏仁10g，草豆蔻20g，藿香15g，陈皮30g，生甘草10g，炒白术15g，泽泻15g。14剂，水煎服。予患者心理疏导及情绪安慰，嘱患者监测14天晨起及睡前血压情况。上方尽剂后患者来复诊，自诉头晕减轻，近2周测量血压，晨起血压（124～138）/（82～96）mmHg，睡前血压（128～141）/（78～98）mmHg，口干苦明显减轻，胸闷、乏力较前改善，情绪缓解，欲进食，纳可，大便成形，但仍偶有胸闷，睡眠仍差，舌暗，舌胖苔黄腻，脉滑数。在前方基础上去炒白术、草豆蔻、藿香、苏梗、生甘草，改天麻为20g，杏仁20g，加生龙骨30g、生牡蛎30g、贯叶金丝桃15g、郁金15g。14剂，水煎服。继续监测2周血压，尽剂后复诊，血压基本维持正常范围，头晕基本好转，无胸闷，睡眠改善，可安然眠睡，症状基本消除。嘱患者继服中药巩固治疗。

参考文献

[1] 冯世纶，张长恩.经方传真[M].北京：中国中医药出版社，1994：193.

[2] 张廷模，彭成.中华临床中药学[M].北京：人民卫生出版社，2015：241.

二、柴胡加龙骨牡蛎汤

《伤寒论》第一百零七条曰："伤寒八九日，下之，胸满烦惊，小便不利，谵语，一身尽重，不可转侧者，柴胡加龙骨牡蛎汤主之。"伤寒八九日，按照传变规律病已传入少阳，当用和解法治之，医者不辨症状病机，误用下法，而出现一系列症状，但胸满心烦，则知仍为少阳证。结合《伤寒论》第二百六十四条的"胸中满而烦者，不可吐下，吐下则悸而惊"可知，第一百零七条为误下的柴胡证甚明[1]。因误下伤及气血津液，津血同源，血脉之心损及神明之心，心神不能内守，故见惊恐心悸；津为阴，误下伤血脉阴津而无以制约邪热，热盛扰乱心神，故见心烦不安；误下伤气，气虚不能行其津液，津液留滞变生为痰湿夹热，气化失司，故见小便不利；津伤化燥热，热邪上扰神明，则谵语；气机运行不畅而停湿留饮，水气外溢，故见一身尽重不可转侧；津伤肠燥，燥屎内结则可见大便干。本方证病机为少阳病误下伤津化热、气虚水停所致。

方解

柴胡加龙骨牡蛎汤方证是小柴胡证加桂枝证、茯苓证、大黄证、神志证组合而成。本方为小柴胡汤去甘草，加桂枝、茯苓、大黄、龙骨、牡蛎、铅丹而成，用于双心疾病属少阳阳明合病，症见胸满心烦、心悸受惊、二便不调者。选用本方治疗，多是考虑在半表半里阳证治以小柴胡汤的基础上，加用桂枝降气平冲逆、温阳化气行水，茯苓利水渗湿治疗小便不利，大黄泄阳明热治疗谵语、大便秘结。双心疾病有多种神志失常的症状，如急躁易怒、惊悸多梦、夜寐不安等，柴胡加龙骨牡蛎汤对双心疾病神志相关症状有较强的针对性。方中龙骨、牡蛎、铅丹重镇安神志，《本经》言龙骨"主心腹鬼注""通神明"，牡蛎主"惊恚怒气"，铅丹"久服通神明"，龙骨、牡蛎大剂量生用可取得极好的镇惊安神、止惊悸之效，辅以铅丹，针对性改善双心疾病神明之心失常的焦虑心烦、惊悸失眠等症状，人参、桂枝合用可补误下之气虚，振奋气机，除一身尽重。全方利湿清热，安神镇惊，用于双心疾病之神志不安症状效果尤佳。

临床发挥

在临床中，龙骨、牡蛎大多生用，且剂量大，各30 g，就是取其重镇安神、平惊定志、"通神明"之功。铅丹为矿物类药物，其成分中含铅，铅多为亲和性的毒物，进入血液后可引起代谢过程的高度障碍，损害全身各系统，尤其是神经、造血、消化和心血管系统，以及肝、肾等内脏器官[2]。因此铅丹这味药临床中一般不用，我们要"取其精华去其糟粕"，就选用龙骨、牡蛎、珍珠母泻神明实火烦扰，珍珠母一般也用30 g。只要对证，就可以在安全范围内大剂量用药，心细胆大，才能取得良好的疗效。龙骨、牡蛎、珍珠母三味药都是化石、介类药物，临床煎服时常常需要先煎半小时，其镇静的有效化学成分才能很好地析出。

医案

患者王某，女，28岁，发现心动过速半年余。半年前因活动劳累后出现心悸，搏动感明显，遂于医院完善相关检查，心肌酶、心电图未见异常，24小时动态心电图显示"频发房性期前收缩，短阵房性心动过速"，未服药。近半年自行监测心率，平均80～90次/分，轻微活动后心率达120～130次/分。患者熬夜、劳累及情绪激动时诱发心悸心慌加重，遂来就诊。症见：心慌，劳累熬夜后加重，怕热，晚上易汗出，口干渴，无口苦，饭后易腹胀，反酸烧心，眠差，夜间多梦易醒，醒时伴有心悸感，担忧紧张，眠后仍有疲惫感，大便2～3天一行，小便频，舌淡红，苔白腻，脉弦细。拟方柴胡加龙骨牡蛎汤加减：柴胡15 g，黄芩10 g，法半夏30 g，党参15 g，酒大黄10 g，茯苓30 g，桂枝15 g，生龙骨（先煎）30 g，生牡蛎（先煎）30 g，陈皮30 g，姜厚朴30g，夏枯草30 g，海螵蛸20 g，薏苡仁30 g，仙鹤草45 g，刺五加30 g，贯叶金丝桃30 g。14剂，水煎服。嘱患者规律作息，戒辛辣油腻。上方尽剂后复诊，腹胀、反酸、烧心感基本好转，睡眠明显改善，夜间睡眠平稳，心悸较前好转，但仍偶有心慌，担忧感明显缓解，大便日1次，小便调。效不更方，嘱患者继服前方维持治疗。

参考文献

[1] 冯世纶，张长恩.经方传真[M].北京：中国中医药出版社，1994：110.
[2] 钟赣生，杨柏灿.中药学[M].北京：中国中医药出版社，2021.

三、麻黄汤 桂枝汤

《伤寒论》第一条曰："太阳之为病，脉浮，头项强痛而恶寒。"太阳主一身之表，病在体表，恶寒发热，即为太阳病。风寒等外邪侵袭肌表，人体之阳气奋起抗邪，阳气浮盛于表，故见脉浮。风寒侵袭，经气不舒，则见头项强痛。卫阳郁遏则恶寒发热。仲景根据每个人感受外邪所表现的临床症状不同，将太阳病分为太阳伤寒、太阳中风等多种情况。无论伤寒或中风，只要属于太阳病，其临床表现均有第一条的太阳病症状在内，此为太阳伤寒与中风的共性。太阳伤寒与太阳中风的区别在于是否汗出。

《伤寒论》第三条曰："太阳病，或已发热，或未发热，必恶寒，体痛呕逆，脉阴阳俱紧者，名为伤寒。"参见第一条可知，太阳伤寒症见恶寒、体痛、脉浮紧。太阳病之恶寒、体痛症状亦见于《伤寒论》第三十五条曰："太阳病，头痛，发热，身疼，腰痛，骨节疼痛，恶风无汗而喘者，麻黄汤主之。"风为百病之长，风挟寒邪侵袭人体肌表，因风寒之寒邪偏盛，寒为阴邪，其性收引，导致肌腠密闭而无汗；肺外合于皮毛，皮毛闭塞，肺气受累而郁闭，故气喘。综合来看，太阳伤寒的主症为发热恶寒、无汗而喘、头身疼痛、脉浮紧，当治以麻黄汤辛温解表发汗。

《伤寒论》第二条曰："太阳病，发热汗出，恶风脉缓者，名曰中风。"可知太阳中风以汗出为症状特点，太阳病汗出亦见于《伤寒论》第九十五条曰："太阳病，发热汗出者，此为荣弱卫强，故使汗出，欲救邪风者，宜桂枝汤。"可知太阳中风之病机为感受外风导致的"荣弱卫强"，太阳中风是因感受风邪所致，寒邪不甚明显，风为阳邪，其性轻扬开泄，导致皮肤腠理开泄，加之人体阳气浮盛在表，两阳相合迫津外出而出汗。《伤寒论》第十三条曰："太阳病，头痛，发热，汗出，恶风，桂枝汤主之。"参见第一条，可知太阳中风的主症为发热恶风、汗出、脉浮缓，当治以桂枝汤辛温疏风解表，调和营卫。

方解

麻黄汤由麻黄、桂枝、杏仁、炙甘草四味药组成。麻黄辛散发汗，宣发肺气而平喘；桂枝温通寒邪闭塞之经脉，疏风解表；杏仁降气平喘；炙甘草缓和诸药。麻桂相须以宣发腠理，麻杏相使以复肺气之宣降。四药合用，取"微似汗"，腠理得开，肺气得降，风寒邪去，病向愈。麻黄汤为发汗峻剂，中病即止，不可过汗。

桂枝汤由桂枝、芍药、生姜、大枣、甘草组成。桂枝辛温祛在表之风邪，芍药酸收固敛在内之阴津，生姜辛散助桂枝解表，大枣味甘助芍药补营阴，甘草合桂枝辛甘化阳，合芍药酸甘化阴。诸药合用为解肌发汗、调和营卫之代表方。可嘱患者服药后频频饮热水或热粥，可助汗，祛外邪。桂枝汤发汗以"遍身微似有汗者益佳，不可令如水流漓"，医者当须谨记。

"正气存在内，邪不可干。""邪之所凑，其气必虚。"双心疾病患者因身体欠佳，平素饮食起居稍有不慎，即易感受外邪而发病。如冠心病患者多因感受风寒而发作，临床中需根据患者症状、体征辨证属太阳伤寒或中风，以选择麻黄汤类方或桂枝汤类方，随证加减治之。

四、小青龙汤

《伤寒论》第四十条曰："伤寒表不解，心下有水气，干呕发热而咳，或渴，或利，或噎，或小便不利，少腹满，或喘者，小青龙汤主之。"太阳伤寒表邪未解，故发热，心下停有水饮，气机受阻，气机上逆故咳嗽、气喘、呕吐，水饮阻滞心下胃脘，津液停聚于局部，不能上乘濡润则口渴，小便不利、少腹满均为水饮代谢失常的表现。《金匮要略·痰饮咳嗽病脉证并治第十二》曰："咳逆倚息不得卧，小青龙汤主之。"素体阳虚不化水饮，复感风寒即发为咳逆倚息不得卧之证。病机为外感风寒、里有水饮，治疗当解表散寒、温化水饮。

方解

小青龙汤以桂枝汤为底方，去生姜、大枣，加麻黄、半夏、干姜、细辛、五味子而成。麻黄合桂枝宣发毛窍，半夏燥湿降逆止呕，干姜、细辛温肺化饮，五味子敛肺止咳喘，炙甘草益气和中，五味子、芍药与诸辛散之品相配，散中有收，缓和药性，防辛燥伤津。全方辛散酸收同用，祛邪兼顾扶正，可将在表之风寒、在里之水饮驱散于无形。

冠心病、心衰等病多属阳微阴弦之证，阳气虚弱，寒饮内盛，稍受风寒即可发为外寒内饮之恶寒发热、头身疼痛、喘咳痰多、胸脘痞闷、身体浮肿、苔白滑等症，临床中每每用小青龙汤加减治疗，颇为见效。

医案

蒙某，女，65岁，患冠心病5年余、高血压10年余，平素血压控制良好。冬日突然下雪，晨起去菜市场买菜感受风寒，胸闷气短，咯吐涎沫，自服金花清感颗粒不见好转，遂来就诊。症见：怕风恶寒，头痛，项部发紧，胸闷气短，咳吐涎沫白稀痰，眠可纳差，大便每日2次，便溏黏腻，小便频，舌淡紫，边有轻微齿痕，苔白滑，脉浮紧。拟方小青龙汤合三仁汤加减：生麻黄5 g，干姜10 g，半夏20 g，细辛3 g，五味子5 g，姜厚朴15 g，丹参30 g，川芎20 g，炒苦杏仁10 g，白豆蔻15 g，薏苡仁15 g，滑石15 g，茯苓15 g，白术10 g，炙甘草10 g。共7剂，水煎服，每日2次。二诊时诸症均改善，仍稍有胸闷气短，舌淡紫，苔白腻，继服前方7剂，巩固治疗。

五、麻杏石甘汤

《伤寒论》第六十三条曰："发汗后，不可更行桂枝汤，汗出而喘，无大热者，可与麻黄杏仁甘草石膏汤。"发汗后表不解，原应当以桂枝汤发汗解表，但患者出现汗出喘息、发热的症状，是因表邪郁闭、邪热内陷于里而为表里同病，病机发生变化，热壅于内，故见喘息，发热。这里的汗出，与桂枝汤证的汗出有别，是因阳明里热熏蒸所致，其特点是汗出黏稠量多且臭味重，与桂枝汤证的自汗稀薄量少、臭味轻有别[1]。喘急是因表热郁闭、阳明里热壅滞，内外热邪交蒸致喘。本证属太阳表邪不解、阳明热邪蒸腾于里，当用麻杏石甘汤解表里热。

方解

麻杏石甘汤为麻黄汤去桂枝，倍用麻黄，增甘草量，加石膏而成，用于双心疾病之表里俱热。麻黄发汗解表，开宣表邪之郁闭，石膏清阳明里热，麻黄得石膏，去性存用，宣散表邪而不助热，石膏得麻黄，针对喘咳之病因，清泄肺热不凉遏。麻黄辛散，石膏辛凉，实为后世辛凉解表之先河。"麻黄以杏仁为臂助"，杏仁可利气平喘，与麻黄宣降肺气，甘草护胃和中，全方寒温并用，散太阳表邪，除阳明内热。若喘咳兼咳痰量多者，可加用燥湿祛痰药，如半夏、浙贝母等。

临床发挥

临床运用麻杏石甘汤时，麻黄宜生用。相较于蜜炙麻黄、麻黄绒，生麻黄的辛散作用最强，可开皮毛之郁闭，宣畅肺气，调匀气息，平息喘咳。从药理学角度看，是因为麻黄中的生物碱和挥发油具有松弛支气管平滑肌、减轻支气管黏膜水肿从而镇咳平喘的作用[2]。在临床中生麻黄常用 3～10 g，可以有效改善双心疾病患者伴有胸闷气短、喘息的症状，支气管哮喘患者也适用。麻黄有升高血压的作用，对于高血压的患者，生麻黄不能用太长时间，不能用过大剂量，不利于血压的稳定。

医案

患者，于某，女，55 岁，因心悸多次于门诊复诊，经中药口服治疗后心悸症状平稳，未再发作，血压平稳，（120～130）/（70～85）mmHg，心率 70～80 次 / 分钟，有高脂血症病史 5 年。平素喜食肥甘厚腻，近期因感冒受凉后出现咳嗽，怕冷鼻塞，颈项发紧，咳黄黏痰块，阵发咳嗽后出现心慌胸闷伴汗出，2 分钟后缓解，烦躁口渴，晨起口苦，纳可，眠浅，睡不佳，大便干稀不调，小便可，舌胖，苔薄腻，脉滑数。拟方麻杏石甘汤合小柴胡汤加减：柴胡 15 g，黄芩 10 g，法半夏 30 g，党参 10 g，麻黄 5 g，炒苦杏仁 10 g，生石膏（先煎）30 g，葛根 45 g，防风 15 g，麸炒苍术 20 g，炒苍耳子 10 g，茯神 30 g，浙贝母 20 g，款冬花 10 g，酒萸肉 30 g。7 剂，水煎服。上方尽剂后复诊，咳嗽咳痰、鼻塞、项紧基本好转，眠可，大便成形，每日 1 次，睡前易发作心悸，眠浅易醒。遂于前方基础上去葛根、苍耳子、浙贝母、款冬花，加生龙骨 30 g、生牡蛎 30 g、薏苡仁 30 g、酸枣仁 20 g。14 剂，水煎服。上方尽剂后复诊，患者诉睡眠明显改善，心悸基本好转，未再发作。

参考文献

[1] 冯世纶，张长恩 . 经方传真 [M]. 北京：中国中医药出版社，1994：102.

[2] 张廷模，彭成 . 中华临床中药学 [M]. 北京：人民卫生出版社，2015：139.

六、麻黄附子细辛汤

《伤寒论》第三百零一条曰："少阴病，始得之，反发热，脉沉者，麻黄附子细辛汤主之。"少阴病是阴寒表证，本无发热，今反发热。《伤寒论》第二百八十一条言："少阴之为病，脉微细。"少阴病始得之病在表，脉当微细，今反沉，《金匮要略·水气病脉证并治第十四》曰："水之为病，其脉沉小。"沉主病位在里，提示太阴有水饮。可看出麻黄附子细辛汤证是外有寒邪、内有水饮之证，属少阴太阴合病。

方解

麻黄附子细辛汤辨证用于双心疾病属少阴病兼水饮，症见欲寐嗜睡、神疲乏力、精神不振、脉沉者。麻黄附子细辛汤是由麻黄附子甘草汤去甘草加细辛而成，因少阴病只宜微发汗，故原方麻黄仅用二两以解少阴之表，附子温阳祛少阴虚寒、温化水饮，细辛辛温祛寒逐饮。全方共奏祛除少阴表寒兼太阴水饮之功。《伤寒论》第二百八十一条论述少阴病"但欲寐"，双心病患者属少阴证者有精神萎靡不振、疲乏、嗜睡欲寐等症状，用麻黄附子细辛汤可振奋阳气、温化停饮，畅行全身气机，气畅饮化则神清有力。

临床发挥

临床中，心血管疾病如病态窦房结综合征、房室传导阻滞、肺心病、低血压等病属少阴阳气亏虚，症见精神萎靡、乏力嗜睡、无精打采者均可辨证选用本方治疗。麻黄宣散表寒，合细辛温散通经、附子温通十二经，药简力宏。若是心衰患者病属阳气大亏之人，宜注意固护阳气。

医案

患者，何某，女，68岁，患心动过缓10年余。于2023年10月27日至11月1日在某医院住院检查诊断为"病态窦房结综合征，动脉粥样硬化，高脂血症，高血压病3级（高危），颅内多发缺血，慢性萎缩性胃炎，胃食管反流，左肾上腺全切术后，切口疝术后"，建议尽早行起搏器植入术。患者不想手术，欲求中药保守调理，遂来就诊。症见：心慌心悸，心悸发作时大汗出，劳累后加重，夜间心悸胸闷症状明显，全身无力，自诉心率白天约48次/分，夜间约38次/分，胸闷气短，后背闷痛，头晕头痛间断发作，血压145/93 mmHg，晨起口苦明显，嗓间有痰易咳出，入睡困难，夜间易醒，醒后难以入睡，易腹胀，有反酸烧心感，眠差，大便日1次，便溏粘马桶，小便黄，舌红苔黄腻，脉迟缓，律不齐。拟方麻黄附子细辛汤合小柴胡汤、三仁汤加减：生麻黄5 g，制附子15 g，细辛5 g，柴胡20 g，黄芩10 g，半夏20 g，党参15 g，炒苦杏仁10 g，草豆蔻15 g，薏苡仁30 g，滑石30 g，姜厚朴15 g，茯苓15 g，泽泻10 g，生甘草10 g，生石膏（先煎）30 g，海螵蛸30 g。14剂，水煎服。嘱患者规律作息，调畅情志，按时服药。上方尽剂后复诊，服药后心悸心慌症状改善，纳可，反酸呕吐减轻，二便调，但仍心率慢，心悸心慌，入睡困难，夜间易醒，偶有头晕。前方基础上改半夏30 g、厚朴30 g，加石菖蒲20 g，远志10 g，天麻10 g，钩藤30 g。14剂，水煎服。上方尽剂后复诊，患者血压控制稳定在（120～135）/（60～70）mmHg，白天心率提高到55～60次/分，夜间心率为45～50次/分，乏力感明显减轻，活动力上升，睡眠好转，基本无头晕症状，舌暗，苔稍腻，脉滑缓。继予前方持续服用，巩固治疗。

七、酸枣仁汤

双心疾病患者以虚为枢。"虚"即暗耗而正虚，瘀热搏结日久，暗耗气血亏虚，心神失养，虚热内扰，神志不藏而见心烦失眠、喜怒无常等精神情志病变。同时失眠日久亦耗阴血，加重病情，形成恶性循环。《血证论》言："心病不寐者，心藏神，血虚火妄动，则神不安，烦而不寐。"以热为渐，五志过极皆能化火，内生热邪可上扰心神，导致神乱。《伤寒杂病论》中双心疾病失眠的相关症状有《金匮要略·血痹虚劳病脉证并治第六》"虚劳虚烦不得眠"，《伤寒论》第七十六条"虚烦不得眠"，这两条文中虽都有心烦不寐的症状，但其病机和所用的方药均不相同。

《金匮要略·血痹虚劳病脉证并治第六》第十七条曰"虚劳虚烦不得眠，酸枣汤主之"。虚劳是因劳损过度导致的慢性衰弱性疾病的总称，包括气虚、血虚、阴虚、阳虚及虚劳夹瘀等多种类型。"虚劳虚烦"及酸枣仁汤方中重用酸枣仁二升，均提示本病以血虚为本，以血虚所生邪热为标，邪热内扰引起心烦悸、失眠不寐等症状，治以养血安神为本，清热除烦为标，方用酸枣仁汤。

方解

酸枣仁汤由酸枣仁、川芎、知母、甘草、茯苓组成。双心病辨证属血虚而心悸虚烦不得眠者，用酸枣仁汤可补虚治本。《本经》言"酸枣，味酸，平""久服安五脏，轻身延年"，可见酸枣仁养血安神。酸枣仁补血敛神安眠；川芎活血缓急、除瘀滞；知母滋阴清烦热；茯苓宁心安神；甘草生用偏凉，可清热除烦，兼可补中缓急。全方主以酸收，辅以辛散。若虚热迫津外泄见自汗盗汗者，可加用生牡蛎、浮小麦、五味子敛阴止汗；惊悸甚者加入生龙骨、珍珠母镇惊安神；虚热内扰甚者加入白芍、生地等。

临床发挥

虽然酸枣仁汤出自《金匮要略》，但是该书并没有酸枣仁的炮制记载。因此临床中酸枣仁可生用，也可炒用，亦可生、炒各半用。在临床中选用酸枣仁时，常用30～45 g，可取得很好的养血宁神之效，治疗双心病之血虚失眠者效果尤佳。当患者失眠多梦、健忘、心烦、心悸等心神不安的症状明显时，方中茯苓可以换作茯神。茯神别名茯神木、伏神、神木等，宁心安神作用较茯苓更强。茯苓性平，没有什么毒性，因此常常用到 30 ～ 40 g，既可安神，又可利湿，常用来治疗水饮上扰心神引起的心悸失眠症状。

医案

患者，郭某，男，40 岁，因运动及劳累后心悸心慌，遂于某医院急诊就诊，查心肌酶、心电图等相关检查提示"频发房性期前收缩，偶发室性期前收缩"。后于门诊就诊，症见：运动及休息不佳时出现心悸心慌症状，持续 3 ～ 4 min 后缓解，自觉心律不齐，伴胸闷气短，无胸痛，偶有头痛，口干苦，腰腿酸痛，内裤潮湿，会阴部湿疹，情绪紧张担忧，纳可，眠浅，睡眠时间短，夜间易醒，梦多，因休息不好白天易头目眩晕、疲乏，大便偶成形，每日 1 ～ 2 次，小便可，口唇色淡，舌淡胖，有齿痕，苔根黄腻，脉滑、有间歇。拟方小柴胡汤合酸枣仁汤加减：柴胡 15 g，黄芩 10 g，半夏 30 g，党参 15 g，炒酸枣仁 30 g，川芎 15 g，夏枯草 30 g，薏苡仁 30 g，茯苓 20 g，桂枝 15 g，丹参 15 g，郁金 15 g，贯叶金丝桃 30 g，陈皮 30 g。14 剂，水煎服。嘱患者规律作息，避免过度劳累，适量运动。上方尽剂后复诊，心悸心慌改善，发作频率减少，每次发作时间缩短至 1 min 左右，胸闷气短、头痛、口干苦症状基本好转，睡眠改善，晨起乏力感明显减轻，湿疹消退，情绪随之好转。前方基础上加远志 20 g、生龙牡各 30 g，继续巩固治疗。

八、栀子豉汤

《伤寒论》第七十六条曰："发汗吐下后，虚烦不得眠，若剧者，必反复颠倒，心中懊憹，栀子豉汤主之。"此虚烦是相对实烦而言，指其热无形散漫，并非指本方主治虚证。经汗吐下治疗后，仍有未除之邪热郁于胸膈，留扰神明之心，导致心烦失眠等症状。若症状更剧者，必辗转反侧，心中懊憹烦闷，不可名状，难以入睡。由条文可见，该方病证主要在胸膈部位，有胸中痞闷、烦躁、懊憹等症状，属阳明热病，需治以宣解郁热。

方解

栀子豉汤辨证可用于双心疾病属阳明病，胸中痞塞、胸闷心烦、剧者虚烦不得眠、反复颠倒者。栀子豉汤由栀子和淡豆豉两味药组成，《本经》言栀子"味苦，寒，主五内邪气，胃中热气"，栀子苦寒，清热除烦，豆豉苦凉，宣发郁热，二者配伍可宣散胸膈阳明郁热，解烦除懊恼。若兼见少气无力症状，可加入益气补中的甘草；若兼见呕吐症状，可加入生姜降逆止呕。

临床发挥

对于热邪内扰引起的烦躁不安、懊恼不眠，常选用栀子、淡竹叶等清心除烦药物治疗，栀子通泻三焦，长于清心烦，作用远强于淡竹叶，患者舌尖红明显或小便黄时就可选用，但栀子苦寒易伤胃，因此可选用炒栀子，用 10 g 左右即可，不宜用过大量。

医案

患者，孙某，女，67 岁，失眠 1 周余，睡前烦扰，胸中烦闷，翻来覆去难以入睡，无诱因夜间易醒，醒后头颈出汗，因休息不佳晨起出现头痛、乏力感，晨起口干苦，头晕沉，手脚心热，有高血压病史，平素血压控制在（130 ～ 140）/80 mmHg，喜饮茶，纳可，大便日 1 次，小便偏黄，舌红苔黄厚，脉沉。拟方栀子豉汤合小柴胡汤加减：炒栀子 10 g，淡豆豉 15 g，柴胡 20 g，黄芩 15 g，半夏 20 g，川芎 20 g，刺五加 30 g，石菖蒲 25 g，远志 10 g，夜交藤 10 g。5 剂，水煎服。嘱患者调畅情志，规律作息，睡前戒茶。上方尽剂后复诊，患者自诉睡前胸中烦闷消失，可较快入睡，眠佳，头晕、口干苦基本好转。

九、半夏厚朴汤

《素问·举痛论》言："百病生于气也，怒则气上，喜则气缓，悲则气消，恐则气下……思则气结。""思则心有所存，神有所归，正气留而不行。"《景岳全书》提出"因郁而病""因病而郁"及"郁总由乎心"。双心疾病患者常因担心自己的病情，往往多忧愁思虑，衍生许多于事无补的焦躁不安情绪，加重病情，陷入因病致郁、因郁致病的恶性循环。"思则心有所存，神有所归，正气留而不行"，思虑太过导致气机运行不畅，气滞生痰湿，忧思伤脾，脾不能为胃行其津液，亦变生痰湿，最终痰气胶结，流滞于机体不同部位，变生不同疾病。

若痰气阻结于咽喉，则发为"梅核气"，即《金匮要略》中所言"妇人咽中如有炙脔"，其意是指患者咽喉不利，如有物梗阻在喉间，咯之不出，咽之不下。患有梅核气的患者常常可以正常饮食吞咽，也无疼痛，但患者常因情绪易于波动，想入非非而难以排解，兼有胸闷、善太息、心烦等病变。本证属痰气互结，没有明显的热象，因此用方选药应取平淡，治以半夏厚朴汤开结化痰、顺气降逆。

方解

半夏厚朴汤由半夏、厚朴、茯苓、生姜、紫苏5味药组成，由小半夏加茯苓汤加厚朴、紫苏而成，主治太阳太阴合病、太阴为主。方药平淡，可用于痰气互结引起的胸满、咳嗽咳痰、咽中异物感等症状。五药合用可有解除表邪、顺气化痰降逆之功。半夏、厚朴、生姜辛开散结，苦以降逆；半夏配伍茯苓化痰利水除湿；生姜、紫苏解除表邪，同时苏叶还兼有芳香消胀行气的功效，使气顺痰消，则痰涎可去，咽中炙脔可除，舒畅气机；加以言语疏导，减轻双心病患者不良情绪给身体带来的胸闷气短、咳逆、恶寒、咽堵等各种症状。

临床发挥

仲景所述的半夏厚朴汤虽然只限于对"妇人咽中如有炙脔"的治疗，但其实临床应用可拓展到男性，并且不仅仅只用于治疗咽部不适和情志病，还可用于太阳太阴合病之外邪内饮引起的咳嗽、胸满、恶寒等多种症状。

医案

患者，张某，男，43岁，患高血压病1年余，控制不佳2周。1年前测血压160/125 mmHg，服用苯磺酸左氨氯地平片2.5 mg，每日1次，血压降至140/90 mmHg，后规律服降压药。2周前因出差劳累饮酒后出现眩晕症状，故来就诊。症见：头目眩晕，时有头痛，眼干涩，口干，晨起口苦，咽部异物感，咳痰，色白清稀，自觉乏力，脘腹胀满，纳呆，大便每日1～2次，不成形，黏腻不爽，小便尚可，舌淡红，边有齿痕，苔白滑，脉沉。拟方半夏厚朴汤合泽泻汤加减：法半夏15 g，姜厚朴15 g，茯苓30 g，紫苏梗10 g，泽泻15 g，麸炒白术15 g，藿香15 g，佩兰15 g，党参10 g，柴胡15 g，黄芩10 g。7剂，水煎服。嘱患者少饮酒。上方尽剂后复诊，未再有头眩晕，口干苦咳痰消失，大便成形，纳可有食欲。

十、甘麦大枣汤

双心患者常因思虑太过，气郁从火化，火热煎熬阴津，加上双心病常有的瘀热基础，常导致阴津不足，津血虚脏腑失养，虚热内扰，神明不守，多出现焦虑、紧张、坐立不安、眠差等症状，属中医"脏躁"范畴。《金匮要略·妇人杂病脉证并治第二十二》言："妇人脏躁，喜悲伤欲哭，象如神灵所作，数欠伸，甘麦大枣汤主之。"脏躁以女性多见，多表现为精神恍惚、情绪低落、悲伤易哭、焦虑紧张、眠浅易醒、神疲乏力、常呵欠频作、言语不能自主等症状。因阴津亏虚、虚热内扰引起的心烦眠差、情绪低沉抑郁或焦虑不安等精神情志病变，以甘麦大枣汤治疗常可取效。

方解

甘麦大枣汤辨证用于双心疾病属太阴病，症见焦虑紧张、悲伤欲哭、呵欠频作者。甘麦大枣汤由甘草、小麦、大枣组成。小麦甘凉，可安心神、除心烦，《名医别录》言小麦"主除热"，甘草、大枣缓急调中，补养心阴气血。全方甘平质润，取"甘以缓之"之意，常与他方合用治疗双心疾病，较少单独使用。

临床发挥

本方虽治疗妇人脏躁，但临床应用不必拘泥于妇人，男性亦可用。对于围绝经期综合征、癔症、抑郁症、神经衰弱等符合本方证病机者均可选用。在《西溪书屋夜话录》中，王旭高曰："一法曰：缓肝。如肝气甚而中气虚者，当缓肝，炙甘草、白芍、大枣、橘饼、淮小麦"。《素问·脏气法时论》曰："肝苦急，急食甘以缓之。"从中可以体会到，甘麦大枣汤在应用时应关注"急迫""紧张"之症。"五志过极皆可化火"，心情不畅则气机郁滞，气郁所化热邪是冠心病伴焦虑抑郁发展的催化剂，要尽早干预，未病先防，既病防变。另外，对于气郁化火伤阴耗津引起的焦躁烦扰等症，常选用合欢皮30 g、沙参30 g，合欢皮解郁安神，可疗"忿怒忧思，情志所伤"，沙参可滋阴清热，二者相伍，标本兼顾。

十一、半夏泻心汤

《伤寒论》第一百四十九条曰："伤寒五六日，呕而发热者，柴胡汤证具，而以他药下之，柴胡证仍在者，复与柴胡汤。此虽已下之，不为逆，必蒸蒸而振，却发热汗出而解。若心下满而硬痛者，此为结胸也，大陷胸汤主之；但满而不痛者，此为痞，柴胡不中与之，宜半夏泻心汤。"伤寒五六日，太阳表证出现传变，病邪由太阳传入少阳，出现呕吐发热等柴胡汤证症状，医者行下法治疗，为误治，此时如果柴胡汤证仍然存在，应该改正用药思路，用柴胡剂治疗，还为时不晚，可"蒸蒸而振，发热汗出"而病解。如果经下法治疗后出现心下痞满硬痛的症状，是结胸病，应该用大陷胸汤治疗。若下法治疗后只见心下满闷，没有疼痛，是因误用下法损伤中阳，少阳邪热乘虚内陷，以致气机升降失调、上热下寒，故出现心下痞满等症状，需治以半夏泻心汤。《金匮要略·呕吐哕下利病脉证治第十七》曰："呕而肠鸣，心下痞者，半夏泻心汤主之。"根据仲景条文论述可知，半夏泻心汤证的辨证要点是心下痞满而不痛，兼有呕吐肠鸣。病为中焦气机失调、上热下寒所致。

方解

双心疾病属上热下寒证，症见呕吐肠鸣下利、心下痞但满而不痛、苔腻微黄者，可选用半夏泻心汤辛开苦降、平调寒热。半夏泻心汤是小柴胡汤去柴胡、生姜，加黄连、干姜而成，即有半夏、干姜、黄连、黄芩、人参、炙甘草、大枣7味药。半夏、干姜辛温而温阳化饮、散痞降逆止呕，黄芩、黄连苦寒泄热止利，四味药共奏辛开苦降、寒热平调之效；因邪热乘虚内陷，故用甘温之人参益气扶正散饮，炙甘草、大枣益气缓急和中。全方共奏辛开苦降调气机、寒热并用调阴阳之功。

半夏泻心汤的变方有甘草泻心汤、生姜泻心汤。此三方均治疗上热下寒证，但其各自病机又略有不同。

甘草泻心汤见于《伤寒论》第一百五十八条，文曰："伤寒中风，医反下之，其人下利，日数十行，谷不化，腹中雷鸣，心下痞硬而满，干呕，心烦不得安。医见心下痞，谓病不尽，复下之，其痞益甚。此非结热，但以胃中虚，客气上逆，故使硬也，甘草泻心汤主之。"甘草泻心汤证是因医者误用下法导致中气更虚，腹泻症状加重而至"下利，日数十行"的地步。故在半夏泻心汤基础上增加炙甘草用量至四两，重用炙甘草益气补中缓急，炙甘草性甘，可缓急止痛，同时可补益中气，有一举两得之效。

生姜泻心汤出自《伤寒论》一百五十七条，文曰："伤寒汗出解之后，胃中不和，心下痞硬，干噫食臭，胁下有水气，腹中雷鸣，下利者，生姜泻心汤主之。"干噫指嗳气，食臭指食积导致的口中酸臭味，干噫食臭是消化不良时出现的症状，指嗳气时伴有食物的酸腐味。"胁下有水气"提示本证为上热下寒之寒饮偏重者，故在半夏泻心汤基础上减干姜用量，加入大量生姜散饮止呕。干姜虽能温化水饮，但性守而不走，生姜辛温善于发散，走而不守，可宣散水气，并且较干姜多了降逆止呕的功效，可更好地缓解呕吐症状，且生姜没有干姜温性大，更不容易助生热邪，因此仲景减干姜用量而重用生姜四两。针对双心疾病上热下寒之寒饮偏重，症见呕吐甚、干噫食臭、肠鸣下利、心下痞者可选用生姜泻心汤治疗。

临床发挥

当今国人饮食结构以膏粱厚味为主，恣食冷饮甜品，但活动减少，不喜运动，久而久之，运化功能减弱，出现心下痞满、面垢、口干苦、大腹便便、便溏黏腻、苔厚腻等湿邪为患的症状，湿邪郁热而成上热下寒之证。半夏泻心汤为临床辛开苦降之方，辛以散寒，苦以降热，寒热并用，通调气机与阴阳，使寒消热退，诸症自解。

半夏有小毒，内服一般炮制后使用。法半夏长于燥湿化痰，清半夏既能燥湿化痰又能和胃消痞，姜半夏长于降逆止呕，在临床中应根据具体情况选用。症状轻者用15 g，痰湿重者每每用到30 g，应结合具体情况灵活用量。

医案

患者，陈某，男，60岁，冠心病支架术后2年，有高脂血症、高血压病史，规律服用阿司匹林、琥珀酸美托洛尔、阿托伐他汀、单硝酸异山梨酯片。2023年10月10日晨洗澡时突发胸闷气短，稍胸痛，头晕昏沉，乏力，持续约2分钟，休息后缓解，随即测量血压150/90 mmHg，心率101次/分，口干苦，欲饮水，自觉腹部胀满，饭后明显，有烧心感，胃口差，夜间易醒，大便每日2～3次，偏软，舌暗，苔黄厚腻，脉沉。拟方小柴胡汤合半夏泻心汤加减：柴胡20 g，黄芩15 g，半夏20 g，党参15 g，茯苓30 g，黄连10 g，生姜10 g，白术15 g，泽泻15 g，丹参30 g，薤白30 g，厚朴15 g，乌贼骨30 g，生甘草5 g。7剂，水煎服。上方尽剂后复诊，患者未再复发胸痛胸闷症状，腹胀烧心感消失，吃饭有食欲，纳眠可，大便成形。前方基础上去黄连、甘草，加天麻 15 g、钩藤 30 g，巩固治疗 10 天。

十二、厚朴生姜半夏甘草人参汤

厚朴生姜半夏甘草人参汤主要用于太阴病中气虚之腹胀满者，为小半夏汤加厚朴、甘草、人参而成。《伤寒论》第六十六条曰："发汗后，腹胀满者，厚朴生姜半夏甘草人参汤主之。"表证发汗后，患者出现腹部胀满、痞闷不适的症状。因发汗过多导致气津耗伤，气虚无力推动则气滞，见腹胀满，故用厚朴行气消胀满；气虚，故加入甘草、人参补气；气虚无力行津，易出现津液停聚，故用半夏燥湿化痰，生姜宣畅中焦气机与水湿。

方解

双心病患者因机体长期与体内蕴结之瘀热痰邪相争，气血受损亏虚，稍感外邪或饮食失节则易耗气，气虚则出现腹部胀满症状，可选用厚朴生姜半夏甘草人参汤治疗。全方共厚朴、生姜、半夏、甘草、人参五味药。厚朴苦温泄满，生姜合半夏辛开宣散太阴气机及津液停聚，人参补益气津，甘草甘缓和中。临床见到腹胀满属太阴病里虚寒者，可酌情使用。

十三、苓桂术甘汤

《伤寒论》第六十七条曰："伤寒，若吐若下后，心下逆满，气上冲胸，起则头眩，脉沉紧，发汗则动经，身为振振摇者，茯苓桂枝白术甘草汤主之。"太阳病伤寒，本当用麻黄剂发汗，若用吐法、下法治疗则为误治。吐下损气伤阳，阳虚饮生，表邪又未解，水饮上冲，从心下上攻心胸，导致头晕目眩、胸脘满闷等症，脉沉紧提示里有寒饮实邪。若此时只发汗会触动经脉，出现身体的振振摇动，应当解表化饮、平冲降逆，选用苓桂术甘汤治疗。《金匮要略·痰饮咳嗽病脉证并治第十二》第十六条曰："心下有痰饮，胸胁支满，目眩，苓桂术甘汤主之。"可见，苓桂术甘汤的主症为头目眩晕、胸脘满闷、脉沉紧，若无表证，仅有水气上冲，亦可用苓桂术甘汤。

方解

双心疾病辨证若属太阳太阴合病、太阴为主，症见外寒内饮、水气上冲之头晕目眩、胸胁支满、脉沉紧者，有无表证均可用。太阴病水液代谢失调，可表现为舌质淡、边有齿痕、苔白滑、口干、大便黏腻溏泄、小便不利等症状，若水气上逆则见心悸、胸闷、头晕目眩、气上冲感，当用苓桂术甘汤降逆平冲、逐散水饮。其中桂枝解除表邪、降逆冲气，茯苓、白术健脾燥湿利水逐饮，甘草缓急和中，同时桂甘合用辛甘化阳，可振奋阳气，有利于水饮的消除。

临床发挥

《金匮要略》言："病痰饮者，当以温药和之。"水饮阻滞，阳气不通时需用桂枝等温阳化气药物治疗，甚者可用附子、细辛等温通阳气行水。但叶天士又说"通阳不在温，而在利小便"，这两句话看似矛盾，其实不然。叶天士所说的这句话点明了利水以消除有形之邪的重要性，阻滞阳气通达的有形水饮消除，则阳气自通。痰饮水湿属阴邪，阴邪当治以温阳之法。但若是水湿痰饮与热邪互结或郁久化热，形成湿热之邪，湿热蕴结致使阳气郁阻，一味温阳通阳则反助热势，需以茯苓、滑石、通草等利水渗湿，佐以清热之品，使湿热从小便走，阻滞阳气通达的水饮消除，阳气自通，机能恢复正常运行，症状可解。苓桂术甘汤证无热，为内有寒饮证，应当治以温阳利水法，温阳药佐以利水药，使寒饮从小便除，治疗思路相同。临床遇到水饮证，应当先辨明属寒属热。对于寒湿或湿热之邪，不能一味地温阳祛寒或清热，需要着重考虑有形之邪的祛除，水饮痰湿去，则寒热之邪无以依附留存，症状亦可消。太阴病水饮为患很常见，表现为口不渴或渴不欲饮、小便不利、舌质淡胖、边有齿痕。若在此基础上出现水饮上逆而见气上冲、心下逆满、头晕耳鸣、心悸者，就属于苓桂术甘汤证。

医案

患者，杨某，男，43岁，头晕1个多月。患者1个多月前因劳累后出现头晕，遂来就诊，行头部相关检查结果未见异常，测量血压135/82 mmHg。自诉头晕沉昏蒙，眼干眼涩，偶有耳鸣，口干渴，无口苦，晨起咳白稀痰，饮水后欲呕，有气上冲感，情绪烦躁，压力大，腰膝酸软，纳一般，眠一般，醒后有乏力感，大便不成形，每日3次，小便发黄，舌淡，苔白厚腻，中间有裂纹，舌体偏胖，脉沉。拟方苓桂术甘汤合半夏厚朴汤加减：茯苓30 g，桂枝10 g，炒白术15 g，泽泻20 g，半夏30 g，太子参15 g，厚朴30 g，苏梗15 g，川牛膝20 g，夏枯草30 g，合欢皮30 g，贯叶金丝桃

30 g。12 剂，水煎服。嘱患者规律作息，调畅情志。上方尽剂后复诊，头晕沉、气上冲感明显改善，眼干涩、耳鸣消失，大便成形。继服前方巩固治疗 1 周，诸症消除。

十四、五苓散

《伤寒论》第七十一条曰："太阳病，发汗后，大汗出，胃中干，烦躁不得眠，欲得饮水者，少少与饮之，令胃气和则愈；若脉浮，小便不利，微热消渴者，五苓散主之。"太阳病用汗法治疗为正确的治法，但发汗应以"遍身微似有汗者"为度，"不可令如水流漓"，若汗大出者，轻则伤气伤津液，重则伤阳。本条发汗却大汗出，使津液大量丢失，胃中干，津血同源，神明之心受扰故烦躁不得眠，热邪内扰而想饮水，这时应少量多次饮水，令胃气调和，则病愈。若脉象浮提示表邪仍未解除，小便不利提示内有停饮阻留，水液代谢障碍不能上承津液，加之热邪内扰，故口干消渴。《伤寒论》第七十四条亦有五苓散证的论述："中风发热，六七日不解而烦，有表里证，渴欲饮水，水入则吐者，名曰水逆，五苓散主之。"说明五苓散证既有发热而烦的表证，又有水液代谢失常、渴欲饮水则吐的里证。《伤寒论》第七十二条曰："发汗已，脉浮数、烦渴者，五苓散主之。"本条可看出五苓散证兼有一定程度的热象，热邪内扰引起脉数、心烦症状。

方解

五苓散用于太阴太阳阳明合病，症见太阳表虚证兼心下停饮、津液代谢障碍之口干渴、小便不利、眩晕者。将五苓散与苓桂术甘汤的药物组成进行对比，两方均有桂枝、茯苓、白术，不同的是苓桂术甘汤用了缓急和中的甘草，五苓散用了偏凉的猪苓、泽泻，增强了利水的功效，五苓散证有热象，故选药偏凉。临床可根据症状寒热调整五苓散中的药物用量。比如，寒象明显，加大桂枝用量；热象明显，加大猪苓、泽泻用量。

临床发挥

在临床门诊中，对双心疾病患者进行问诊时，常要问及患者有无口干口渴以及平素饮水量的情况，如果患者平素饮水量正常或偏多，但仍口干渴，多提示患者存在水液代谢不利的病理情况，当用五苓散温散健运水饮、利小便。桂枝温散水饮，茯苓、白术健脾利水，猪苓、泽泻清利水饮，使饮邪从小便而出，水液代谢正常则消渴、小便不利自除。凡是双心病症见内有停饮之津液代谢障碍、小便不利、口干渴者均可用五苓散治疗。关于小便不利，常与水液内停、水气上冲有关，桂枝具有平冲降逆之功，导水下行，故若属寒证之水饮可用桂枝。在临床中，桂枝常用 15 g，白术一般用 20 ～ 30 g，茯苓用 30 ～ 45 g，泽泻用 15 ～ 30 g。

十五、泽泻汤

《金匮要略·痰饮咳嗽病脉证并治第十二》曰："心下有支饮，其人苦冒眩，泽泻汤主之。"心下有水饮，以眩晕甚为主症，用泽泻汤治疗。

方解

泽泻汤辨证属太阴病，症见心下停饮之头晕目眩甚、小便不利者。泽泻汤由泽泻、白术两味药组成。泽泻偏寒，长于治疗水饮上扰之头冒眩。白术性温，主健运脾气而利水。

临床发挥

高血压、心悸、高脂血症、动脉粥样硬化等心血管疾病最多见停饮引起的头目眩晕症状，常选用本方治疗，泽泻一般用 10 ～ 30 g。若中焦虚弱乏力明显，可加大白术用量或加用人参、党参等益气健脾药；若湿邪甚者，加用藿香、佩兰、滑石、草豆蔻、薏苡仁等化湿利湿药。仲景喜用泽泻，五苓散及猪苓汤中均有泽泻。泽泻可化浊降脂，在临床中常将泽泻与首乌藤、山楂、酒大黄、决明子相伍，一同治疗痰浊阻滞之高脂血症，患者服用 2 ～ 4 周后，复查血脂，血脂常常可以得到改善。有报道称，泽泻可导致肝肾损害、酸中毒、恶心呕吐腹痛等症状[1]。笔者体会是可以将泽泻和白芍、甘草配伍同用，白芍可柔肝缓急、止腹痛，甘草可和中护胃、缓急止腹痛，且甘草素有"国老"之称，可调和诸药、解药物毒，可减少泽泻引起的恶心呕吐等不良反应。此外，使用泽泻时可让患者定期监测肝肾功能，为安全起见，不宜长期大量使用，如有异常变化立刻停药。

参考文献

[1] 张廷模，彭成．中华临床中药学 [M]．北京：人民卫生出版社，2015：561．

十六、瓜蒌薤白白酒汤 瓜蒌薤白半夏汤

冠心病之心绞痛、心肌梗死大致属于中医"胸痹"范畴，临床当发挥病证结合思路，参照胸痹进行治疗。"痹"是闭塞之意，胸痹是指胸中邪气闭塞不通，引起胸部内外疼痛为主的病证。胸痹轻者仅觉胸闷、气短、呼吸不畅，重者见胸背痛、喘息，甚或胸痛彻背、背痛彻心。胸痹可进一步发展为真心痛，出现剧烈持久的胸骨后疼痛，伴心悸、水肿、肢冷、汗出、面色苍白等症状。仲景在《金匮要略》中对胸痹病从因、证、脉、治进行了详细论述。

《金匮要略·胸痹心痛短气病脉证治第九》曰："夫脉当取太过不及，阳微阴弦，即胸痹而痛，所以然者，责其极虚也。今阳虚知在上焦，所以胸痹心痛者，以其阴弦故也。"明确指出胸痹的病机为"阳微阴弦"。"阳微"指上焦阳气不足、胸阳不振；"阴弦"是指下焦水饮阴邪内盛，上凌心胸，痹阻作痛。"阳微阴弦"说明胸阳虚衰与水饮痰瘀等阴邪内盛，共同导致了胸痹心痛的发病。

《金匮要略·胸痹心痛短气病脉证治第九》曰："胸痹之病，喘息咳唾，胸背痛，短气，寸口脉沉而迟，关上小紧数，瓜蒌薤白白酒汤主之。"明确指出了胸痹以胸背痛、短气、喘息咳唾为主症。胸阳痹阻不通则胸背痛，寒饮乘虚迫于胸中，肺失宣降而喘息咳唾、短气。沉主里，迟指脉缓，阳气虚而无力推动血行，"寸口脉沉而迟"从脉象论述了胸中阳气虚弱的病机，"关上小紧数"指阴邪内盛，指出胸痹病性属本虚标实。

瓜蒌薤白半夏汤是瓜蒌薤白白酒汤减薤白量加半夏而成。《金匮要略·胸痹心痛短气病脉证治第九》曰："胸痹不得卧，心痛彻背者，瓜蒌薤白半夏汤主之。"从本条文可见，瓜蒌薤白半夏汤证有胸闷心痛、喘息咳唾增剧而不得平卧等症状，是因痰饮壅盛加重导致痹阻更甚，从而出现难以平卧、心痛增剧等症。

方解

瓜蒌薤白白酒汤用于症见胸背痛、胸闷、短气喘息者。治疗当用瓜蒌薤白白酒汤通阳散结，豁痰下气。方中瓜蒌实一枚豁痰下气宽胸膈，薤白辛温通阳、散结止痹痛，白酒辛温宣散、通阳助药力，三药同用，使胸阳得以宣畅，寒饮得化，诸症得解。瓜蒌薤白半夏汤证的病机是在瓜蒌薤白白酒汤证病机的基础上，水饮壅盛上逆加重导致，治当增强化痰逐饮降逆之力。故于瓜蒌薤白白酒汤中加入大量半夏，旨在增通阳止痛、祛饮散结之势。

临床发挥

冠心病患者常见胸闷胸痛、气短咳喘、呼吸困难症状，常选用此类方治疗。赵海滨教授在临床中，瓜蒌与薤白常用到 30 g，能够较好地减少胸痛次数，缓解胸闷胸痛等胸部不适症状。因痰饮壅阻易导致气滞血瘀，参照现代药理研究成果及中医活血化瘀观点，本方可适当加入丹参、川芎等活血化瘀之品，痰瘀同治。

十七、枳实薤白桂枝汤 人参汤

《金匮要略·胸痹心痛短气病脉证治第九》曰："胸痹心中痞，留气结在胸，胸满，胁下逆抢心，枳实薤白桂枝汤主之，人参汤亦主之。"气结在胸，指气滞堵塞于胸部；胸满胁下逆抢心，是指气从胁下上逆于心而胸腹胀满。枳实薤白桂枝汤证和人参汤证均可见心下痞塞、胸腹满闷等气机不畅的症状，然而以方测证可知，枳实薤白桂枝汤证是因痰阻气逆所致，为实证，人参汤证是因气虚推动无力而气滞所致，偏于虚证。二者病机不同，故选方组药也不同。

方解

枳实薤白桂枝汤是瓜蒌薤白白酒汤加行气消胀之枳实、厚朴及降冲气的桂枝而成，治疗瓜蒌薤白白酒汤证之痰阻气逆而胸腹满闷明显者。本方重在理气降冲，以桂枝平冲降气，枳实、厚朴破气消胀满。若因里虚寒、气虚引起的气滞之胸脘痞塞甚者，需用人参汤益气温阳消滞。人参汤与《伤寒论》理中汤的药物组成与用量相同，但理中汤用炙甘草，人参汤用生甘草。

临床发挥

临床治疗双心疾病患者的胸闷腹满、气短喘息等症状时，需要辨明胸痹气滞之属实属虚，根据虚实再选用对应的方药治疗。若不辨虚实而乱投药物，反而会导致实者更实、虚者更虚。

医案

患者，马某，女，36岁，间断胸闷胸痛1月余。熬夜、劳累后出现胸闷憋胀、胸痛感，查心电图、心肌酶未见异常，近日因上班压力大胸闷胸痛加重，发作频繁，后于门诊就诊。患者自觉心中沉重堵塞，持续时间较长，可自行缓解，因工作易紧张易急躁易怒，纳可，眠差，入睡困难，眠浅易惊醒，梦多持续不断，难以入睡，大便两日一行，便干，小便偏黄，月经周期正常，但有暗红血块，易痛经，舌暗，苔薄腻略黄，脉弦细。拟方枳实薤白桂枝汤合桂枝茯苓丸加减：瓜蒌30 g，薤白15 g，麸炒枳实15 g，姜厚朴15 g，桂枝15 g，白芍15 g，茯苓30 g，燀桃仁20 g，丹参30 g，川芎15 g，石菖蒲20 g，制远志10 g，郁金20g，刺五加30 g，贯叶金丝桃30 g。14剂，水煎服。嘱患者调畅情志，规律作息。上方尽剂后复诊，胸中堵塞感消失，胸闷胸痛感基本好转，睡眠明显改善，基本未再做梦，大便每日1次，成形不干。嘱患者注意休息，改变不良生活习惯，继服前方，巩固治疗。

十八、茯苓杏仁甘草汤 橘枳姜汤

《金匮要略·胸痹心痛短气病脉证治第九》曰："胸痹，胸中气塞，短气，茯苓杏仁甘草汤主之，橘枳姜汤亦主之。"胸痹之病机为阳气虚滞、寒饮内停，阳气不畅则胸中气塞，寒饮停扰胸肺故短气，胸痹主症为胸背痛。此仅见气塞短气，可判断为胸痹之轻证，未至胸背痛的程度，可选用茯苓杏仁甘草汤或橘枳姜汤治疗。根据方药组成判断，茯苓杏仁甘草汤偏于利水，橘枳姜汤偏于行气。可结合临床实际选用或合用。

方解

茯苓杏仁甘草汤与橘枳姜汤多用于胸痹之轻证，即只见胸闷而无胸痛症状者。茯苓杏仁甘草汤有茯苓、杏仁、甘草3味药，茯苓利水除饮，杏仁宽胸利气除短气，甘草和中调药，临床用苦杏仁剂量不宜过大，10～15 g 即可，因苦杏仁中含有氰化物，多服会导致中毒，临床基本用的是炒苦杏仁，我们应在中药的安全剂量范围内谈疗效。橘枳姜汤由橘皮、枳实、生姜 3 味药组成。原方橘皮用至 500g，提示在治疗时行气药需用大剂量。治疗双心疾病患者气滞痰阻之胸闷兼情志不舒时，陈皮可用到 15～30 g，以除气郁、解胸闷，佐以枳实破气除痞塞，生姜化饮降逆。

十九、三仁汤 藿朴夏苓汤

三仁汤出自《温病条辨》上焦篇湿温第四十三条："头痛恶寒，身重疼痛，舌白不渴，脉弦细而濡，面色淡黄，胸闷不饥，午后身热，状若阴虚，病难速已，名曰湿温。汗之则神昏耳聋，甚则目瞑不欲言，下之则洞泄，润之则病深不解，长夏深秋冬日同法，三仁汤主之。"长夏暑热多雨，变生湿热之邪侵袭人体，外来湿热与素有内湿相合而发病。湿热犯表则头痛恶寒发热；湿邪重着，故肢体沉重倦怠；湿热阻遏上焦气机而胸闷，湿困中焦故不饥；湿遏热伏，故午后身热；面色淡黄、苔白不渴、脉弦细而濡均为湿热侵袭之象。湿邪犯人，遍布三焦，治疗当从三焦分消化湿、宣畅气机。

方解

三仁汤用于外感湿热之胸闷不饥、午后身热、身体困倦沉重、乏力、苔白不渴者。三仁汤以杏仁、白蔻仁、薏苡仁为君。杏仁走上而宣利上焦肺气，盖"肺主一身之气，气化则湿化"；白蔻仁芳香化湿，畅中焦脾气以助祛湿；薏苡仁淡渗利湿，使湿热从下焦而去。滑石清热利湿解暑，通草、竹叶甘寒淡渗、清热利水，半夏、厚朴行气除满燥湿。全方药性平和，通过芳化、苦燥、淡渗之宣上、运中、利下三法合用，使湿邪从三焦分消。

三仁汤以化湿为主、清热为辅。临床应用中需注意湿温病的禁忌证——汗、下、润三禁。《温病条辨》言："见其头痛恶寒、身重疼痛也，以为伤寒而汗之，汗伤心阳，湿随辛温发表之药蒸腾上逆，内蒙心窍则神昏，上蒙清窍则耳聋目瞑不言。见其中满不饥，以为停滞而大下之，误下伤阴，而重抑脾阳之升，脾气转陷，湿邪乘势内渍，故洞泄。见其午后身热，以为阴虚而用柔药润之，湿为胶滞阴邪，再加柔润阴药，二阴相合，同气相求，遂有锢结而不可解之势。"意思是，湿温初起多见"头痛恶寒、身重疼痛"等症，易被误诊为太阳伤寒而误用发汗法治疗；湿温之"胸闷不饥、脘痞"等症，易被误诊为胃肠积滞内结而用攻下法治疗；"午后身热"易被误认为阴虚而用补阴滋阴法治疗。临床中需注意分辨，才能尽量避免失治误治的情况。

藿朴夏苓汤由三仁汤化裁而成，去竹叶、滑石，加入赤茯苓、猪苓、泽泻增强了利水作用，藿香散表里之湿，淡豆豉透表，增加了解表力量。

临床发挥

太阴病水液代谢失常，既可表现为痰饮之邪，又可表现为湿邪为患。有形之痰饮多选用苓桂术甘汤、五苓散加减治疗，无形之湿邪为患三焦多选用三仁汤治疗。祛湿之法有淡渗利湿、芳香化湿、健脾祛湿、苦寒燥湿等多种，临床中可结合患者的症状、体征，采用多种途径分消湿邪。湿邪在上焦时，表现为胸闷气短、咳唾白色清稀痰、恶寒发热等症状，可采用提壶揭盖之法，宣发肺气以通调水道；湿邪在中焦时，表现为脘腹痞满、食欲不振等症状，可加入藿香、佩兰等芳香化湿醒脾之品；湿热互蕴下焦时，表现为便溏、大便黏腻、小便频数短赤等症状，多加入滑石、薏苡仁、淡竹叶、生甘草、益母草等淡渗利湿清热之品。

临床运用三仁汤时，可借助杏仁、草蔻仁、薏苡仁分别入上中下三焦的特点，根据三焦湿邪轻重的不同，分别调整此三药的剂量。若是外感湿邪明显，就增加解表药如藿香、豆豉的剂量，若湿邪内蕴明显，可采用多种途径祛湿外出。

医案

患者，冯某，男，65岁，冠状动脉支架术后2年。夏日下雨，患者夜晚睡觉中贪凉未盖被，晨起睡醒后自觉胸闷气短，乏力，身体沉重，困倦嗜卧，早饭后脘腹痞满不适，欲如厕，大便每日3次，溏滞不爽，小便频，尿不尽感，舌尖红，苔白腻，脉滑。故来就诊，拟方三仁汤加减：炒苦杏仁15 g，草豆蔻15 g，薏苡仁30 g，姜厚朴15 g，炒神曲5 g，藿香15 g，佩兰15 g，陈皮30 g，滑石30 g，甘草6 g，淡竹叶18 g，丹参15 g。5剂，水煎服。上方尽剂后诸症愈。

二十、逍遥散　柴胡疏肝散

逍遥散出自《太平惠民和剂局方》，书曰："治血虚劳倦，五心烦热，肢体疼痛，头目昏重，心忪颊赤，口燥咽干，发热盗汗嗜卧，及血热相搏，月水不调，脐腹胀痛，寒热如疟。"逍遥散治疗气郁血虚脾弱证，症见胁肋疼痛、口燥咽干、神疲乏力、食少等，也可见乳房胀痛、月经不调、脉弦而虚者。该方柴胡、白芍相伍，肝阴阳并调，既可疏理郁气，又可柔肝养阴、缓急止胁痛，白术、茯苓、甘草健脾祛湿，生姜温中降逆止呕，薄荷辅以疏肝郁，透达肝经郁热。若气郁化火症见烦躁易怒者，可加用栀子、牡丹皮清解郁火。临床常用来治疗情志不畅、急躁紧张的双心疾病。

柴胡疏肝散出自《证治准绳》，用于肝气郁滞证，症见胁肋或脘腹胀痛、善太息、嗳气、脉弦。该方由柴胡、香附、陈皮、麸炒枳壳、川芎、芍药、炙甘草组成。柴胡、香附入肝经、解气郁，川芎行气活血止痛，陈皮理气和胃止嗳气，枳壳行气止痛，白芍、炙甘草缓急可止痛。全方共奏疏肝解郁、行气止痛之功。若胀痛甚者，可加用川楝子、延胡索止痛。

二十一、天麻钩藤饮

天麻钩藤饮出自《中医内科杂病证治新义》，用于肝阳偏亢、肝风上扰证，症见头目眩晕、头痛、心烦不寐、舌红苔黄、脉弦数等。该方由天麻、钩藤、石决明、栀子、黄芩、川牛膝、杜仲、益母草、桑寄生、夜交藤、茯神组成。"阴平阳秘，精神乃治"。此证属肝肾阴虚，不能收敛阳气，阳气亢盛，上攻于头目而出现头目眩晕诸症。治疗当平息肝风肝阳，补益肝肾。方中以天麻、钩藤平肝息风，石决明质地沉重，收敛肝阳，清热明目，共为治标；川牛膝引热下行，杜仲、桑寄生补益肝肾，共为治本；辅以栀子、黄芩清热降火。全方清补兼施。

本方多用于治疗西医的高血压病。运用本方时，常选用决明子代替石决明，决明子亦可清热降压明目，兼可润肠通便，同时质地较石决明轻，伤胃相对较轻。

二十二、四妙丸

四妙丸由二妙散加牛膝、薏苡仁而成，用于湿热内阻之关节红肿热痛、两足痿软行走无力、带下黄稠、阴囊潮湿、汗出黏腻、便溏黏滞、小便短赤、苔黄腻等证。湿性重着，湿性趋下，易袭阴位。湿热下注可引起多种病变，如膝、脚踝关节红肿疼痛，筋骨疼痛，两足痿软，带下腥臭黄稠黏滞，阴囊潮湿秽浊，下部皮肤湿疹湿疮等；湿热壅滞也会引起全身汗出黏腻、便溏黏滞、小便短赤、苔黄腻均为湿热之征象。当治以清热祛湿。四妙丸中黄柏苦寒，可清热燥湿，伍以苍术辛苦以增燥湿之力，考虑湿热病邪缠绵难愈，病情较长，日久易损伤筋骨，故加牛膝活血通经舒络、舒筋壮骨，加薏苡仁增强利湿除痹之效。全方共奏清热化湿之功。

第二节　常用药物与药对

心血管疾病常伴见焦虑、抑郁、烦躁等情志症状，或常伴有与情绪密切相关的心慌、胸闷等神经官能性躯体症状，或常伴入睡困难、眠浅易醒、醒后不易再睡、多梦等不寐症状。在临证面对此类双心疾病的患者时，可采用以六经辨证为主导，辅以三焦辨证、脏腑辨证、气血津液辨证，病证结合地为患者进行双心诊疗。以下为赵海滨教授在临床看诊过程中处方用药的个人经验，现与同道分享，以供参考。

一、柴胡

柴胡，味辛、苦，性微寒。《神农本草经》述其"主心腹、肠胃中结气，饮食积聚，寒热邪气。推陈致新。久服轻身，明目，益精。"柴胡具有疏肝解郁、行气消滞、发表退热、升举阳气的功效，且以疏肝行气、解表退热为核心功效。《神农本草经疏》记载柴胡："其性升而散，属阳，故能达表散邪。"柴胡轻清上升，宣透疏散，尤善疏泄于半表半里之间，被称为少阳经、厥阴经的引经药。

《伤寒论》中提及少阳柴胡汤证时言"往来寒热，胸胁苦满，默默不欲饮食，心烦喜呕，或胸中烦而不呕，或渴，或腹中痛，或胁下痞硬，或心下悸，小便不利，或不渴，身有微热，或咳者"，与双心疾病患者的症状十分相似。在临床见到的诸多患者中，相当一部分患者并非单纯患有表病或里病，更多的患者是疾病处于半表半里之间，或表里之病兼加半表半里之病，故在临床诊疗患者的过程中，柴胡是十分常用的。"默默不欲饮食，心烦"与现代医学上抑郁状态的症状十分相似，抑郁焦虑等情志症状与肝郁、气滞密切相关，柴胡恰主疏肝解郁。肝郁、气滞的病理状态又能继发焦虑、抑郁等情志症状，导致瘀血、水湿、痰饮等病理产物的产生，影响心的功能，导致"心主血脉""心主神"的功能异常，引发双心疾病的临证各症。因此，柴胡通过其疏肝解郁的功能，调畅肝之正常疏泄，起到疏肝解郁、调理气机以治疗双心疾病的重要作用。

在临证使用柴胡时，可以使用中等剂量（15～20 g），多发挥其疏泄、解郁的作用，以治疗半表半里之少阳证或太阳少阳、太阳少阳阳明合病。在主治少阳病证时，柴胡与甘草的配伍是治疗少阳病的核心，在此基础之上可再根据患者具体症状进行药物的适当加减。有时也使用较少剂量（9～10 g）以作为辅佐而发挥其升举清阳之力，或用较大剂量（25～30 g）以发挥其清肝透邪之功[1]。现代药理研究也同样为柴胡治疗双心疾病的功效作出印证，述其不仅能起到降血压、降血脂、减慢心率的作用，还同时存在中枢神经抑制、抗抑郁作用，对高血压、高脂血症、冠心病及其伴发的焦虑、抑郁、失眠等症状具有疗效[2-4]。

参考文献

[1] 陈爽，李岩，程素利，等 . 不同柴胡剂量在方剂中作用规律初探 [J]. 四川中医，2014，32（1）：46-47.

[2] 张廷模，彭成 . 中华临床中药学 [M].2 版 . 北京：人民卫生出版社，2015.

[3] 彭成 . 中药药理学 [M].4 版 . 北京：中国中医药出版社，2016.

[4] LI X, GONG W X, ZHOU Y Z, et al. Research progress on antidepressive active ingredients of Xiaoyaosan and their mechanism[J]. Chin Tradit Herb Drugs, 2015, 46: 3109-3116.

二、半夏

半夏，味辛，性温。《神农本草经》述半夏"主伤寒，寒热，心下坚，下气，喉咽肿痛，头眩，胸胀，咳逆，肠鸣，止汗"，具有降逆止呕、消痞散结、燥湿化痰的作用。

现代对于半夏的炮制方法有很多种，如清半夏、法半夏、姜半夏等，根据炮制方法的不同，其药效在原有基础上存在一定侧重，如清半夏善于消痞散结，姜半夏善于降逆止呕，法半夏善于燥湿化痰。张仲景时代并未对半夏的炮制方法有过多的讲究，多是通过药物的配伍进行药效的区分。现在使用半夏虽也会根据临床情况考虑半夏不同炮制方法给药效带来的影响，但使用重点仍需关注半夏与其他药物的配合。

《伤寒论》中半夏最常见的用法是与生姜配伍而降逆止呕，张仲景在发挥半夏降逆止呕功效时，用量偏大，但临床使用时建议使用中等剂量，即 15 g 左右。在门诊诊疗双心疾病患者时常遇到口苦口干的患者，若患者证属津亏虚热，可配伍养阴生津药物，防止半夏过于温燥。且对双心疾病患者而言，真正的因消化系统疾病导致的恶心呕吐并不多见，更多的是因情绪焦虑、抑郁而出现的与情绪相关的恶心感、嘈杂感，此类患者同样十分适合用半夏进行调整。"胸满，心下坚，咽中帖帖，如有炙脔，吐之不出，吞之不下，宜半夏厚朴汤"，总觉咽中有异物，吐之不出、咽之不下，也同样多常见于情志疾病患者，咽部有异物、黏腻感而又无实质性痰时，也多循仲景之义用半夏与厚朴配伍使用，此时半夏同样取中等剂量。"卒呕吐，心下痞，膈间有水，眩悸者，小半夏加茯苓汤主之"，遇到心悸、易惊、精神恍惚甚至影响睡眠的患者，也可以选用半夏来进行调整，常与茯苓配伍，尤其适用于痰饮内扰、水饮上扰的患者。吴鞠通言半夏"一两降逆，二两安眠"，此时半夏用量宜大，即 25～30 g，可与夏枯草 30 g 配伍应用。除此之外，半夏具有下气之功，利用半夏辅助柴胡等药物调畅脏腑气机，也是临证治疗双心疾病很重要的一条思路，常与黄芩等苦味药配伍，取辛开苦降之义，疏理体内气机，使气机得畅、郁滞得通。此时半夏用量多为少量，即 9～10 g，以发挥辅佐之功。

从病邪的角度而言，半夏作为燥湿化痰、温化寒痰之要药，善于治疗脏腑痰湿邪气，尤其对于中上焦的痰湿具有良好的治疗效果。痰湿在双心疾病的产生过程中，可以说是非常重要的病理基础及病理产物。因此在面对双心疾病患者时，经常需要考虑痰湿问题的辨治，半夏多与茯苓、陈皮相配伍，取二陈汤之义，健脾化湿、燥湿化痰；半夏与细辛、干姜等温阳药同用，取小青龙汤之义，温阳化饮。需要注意的是，生半夏为有毒性药物，经过炮制之后毒性虽大为降低，但临床应用时也要因人而异，以上用量为赵海滨教授个人经验，仅供参考。其他医家在参考此经验的同时，需要考虑半夏的毒性，避免盲目使用。

三、柴胡 黄芩 半夏

此配伍取自《伤寒杂病论》之小柴胡汤，《伤寒杂病论》曰："往来寒热，胸胁苦满，默默不欲饮食，心烦喜呕，或胸中烦而不呕，或渴，或腹中痛，或胁下痞硬，或心下悸，小便不利，或不渴，身有微热，或咳者，小柴胡汤主之。"此配伍可看作简化版小柴胡汤，主治"往来寒热，胸胁苦满，心烦喜呕"之症。配伍中，以柴胡主治往来寒热、胸胁苦满，为配伍的核心，明确了少阳经的证型病位。其中往来寒热意义较为广泛，可以是显性的发热、恶寒明显交替之往来寒热，也可指患者自觉寒热变化而外在不显之往来寒热。黄芩与半夏相对于柴胡更加偏向于"臣药"的位置。《神农本草经》言黄芩"主诸热，黄疸，肠澼，泄利，逐水，下血闭，恶疮，疽蚀，火疡"，退热除烦功效显著。《景岳全书》云："枯者清上焦之火，消痰利气，定喘嗽，止失血，退往来寒热，风热湿热头痛，解瘟疫，清咽，疗肺痿肺痈，乳痈发背，尤祛肌表之热"。黄芩清泄半表半里之郁热，尤用于往来寒热、胸胁苦满之邪在少阳证，与柴胡相配，由里达外，共同针对半表半里之病证，清透中焦郁而不发之热。黄芩用量根据临证情况取 10 ～ 20 g。如前文"半夏"部分所述，在柴胡、黄芩配伍的基础之上，再佐以半夏，辛开苦降，调畅体内气机，使寒热相通，同时加强黄芩燥湿之功。

四、半夏 夏枯草

夏枯草，味辛、苦，性寒，具有清肝泻火、明目、消肿散结的功效。在临床使用时，其对瘰疬、瘿瘤等痰气互结的病证，以及肝阳上亢的高血压病证有非常独特的治疗作用。在双心疾病的诊疗过程中，一方面夏枯草因其理气化痰散结、疏肝清肝的作用，可针对瘀、热、滞及痰饮的双心疾病核心病机，另一方面常与半夏配伍，起到化痰、安眠的作用。

本书已对半夏安神、安眠的作用有所论述，早在《灵枢·邪客》中即记载："夫邪气之客人也，或令人目不瞑不卧出者……治之奈何？……饮以半夏汤一剂，阴阳已通，其卧立至……故其病新发者，复杯则卧，汗出则已矣；久者，三饮而已也。"而《素问·逆调论篇》所载的半夏秫米汤亦是治疗"胃不和则卧不安"的名方[1]。

《医经秘旨》中言："盖半夏得阴而生，夏枯草得阳而长，是阴阳配合之妙也。"二者顺应了天地间阴阳盛衰的自然规律，也暗合了人体营卫循行的节律，被各医家认为是二者配伍能治疗失眠的原因所在[2]。而在临证治疗双心疾病的过程中，也同样取二者化痰清热理气及安眠之功效。现代研究也进一步证明，半夏与夏枯草配伍可以起到抗抑郁、安眠及降压的作用[3,4]。临证半夏用量多在 20～30 g，夏枯草用量约 30 g。

参考文献

[1] 张俊义，秦超，张晓静，等 . 双夏汤治疗失眠的研究进展 [C]. 中华中医药学会中药分析分会 . 中华中医药学会中药分析分会第五届学术交流会论文集，2012：1.

[2] 王康锋，张洪斌，张立娟 . 半夏、夏枯草合用治疗失眠的理论探讨及临床应用 [J]. 中医药学刊，2006（3）：484-485.

[3] 刘冬，张耀，陈小莉，等 . 半夏、夏枯草合剂抗抑郁作用的药理试验研究 [J]. 武警医学，2009，20（1）：9-11.

[4] 王海波，张芝玉，苏中武，等 . 夏枯草总甙对麻醉大鼠急性心肌梗死的保护作用及降血压作用 [J]. 中草药，1994（6）：302-303+335.

五、陈皮

陈皮，味苦、辛，性温。《神农本草经》述其"主胸中瘕热逆气，利水谷。久服去臭，下气，通神"，因此陈皮具有行气燥湿的功效。临证陈皮多与半夏、黄芩等配伍，共奏燥湿化痰之功，或与枳实、厚朴等理气药配伍，共奏行气除满消滞之功，对于痰湿、气滞、痰气交阻等症状均有较好的联合治疗作用，用量宜大，建议 15～30 g。《神农本草经》提及的陈皮"通神"之功，于现世而言并未引起临床医师的重视，但在临证治疗双心疾病患者时，可加陈皮予以辅佐。陈皮作为佐使药物，也有其独特的功效，同补药则补，同泻药则泻，同升药则升，同降药则降，因其对于气机的独特调节作用，与多种药物配伍均能加强其作用功效，临证可常选用。

六、栀子

栀子，味苦，性寒，《神农本草经》言其"主五内邪气，胃中热气，面赤，酒疱皶鼻，白癞，赤癞，疮疡"，具有泻火除烦、清热利湿、凉血解毒的功效。其中清热泻火除烦为其主治功效。

《伤寒论》中"虚烦不得眠""心中懊恼""烦热，胸中窒"的患者多用栀子。回归双心诊疗实践，凡是邪热上扰心神、躁扰不宁，具有焦虑、烦躁、抑郁等情志异常，甚或出现情绪相关的胸闷、失眠等躯体症状，且伴有烦热等热性症状的双心疾病患者都可选用栀子。现代药理学也证明栀子具有镇静安眠作用[1,2]。

根据不同的炮制方法，栀子可分为生栀子、炒栀子，在治疗双心疾病患者时用生栀子为多，炒栀子虽制约了生栀子的寒性但泻火清热的功效下降，故如遇到虚寒在内、不宜受苦寒刺激的患者可选用炒栀子。栀子用量较为中规中矩，多用中等剂量，即 15～20 g。临证还可配伍淡豆豉，取栀子豉汤之义，栀子泄热除烦、降中有宣，淡豆豉虚热、热邪双清，升散调中，宣中有降，加强栀子除烦作用的同时，宣降调畅气机，缓解患者胸闷症状。

另外，栀子"主胃中热气"，《本草思辨录》亦言栀子"独取其秉肃降之气以敷条达之用，善治心烦与黄疸耳"，对于心烦、躁扰不宁而伴有身热身黄的患者，使用栀子更是再合适不过。若是体内湿热、血瘀偏重的患者，可选择性地再加黄柏、茵陈、大黄等药物，以补充栀子的治疗效果。

参考文献

[1] 李宝莉，陈雅慧，杨暄. 栀子油的提取和对中枢神经系统的作用 [J]. 第四军医大学学报，2008，29（23）：2152-2155.

[2] 郝昭琳，江璐，车会莲. 栀子苷和栀子黄色素改善睡眠作用的研究 [J]. 食品科学，2009，30（15）：208-210.

七、丹参

丹参，苦，微寒，《神农本草经》言其"主心腹邪气，肠鸣幽幽如走水，寒热，积聚，破癥除瘕，止烦满，益气"，具有活血祛瘀、清心除烦的功效。《本草正义》谓："丹参，专入血分，其功在于活血行血，内之达脏腑而化瘀滞……外之利关节而通脉络。"

按归经理论，丹参入心肝血分，通行血脉，为治疗血瘀证要药。临证使用时，用量为 20 ～ 30 g。临证治疗血瘀气滞型胸痹心痛时，常与川芎、砂仁配伍使用，川芎、砂仁均取中等剂量，即 10 ～ 15 g。川芎活血行气、祛风止痛，砂仁温中理气、化湿开胃，虽为化湿药，但与丹参配伍能够增强理气补血、活血化瘀的功效。三者配伍共奏活血化瘀、理气化浊之效。现代药理学也对丹参治疗心血管疾病的作用持肯定态度，称其具有抗心律失常、扩张冠脉、增加冠脉血流量、调节血脂、抗动脉粥样硬化的作用[1,2]。

丹参除对心血管系统有作用外，对双心疾病患者所表现的情志症状及失眠、心悸等躯体症状也有治疗作用。《日华子本草》谓其"养神定志""治热温狂闷""调血邪心烦"。《重庆堂随笔》谓："以心藏神而主血，心火太动则神不安，丹参清血中之火，故能安神定志，神志安，则心得其益矣。"丹参与郁金配伍，加强其活血化瘀功效的同时，行气解郁与清心除烦相合，双心同治，这也是临证时常用的配伍形式，郁金多取中等剂量，即 10 ～ 20 g。丹参与首乌藤配伍，在活血养血的同时，兼顾安神、祛风湿之功，治疗兼有湿邪、症见失眠多梦的双心疾病患者常选用此配伍，首乌藤用量 15 ～ 30 g。治疗阴虚热而血少之神志异常、烦躁不寐时，丹参常与酸枣仁、远志等药配伍，用于养心阴、安心神，若血中热较重，可再加生地黄加强清血中燥热之功。

参考文献

[1] 江文德，刘维莞 . 丹参酮 Ⅱ A 磺酸钠与心得安对心肌梗死冠状动脉侧支循环的作用 [J]. 中国药理学报，1981，2（1）：29-33.

[2] 牟永方 . 丹参和小剂量醋柳酸预防实验性动脉粥样硬化的初步观察 [J]. 中华老年医学杂志，

1987，6（4）：256.

八、川芎 香附

川芎与香附搭配也是临床治疗双心疾病患者常用的配伍方式之一。川芎，味辛，性温。《神农本草经》述其"主中风入脑头痛，寒痹筋挛，缓急，金创，妇人血闭无子"。川芎辛香行散、通行三焦、温通血脉，既能活血化瘀以通脉，又能行气消滞。在《伤寒论》中，提及川芎，多与妇人病之缓急、养血养胎相关。而后世对川芎的应用认识变得广泛，《本草汇言》述其"上行头目，下调经水，中开郁结，血中气药"，更加强调其行血活血之功效，对于诸血瘀气滞之证都有较好的调节作用[1]，一方面化瘀以消除病理产物而止痛，另一方面行滞、调畅气机以恢复情志舒畅。另外，川芎"主中风入脑头痛"，可配伍酸枣仁治疗虚烦不得眠等不寐症状，如酸枣仁汤。

香附，味辛、微苦、微甘，性平。《本草纲目》谓其为"气病之总司，女科之主帅"。香附味辛能散，微苦能降，芳香走窜，主入肝经气分，为疏肝解郁之要药，尤善治疗肝郁气滞之胸胁胀痛无定处、精神抑郁、情绪不宁、善太息等气机失调所致情绪异常。

两药均对血、气有一定的调节作用，二者配伍血气同调，相辅相成，共奏活血化瘀、疏肝行气之效。临证若想加强两药和解少阳之功、增强调畅气机之力，可再将柴胡与之配伍；气机郁滞或瘀血、痰湿等病理产物郁结化热上扰，出现烦躁明显、呕吐吞酸等热邪上犯症状时，也可配伍栀子等药物清心除烦，共奏安神畅志之效。

参考文献

[1] 冯世纶. 胡希恕经方用药心得十讲：经方用药初探 [M]. 北京：中国中医药出版社，2019.

九、百合 麦冬

《神农本草经》言麦冬"主心腹结气，伤中，伤饱，胃络脉绝，羸瘦，短气"。其中"主胃络脉绝，羸瘦，短气"提示麦冬之证多虚，胃之大络为虚里，故心气大虚之心悸、心神不宁、不寐等症状均可用麦冬治疗，张仲景在使用麦冬时，也多与人参、甘草配伍，治疗心气虚、心动悸之症。

在后世应用中，又强调了麦冬清心、润肺、除烦之功，如《本草汇言》谓："麦门冬，清心润肺之药也。主心气不足，惊悸怔忡，健忘恍惚，精神失守"。《本草拾遗》言麦冬"去心热，止烦热"。在临证时可将其与百合相配伍，《日华子本草》言百合"安心，定胆，益志，养五脏，治癫邪啼泣，狂叫，惊悸"。两药均有养阴生津之功，均有除烦安神之效。因此，在遇到气阴亏虚，或心阴、心血亏虚，心神失养之烦躁、失眠、心悸的患者，多用此配伍来治疗。若患者烦躁较重，以情志失常、烦躁不安为主者，可再加龙骨、牡蛎、珍珠母、浮小麦等加强重镇安神、清心除烦之功；失眠心悸躁扰严重者，可再加合欢皮等滋阴养心安神药[2]；以失眠不寐、躁扰不能安眠为主者，可再加酸枣仁、远志、夜交藤等安神药加强对症处理；若患者躁扰狂越严重，甚至神志不清，狂越失度，火热之象明显，还可再加生地黄、丹参等兼具凉血、养阴、安神的药物，加强对患者火热病机的调控。

参考文献

[1] 潘海涛，路永平，赵闯.毛德西运用心悸八味方治疗心律失常[J].河南中医，2024，44（2）：204-207.

[2] 王新苗，徐坤元，吴浩然，等.百合的临床应用及用量探究[J].长春中医药大学学报，2020，36（4）：637-639.

十、酸枣仁 远志

酸枣仁和远志是非常经典的配伍之一，在治疗双心疾病之血虚、太阴阳明合病之失眠、心悸等症状时常用此配伍[1]。《神农本草经》中述酸枣仁"主心腹寒热，邪结气聚，四肢酸疼，湿痹，久服安五脏，轻身，延年"，为养血安神之药，入心肝经，养心阴、补肝血而安神。心主神明，肝调畅情志，心肝二脏功能失常易影响精神情志而致神志不安、失眠躁扰，酸枣仁恰好予之。且其味酸主敛，对于自汗、盗汗的患者也具有不错的治疗效果。《神农本草经》中言远志"主咳逆，伤中，补不足，除邪气，利九窍，益智慧，耳目聪明，不忘，强志倍力。久服，轻身不老。"远志有补肾益智之功，尤其适用于心肾不交而水火不容的失眠、心悸等症状。两药均有安神之效，配伍以共奏安神定志之功，同时补养气血，缓解心神失养之心动悸之症，临证酸枣仁用量 20～30 g、远志用量 10～15 g。也可再加柏子仁以加强其交通心肾、安神定悸之功。

参考文献

[1]　冯世纶.胡希恕经方用药心得十讲：经方用药初探 [M].北京：中国中医药出版社，2019.

十一、首乌藤　合欢皮

首乌藤，又称夜交藤，味甘，性平。《饮片新参》述其"养肝肾，止虚汗，安神催眠"。《本草纲目》记载其"风疮疥癣作痒，煎汤洗浴，甚效"，具有祛风除湿、安神养血的功效。其安神止汗的功效与酸枣仁类似，对于阴虚血少之失眠多梦、惊悸心烦具有良好的治疗作用。在临床使用首乌藤调节患者失眠、心悸等躯体化症状时，可与合欢皮相配伍。合欢皮味甘，性平。《神农本草经》言其"主安五脏，利心志，令人欢乐无忧"，具有解郁安神的作用。合欢皮调节患者情绪及睡眠的角度与首乌藤不同，合欢皮偏于解郁，以疏肝解郁、调理气机的方式治疗患者之情志不遂、心神不安、躁扰不宁的症状。两者相配伍时，养血与行气相合、安神与和志相佐，共同调节双心疾病患者不寐躁扰、抑郁忧虑症状。临床使用时均以 20～30 g 用量为多。同时首乌藤之养血、祛风湿，以及合欢皮之活血祛瘀，配伍其他药物作用，对于双心疾病之瘀、湿病邪可有更好的治疗效果。

十二、石菖蒲　郁金　远志

石菖蒲、郁金、远志三药的配伍在临床治疗双心疾病之痰瘀气滞、瘀热扰神之证有较好的疗效。石菖蒲和郁金相配取菖蒲郁金汤之义，该汤原方出自《温病全书》，具有开窍化痰、清心泻火、活血化瘀之功，取其核心药物配伍，即将石菖蒲与郁金相配。从单味药而言，两者各有其特点。石菖蒲，味苦、辛，性微温，《神农本草经》中提到其"开心孔，补五脏"，以开窍豁痰、醒神益智为主，主治痰蒙清窍而神昏及湿阻中焦之证，使用时习惯用量为 15～25 g，以 20 g 为多。郁金，味辛、苦，性寒，具有活血止痛、行气解郁、清心凉血等功效，主治气滞血瘀之证，用量 10～20 g。两者配伍后，其功效相须为用，开窍与解郁并重，清热化痰而顺气机，开窍醒神，活血化瘀，而神志自明。在这两味药配伍的基础上，常再佐以远志，其"主逆，伤中，除邪气"，可加强行气祛痰化痰之力，又兼以交通心肾、调和阴阳、安神定志之功，尤其对于痰瘀热邪上扰导致的烦躁、心悸胸闷、不寐症状能够起到较好的治疗作用，远志用量 10～15 g。若痰浊较重，可再加厚朴、半夏、豆蔻等以健脾、芳香化湿，进一步加强化痰浊之力；若血瘀较重，可再加桃仁、延胡索等加强活血化瘀之功。

十三、郁金 香附

《神农本草经疏》称郁金为"入血中之气药"，《本草纲目》称香附为"气病之总司，女科之主帅"。两药均对血气运行有较好的调节作用，两者配伍，更是相辅相成，增强彼此活血行气之功。对于肝郁气滞之胸胁胀痛无定处、精神抑郁、情绪不宁、善太息，可增强疏肝解郁、调畅气机之功；气行则血行，对于胸痹心痛、胸闷气短、唇舌色暗等血瘀证，可辅助增强其活血行瘀之功。对于双心疾病的患者，血瘀、气滞是其常见的病机，临证使用这两味药物配伍，或能取得不错的疗效，香附多取常规 10～20 g 用量，或可加丹参、川芎、当归，进一步增强其行气化瘀功效。若气滞、瘀血进一步化热，上扰心神，出现烦躁、狂越、焦虑的症状，可加栀子、黄芩清心除烦。

十四、刺五加 贯叶金丝桃

刺五加，味甘、微苦，性温，具有益气健脾、补肾安神的作用，能补益心脾之气，对于心病相关症状及心神失养、心脾两虚导致的失眠、多梦等症状有一定调节作用。贯叶金丝桃，性寒，味辛，具有疏肝解郁、清热利湿的功效。刺五加与贯叶金丝桃配伍，分别取之补和清的功效[1]。两者相反相成，补益而不助邪，清利而不伤正，补益心脾、疏肝理气、安神调神。从现代药理学角度而言，两药分别对于心血管疾病和情志疾病有明显疗效[2-5]。因此对于双心疾病之焦虑、抑郁等情志疾病及失眠等相关躯体症状，以及心失所养、气滞痰湿导致的心脏症状有较好的治疗作用，临证时常使用此配伍，其中刺五加多用 20 ～ 30 g，贯叶金丝桃多取 10 ～ 15 g。

参考文献

[1] 王超，余葱葱，徐黎青，等.基于虚实同观、一清一补法运用舒肝解郁胶囊治疗郁证的中医理论探究 [J]. 四川中医，2023，41（6）：53-55.

[2] 侯雅竹，李志君，毛静远，等.中药刺五加心血管药理研究进展[J].中西医结合心脑血管病杂志，2017，15（20）：2546-2549.

[3] DE PAOLA R, MUIÀ C,MAZZON E,et al.Effects of Hypericum perforatum extract in a rat model of ischemia and reperfusion injury[J]. Shock, 2005, 24 (3): 255.

[4] PATEL R V, MISTRY B M, SHINDE S K, et al. Therapeutic potential of quercetin as a cardiovascular agent[J]. Eur J Med Chem, 2018, 155: 889.

[5] CALDERÓN-MONTAÑO J M, BURGOS-MORÓN E, PÉREZ-GUERRERO C, et al.A review on the dietary flavonoid kaempferol[J]. Mini Rev Med Chem, 2011, 11 (4): 298.

十五、刺五加 半夏

刺五加益气健脾、补肾安神，通过补肺气、益脾气，对"生痰之源""贮痰之器"两脏产生较好的调节作用，与半夏相配伍，更是加强了半夏化痰燥湿的功效。在临证接诊双心疾病的患者时，不之老年患者，刺五加因其补肾作用，使刺五加与半夏的配伍组合更加适宜老年人的体质需要，对于脾肺肾虚、虚喘痰湿的患者不失为一种好的配伍选择，此时半夏用量宜轻，选用中少量的半夏即可（10 ～ 15 g）。除此之外，刺五加还具有补益心脾、安神益智的功效，与大量半夏配伍（25 ～ 30 g），可共奏安神之功，对于双心疾病患者的失眠多梦症状有较好的治疗作用。刺五加用量一般都在10 ～ 15 g，可根据患者的具体情况调整具体药量。

十六、生龙骨 生牡蛎

龙骨与牡蛎的配伍也是临床十分常用的配伍，一般而言，有龙骨必有牡蛎，有牡蛎必有龙骨。

龙骨，味甘、涩，性平。《神农本草经》言："龙骨，主心腹鬼疰，精物老魅，咳逆，泄利脓血，女子漏下，癥瘕坚结，小儿热气，惊痫。"张仲景在使用龙骨时多用于惊悸而脉虚浮的患者，或伴烦满、多梦、失精肾虚等症状，如桂枝加龙骨牡蛎汤、柴胡加龙骨牡蛎汤，或取大量龙骨，用于惊狂、卧起不安者，如桂枝去芍药加蜀漆牡蛎龙骨救逆汤[1]。后世总结龙骨具有镇静安神、平肝潜阳、收敛固涩的功效。

牡蛎，咸，微寒。《神农本草经》言其"主伤寒寒热，温疟洒洒，惊、恚、怒气，除拘缓，鼠瘘，女子带下赤白"。后世谓其具有潜阳补阴、重镇安神、软坚散结、收敛固涩、制酸止痛的作用。

牡蛎与龙骨功效相似，但又各具特色。龙骨"主心腹鬼疰，精物老魅"，后世将其归心经，"心藏神"，主司一身之感觉、神志，故其镇静安神作用尤为突出。牡蛎平"惊、恚、怒气"，平肝潜阳之功更为突出，又兼具补阴。两者配伍相须为用，一方面重镇安神，治疗患者惊悸、焦虑、烦躁狂越、抑郁、不寐等症状，另一方面平潜上亢之阳，平衡如焦虑、烦躁这些具有热性上扰特征的情志异常，又能协助稳定血压，既平潜而又补阴，从内而外，从标而本对患者症状产生调节作用，临证使用生龙骨、生牡蛎的用量均在 20～30 g，以 30 g 为多。临证还可再加珍珠母 30 g 等加强此配伍平肝潜阳、安神定惊之功。若伴见口干口渴，可再加瓜蒌根以治疗阴津亏虚之口渴，惊悸而伴胸胁苦满或胁下硬结，可再加柴胡、黄芩、甘草以行气散郁结。

而在龙骨牡蛎的制备方法上，煅龙骨、牡蛎善于收敛固涩，而生龙骨、牡蛎更善于平肝潜阳、镇静安神，抑制肝内上升太过的阳气。根据双心疾病的病理特点，生制的龙骨、牡蛎比较符合临床的用药需求，因此临证时多使用生龙骨、生牡蛎，而非煅龙骨、煅牡蛎。

参考文献

[1] 黄煌.张仲景50味药证[M].4版.北京：人民卫生出版社，2019.

十七、茯苓

茯苓，味甘、淡，性平。《神农本草经》言其："主胸胁逆气，忧恚，惊邪恐悸，心下结痛，寒热，烦满，咳逆，口焦舌干，利小便。久服安魂养神。"茯苓具有调理气机、利水渗湿、健脾、宁心安神的功效。根据《神农本草经》，茯苓淡渗利水的功效不仅仅是单纯利水，还可通过调理气机、健脾等旁路促进水液的重新分布，从根源上防止水湿、痰饮的再次聚集，现代药理学也对茯苓利水渗湿的作用提供了进一步的证据[1]。临证时茯苓与桂枝、附子、泽泻、半夏等各类药物均可配伍，治疗各种因水、因痰、因湿所致的疾病。双心疾病的患者多为多种病理机制共同作用而发病，虚、热、瘀、气滞、痰饮等多种病机混杂，临床用药应补虚与祛邪相兼，注重调理气机正常运转。茯苓一药，药性平和，补而不滋腻，利而不伤阴，兼以宁心安神之功，药理学研究也显示茯苓具有抗抑郁、神经保护等作用[2]。对于双心疾病的多种病机情况，均可利用茯苓作为主药或辅药以祛邪扶正，发挥健脾、利痰饮水湿、调理气机、宁心安神之功。茯苓作为主药用量为 30 ～ 45 g，作为辅药用量为 15 ～ 20 g。

参考文献

[1] 路平，史汶龙，杨思雨，等 . 茯苓化学成分及药理作用研究进展 [J]. 中成药，2024，46（4）：1246-1254.

[2] 王婧琳，付新军，李亚军 . "茯苓"之文献考察：名称、来源和功效 [J]. 中药材，2021，44（1）：219-223.

十八、桂枝 茯苓 炙甘草

桂枝，味辛、甘，性温。《神农本草经》述其："主上气咳逆，结气，喉痹，吐吸，利关节，补中益气。久服通神，轻身，不老。"临证使用桂枝多取其"主上气咳逆"之功效，多用于心悸或奔豚症状的患者。对双心疾病患者而言，心悸胸闷等症状多与情绪相关，可看作是情志症状诱发或继发的躯体症状，在临床十分常见。《伤寒论》中提到"奔豚病从少腹起，上冲咽喉，发作欲死，复还止，皆从惊恐得之""奔豚，气从少腹上冲心者，与桂枝加桂汤"。可见桂枝治疗与情志相关的心悸、奔豚症状在《伤寒论》中即有论述，临证多将桂枝与茯苓、甘草相配，桂枝用量可达30 ～ 45 g[1]。

桂枝与茯苓配伍，取其和营通阳、利水化津液之意，治疗双心疾病之心阳不振、水饮上扰，症见心下动悸、口渴、小便不利或水肿的患者。前文已经提到茯苓具有利水渗湿、健脾、宁心安神的功效。在与桂枝的完美配合下，桂枝助太阳行津液而加强茯苓利水蠲饮之功，茯苓健脾利水，一方面祛除病邪而使阳光布散，另一方面健脾助力而增温阳化气之力，相须为用，相辅相成[2]。对于心阳不振、水湿痰饮上扰导致的双心疾病，该配伍发挥独特的治疗作用，尤其对于心衰合并情绪障碍的患者有不错的疗效。在茯苓、桂枝配伍共同发挥温阳利水、安神作用时，茯苓用量一般较大，临证用量可达 45 g。同时也可再加猪苓、泽泻等，加强祛除水饮病邪之力，或加附子、细辛、干姜等，温通心肾，加强温阳利水之功。

桂枝与甘草相配时多选用炙甘草。甘草原主补脾益气、清热解毒、祛痰止咳、缓急止痛、调和诸药，但生、炙甘草功效各有偏重。生甘草偏于清热解毒，炙甘草偏于补中缓急、益气复脉。与桂枝配伍时，多取甘草补中缓急、益气复脉之功，因此多选用炙甘草而非生甘草，与桂枝和茯苓的配伍相类似，桂枝与甘草配伍同样可以治疗心气不足、心阳不振之心悸症状。但与茯苓和桂枝的配伍不同，源于炙甘草药物本身的特点，其所属的心悸症状更偏向虚证，如心气不足或气血两虚等，临证炙甘草用量多为 5～10 g，若有益气复脉的需要可适当增加炙甘草用量。两药和营通阳，益气补中复脉，共奏调和营卫阴阳、温阳益心之功，使阴阳气血平衡，气机调和，则病自然得解。且炙甘草原有助湿邪壅滞之弊端，恰逢桂枝利水下气，使病愈而不致再生病邪。

除定悸、下气之外，桂枝温阳的作用也要引起重视。前人称桂枝"温心阳，如离照当空，则阴霾全消，而天日复明"。对于心阳不振而导致的胸闷、胸痛、心慌、自汗、怕冷等症状，桂枝可像阳光一样为之带来希望[3]。此时桂枝用量为 15～20 g。

《本经疏证》中提到桂枝"盖其用之道有六：曰和营，曰通阳，曰利水，曰下气，曰行瘀，曰补中"。桂枝除平冲定悸和营通阳之功外，恰又有利水、下气、行瘀、补中等额外之效[4]。在治疗双心疾病发生发展过程中出现的各种病理状态时，都可使用相应功效药物再配伍少量桂枝，如水饮上扰、气机不调、瘀血内阻、痰湿内生等。

现代药理学也证明桂枝具有抑制血栓形成、舒张血管、调控细胞分裂和凋亡、增强免疫、抗炎、抑制氧化应激、抗动脉粥样硬化的功效[5,6]。

参考文献

[1] 黄煌.张仲景50味药证[M].4版.北京：人民卫生出版社，2019.

[2] 肖辉，叶明玉，丁舸.茯苓、桂枝、白术在治疗痰饮病中的配伍意义探析[J].中医研究，2020，33（2）：2-5.

[3] 李东方，王超，赵海滨，等.赵海滨教授基于"阳气者，精则养神，柔则养筋"理论治疗慢性心力衰竭合并抑郁经验撷粹[J].中国医药导报，2023，20（25）：129-133.

[4] 李薇薇，徐羽，刘磊，等.桂枝临床应用八法[J].西部中医药，2022，35（6）：41-44.

[5] 陈永财，钱江辉，王彬辉，等.桂枝-白芍药对不同比例配伍对芍药苷在大鼠体内药动学的影响[J].中国临床药理学与治疗学，2017，22（11）：1237-1243.

[6] 陈元堃，曾奥，罗振辉，等.β-谷甾醇药理作用研究进展[J].广东药科大学学报，2021，37（1）：148-153.

十九、白术

白术，味甘、苦，性温。《神农本草经》中将苍术、白术统称为"术"，述其"主风寒湿痹，死肌，痉，疸，止汗，除热，消食，作煎饵。久服，轻身延年，不饥"。后世对白术功效进一步研究，总结其具有益气健脾、燥湿利水、止汗的作用。妇人妊娠之后，也常使用白术与益气、补血、固肾之药合用，共奏安胎之功[1]。根据不同的炮制方法，白术可分为生白术、炒白术，生白术苦燥之性较为突出，燥湿利水功效较强，而经过炒制后，白术益气健脾的功效更进一步。但无论生白术还是炒白术，其最核心的功效仍为益气健脾，更有前人誉其为"脾脏补气第一要药"，在益气健脾的基础上，进而才谈及化湿、利水、止汗、安胎等间接功效。因此，对于脾虚为主兼有痰饮、水湿等病邪的双心疾病患者能够起到较好的治疗效果，对于脾虚较重的患者多选用炒白术，而水湿、痰饮较重患者多选用生白术，临证用量多为10～20g。若遇痰饮上扰而致心悸奔豚、心神不宁者，可配伍茯苓、桂枝；兼有气虚自汗、倦怠恶风者，可配伍黄芪、党参、防风等；水湿、痰饮较盛者，可配伍茯苓、猪苓、泽泻等。

参考文献

[1] 樊茂霞，郭栋，赵吉森.《伤寒杂病论》中"白术"的剂量、配伍与主治规律分析 [J]. 环球中医药，2023，16（4）：743-746.

二十、茯苓 白术

茯苓与白术配伍，也是很常用的一种配伍组合。《伤寒论》中就已提到："心下逆满，气上冲胸，起则头眩……茯苓桂枝白术甘草汤主之。""复桂枝汤，或下之，仍头项强痛，翕翕发热，无汗，心下满微痛，小便不利者，桂枝去桂加茯苓白术汤主之。"白术与茯苓配伍，一补一泻，补益脾肺之气，兼以利水行湿之功[1]。对于中阳不振而兼有水饮、痰湿上扰之心悸、眩晕、水肿，具有标本兼治的功效。茯苓与白术配伍，主要发挥茯苓健脾利湿的功效时，多使用中量，即 30 g 左右的茯苓。水肿甚者，临证可将茯苓用量增至 45 g，或再加黄芪、猪苓，增加化气利水之功，心悸甚者可再加桂枝、甘草温阳定悸，口渴甚者可再加猪苓、泽泻。白术临证用量多为 10 ～ 15 g。

参考文献

[1] 袁晓红 . 对《方剂学》中茯苓白术配伍规律的探讨 [J]. 中医药导报，2005（4）：55-56.

二十一、泽泻

泽泻，味甘、淡，性寒。《神农本草经》述其"主风寒湿痹，乳难，消水，养五脏，益气力，肥健"，具有较强的利水渗湿的作用，对于各种水湿、痰饮停聚体内难以泄利而致的头晕目眩、水肿、小便不利、心动悸等均可选用，其利水作用显著强于茯苓、白术等药物。因其"养五脏，益气力，肥健"的作用，其利水之功虽然较强，但又不峻烈、不伤脾胃，临证选用较为安全、自由，可与其他利水渗湿药、补气健脾药、理气药等多种药物配伍达到治疗目的，临证泽泻用量多为 10 ～ 20 g。

除利水渗湿外，泽泻还具有泄热之功，《本草纲目》述其"渗去其湿，则热亦随去。"一方面其性寒，另一方面具有利水的功效，能够使热随水同去，寒与水均属阴属下，其对下焦湿热、虚火具有较好的治疗效果，临证多与车前子、牡丹皮、地黄等配伍。

另外，现代药理学在肯定其利水作用的同时，还发现泽泻对于高脂血症有独特的治疗效果，能够调节体内脂质代谢过程[1,2]。

参考文献

[1] 肖先，荆云，李春燕，等．泽泻主要化学成分及药理作用研究进展 [J]. 新乡医学院学报，2024，41（4）：378−382.

[2] ZHANG J, YAN X, JIN Q, et al. Novel triterpenoids from Alisma plantago-aquatica with influence on LDL uptake in HepG2 cells by inhibiting PCSK9[J]. Phytomedicine, 2022, 105: 154342.

二十二、泽泻 白术

泽泻与白术配伍，在各水液病的治疗中应用广泛。对双心疾病患者而言，痰湿、水饮是很重要的一类病理因素，痰饮水湿上扰可见心神不宁、头晕目眩、心悸等症状。痰饮水湿阻碍气机、血液运行可进一步导致气滞、血瘀，阻塞脉络，痰饮水湿困脾可阻碍脾胃运化，加重现有病理因素的同时，导致或加重脾虚气虚，形成虚实夹杂的复杂病机。白术与泽泻均有益气健脾、利水渗湿的功效，白术偏于益气健脾，泽泻偏于利水渗湿，两药配伍利水而不伤正气，在利水渗湿祛除在标之病邪的同时，益气健脾，固护人体脾胃本原，达到祛邪扶正、标本兼治的效果。临证还可再加茯苓、猪苓、车前子、黄芪等药物，以加强两药益气健脾、利水燥湿之效。

二十三、豆蔻

豆蔻分为很多种，白豆蔻、草豆蔻、肉豆蔻等，在临证时草豆蔻和白豆蔻比较常用，那么什么时候该选择哪种豆蔻呢？白豆蔻和草豆蔻均味辛、性温，后世归经总结二者均入脾胃两经。但与草豆蔻不同的是，白豆蔻还归于肺经，这就决定了白豆蔻与草豆蔻在功效上有一定的差异。《本草求真》称白豆蔻为"肺家散气要药"，对于湿温初起，湿邪侵扰之证具有较好的治疗作用，虽为性温，但对内在湿热具有疗效。白豆蔻芳香化湿兼有行气之功，对比草豆蔻不仅善中焦，也善上焦，可选用其治疗痰湿郁结于内，阻碍气机，发为胸痹心痛、气机郁滞而成郁证或湿热上扰心神等病证。两种豆蔻的用量常用 10 ～ 20 g，以 15 g 为多。湿邪偏重时，多取三仁汤之义，与薏苡仁、苦杏仁配伍，而热邪偏重时，多将其与黄芩、滑石配伍，以灵活治疗患者体内的湿热情况。草豆蔻与白豆蔻相比，温中之力更胜一筹，故多使用草豆蔻与厚朴、陈皮等药配伍，发挥其温中行气之力，治疗中焦有寒、气机不畅之腹胀腹痛、不思饮食等症状。

二十四、麻黄　麻黄根

麻黄，味辛、微苦，性温，具有发汗解表、宣肺平喘、利水消肿的作用。《神农本草经》述其"主中风，伤寒，头痛，温疟，发表出汗。去邪热气，止咳逆上气，除寒热，破症坚积聚"。在《伤寒论》中，麻黄是太阳病篇中十分重要且常用的药物，麻黄作为太阳病专药，具有宣降肺气、开腠理、透毛孔之功，常被张仲景用于治疗各种在表之证，如伤寒、全身各处水肿等。其开宣肺气以解在表之郁闭、利水消肿、温肺化饮是在临证时常用的功效。对于心衰之喘咳、痰多清稀，多用少量麻黄（3 ～ 6 g）以解肺气之壅滞、温肺化饮，时与细辛、半夏等配伍为用，但心动过缓、心衰体弱、脉微弱者使用麻黄应慎而又慎；而在面对风水浮肿较重的患者时，多将麻黄加量，使用 5 ～ 10 g 的麻黄以加强其宣肺利水之功，或配伍黄芪助阳化气。麻黄作为太阳病专药，其解表作用亦不容忽视，故有时也可取少量麻黄，取其散寒解表之功，疏散患者在表之邪，治疗患者恶寒、无汗等表证，调畅在表气机以辅佐临证治疗。

有时临证也会使用麻黄根作为治疗药物，麻黄与麻黄根虽同源，但功效大不相同，麻黄主散，而麻黄根主敛，临证时多被用于自汗、盗汗等汗证的治疗，发挥其固表止汗的功效。

二十五、麻黄　石膏

麻黄与石膏也属于《伤寒论》中十分典型的配伍，在临证使用时，一方面取麻黄杏仁甘草石膏汤之义，两者配伍所针对的病位并非纯表，也非纯里，而是太阳阳明合病。麻黄偏表，开毛窍，宣肺气，而使相对在里之热外达，取"火郁发之"之义，同时又可散在表之邪气。石膏偏里，清热泻火，除烦生津。两药相合，一寒一热，一表一里，宣发在表之邪而不助里热，清泄在里之热而不碍散邪，共成辛凉宣泄之功。另一方面取越婢汤之义，治疗汗出而水肿时，也使用麻黄和石膏相配伍，有汗虽不为麻黄指征，但有石膏以敛汗生津，配伍使用总能取得不错的效果。张仲景在麻黄杏仁甘草石膏汤及越婢汤中的石膏用量均明显大于麻黄，在临证使用石膏与麻黄配伍时同取其义，石膏用量多为 20 ～ 30 g，麻黄用量多为 5 ～ 9 g。

二十六、麻黄 苍术

苍术与白术在《神农本草经》及《伤寒论》时期并未区分得很清楚，均以"术"代替，后世才逐渐区分开来。苍术相比于白术，针对的病位稍偏表，除基础的健脾燥湿之外，还具有祛风散寒之功，苍术功效更偏燥湿；白术功效偏中焦，更偏健脾。

"脾为生痰之源，肺为贮痰之器"，脾肺二脏的气机失调被认为是体内痰湿之邪产生的关键因素，在临证使用苍术与麻黄配伍时同样是剑指患者体内的痰湿水饮，苍术与麻黄分别对应中、上二焦，从本及标地对双心疾病患者体内的痰湿邪气予以治疗，以恢复肺脾之功。从六经角度而言，痰湿为阴邪，与太阴病密切相关，麻黄有通阳之功，温化太阴，发汗利水而化湿邪。

根据许公岩先生对于苍术麻黄配伍方法的研究结果，提示苍术、麻黄等量使用，能发大汗；苍术用量倍于麻黄，则发小汗；苍术用量 3 倍于麻黄则常有较强的利尿作用；苍术用量 4 倍、5 倍于麻黄，虽无明显之利汗作用，湿邪却能自化[1,2]。临证治疗双心疾病过程中，患者多不见明显表证，需要发汗的情况极少，多因体内痰湿水饮上扰心神、阻碍体内气机而引起一系列相关病证，因此使用时，多取其化湿利尿之义，用少量麻黄（3 ～ 6 g）配以中等剂量（15 g 左右）苍术。若患者兼有表证，可稍增加麻黄剂量；水饮过盛可加桂枝，以加强通阳之力。

参考文献

[1] 马家驹，李雪，张晓雷，等 . 许公岩苍麻丸临床思维探析 [J]. 北京中医药，2016，35（10）：951–953.

[2] 许公岩 . 痰湿每为祟苍麻乃良方 [J]. 中国社区医师，2002（23）：35.

二十七、藿香　佩兰

藿香与佩兰两药性味归经与功效相似，均具有芳香化浊、开胃醒脾、发表解暑的功效，主味芳香而善开湿浊、恢复气机，两者配伍相须为用，增强芳香化湿之功，对于湿阻中焦脘腹痞闷、呕恶等症状具有较好的治疗作用。《神农本草经》中言佩兰"主利水道，杀蛊毒，辟不祥。久服，益气轻身，不老，通神明"，具有开窍提神之效。佩兰与藿香相比，醒脾之力尤为突出，对于脾经湿热有较好的治疗效果，两者联合对于湿热蕴结型双心疾病也可产生协同调节作用。两药用量均为 15 ～ 20 g。临证可再加黄芩，清热化湿与清热燥湿相合；或加陈皮，健脾理气与芳香除湿相合，调畅体内气机的同时增强化湿浊之效；或再加紫苏子、紫苏梗、神曲、苍术，治疗饮食积滞、痰浊内阻；或加厚朴、半夏，芳香化浊、调畅气机、健脾燥湿三效相合，治疗湿热内蕴、痰热互结之证。

第六章

医论精粹

06

一、双心疾病之冠心病伴焦虑抑郁"瘀热虚滞"病机探析

双心疾病即心血管疾病合并心理精神障碍，近年来患病率逐年升高，冠心病伴焦虑抑郁为双心疾病的常见发病类型，属于中医"胸痹心痛""神志病"的范畴，双心疾病与中医的"心主血脉""心主神明"功能失常密切相关。在此基础上赵海滨教授结合心身医学及中医"形神同调"思想提出了中医"双心学说"，实际为1个心脏的2个功能。随着对双心疾病研究的深入，赵海滨教授发现"瘀热虚滞"是冠心病伴焦虑抑郁的重要病机，其中瘀为基，热为渐，虚为枢，滞为扰。最新研究表明，"瘀热"与炎症通路激活、"虚滞"与"线粒体能量代谢障碍"密切相关，且炎症通路与线粒体能量代谢障碍存在交叉对话现象。基于此，赵海滨教授从"瘀热虚滞"的病机角度，结合炎症机制和线粒体能量代谢过程，以冠心病合并焦虑抑郁为例探讨双心疾病的重要病机。

（一）中医双心学说与心身医学的联系与区别

心身医学是一门主要探讨精神、心理、社会伦理等因素与躯体生理功能结构方面关系的新兴学科，自20世纪80年代引入中国，临床各专科都有相应深入研究，目前哮喘、高血压、应激性肠炎等疾病都已经被认定为心身疾病，受到广泛重视。

双心医学是心身医学的一个重要分支，主要研究精神心理疾病与心血管疾病的相关性，即侧重于心血管系统疾病与社会心理应激因素之间的深层联系，然而目前西医针对双心医学是对心血管疾病、心理疾病分而治之，缺乏一定的整体观念。

王永炎院士强调中国传统哲学之心象理论在中医学的应用，明确心象理论是认知心理学的一个基本研究领域。针对双心疾病相关研究，中医对双心疾病的认识借鉴了心身医学分支双心医学的复合病种概念，即心血管疾病合并精神心理障碍，同时结合了中医学"形神同调"的治疗思想。围绕中医"心主血脉""心主神明"理论，区别

于传统心身医学中心身分治的特点，中医"双心学说"强调心主血脉与心主神明生理相依，病理互损，治疗上应"双心"同治、病证结合、以证统病。

（二）中医双心学说的内涵

1. 血脉之心与神明之心生理相依

早在《黄帝内经》时期，文献已经详细描述了关于藏象之心的生理功能，如"心主身之血脉"（《素问·痿论篇》）、"心者，君主之官，神明出焉"（《素问·灵兰秘典论篇》）。后世医家据此归纳出心具有主血脉与主神明的双重生理功能。"心藏脉、脉舍神"（《灵枢·本神》）阐明了心主血脉是心主神明的重要基础，"心者，五脏六腑之大主也，精神之所舍也"（《灵枢·邪客》）则提示心神主导五脏六腑的功能活动。总而言之，心为君主之官，五脏六腑之大主，神明之所出，精神之所舍。心主血，上供于脑，血足则脑髓充盈，其余脏腑气血的正常运行均有赖于心主神明，体现了心主血脉与心主神明功能之间的生理相依性，以及心与脑的同源性。

2. 血脉之心与神明之心病理互损

"愁忧恐惧则伤心"（《灵枢·邪气脏腑病形》）阐明了心主神明失常对心体的影响，不良情绪刺激可耗损心血，诱发或加重心肌缺血损伤，引起或加重胸闷心痛、惊悸怔忡等症状。"血并于上，气并于下，心烦惋善怒。血并于下，气并于上，乱而喜忘"（《素问·调经论篇》），明确指出了心主血脉异常可以导致心主神明异常。脑为元神之府也有赖于心主血脉正常，心不主血，脑髓不得充养，髓海不足，则"脑转耳鸣……目无所见，懈怠安卧"（《灵枢·海论》）。而心主神明功能受损亦会导致脑神受损，即《医学衷中参西录》所言"一处神明伤，则两处神俱伤"。"主不明则十二官危，使道闭塞而不通"（《素问·灵兰秘典论篇》）则整体概括了心主血脉与心主神明之间的病理互损关系。

（三）"瘀热虚滞"是双心疾病的重要病机

中医"双心学说"强调心主血脉与心主神明生理相依、病理互损的学术思想，在临床实践中，笔者团队发现，双心疾病普遍存在瘀热虚滞的病机，现以冠心病伴焦虑抑郁举例如下。

1. 瘀为基

"瘀"即瘀阻心脉，"心痹者，脉不通"（《素问·痹论篇》）指出了瘀血阻络为心痹的病机，"血和则经脉流行"（《灵枢·本脏》）、"寒独留则血凝泣，凝则脉不通"（《素问·调经论篇》）从一正一反角度强调了瘀血对血脉之心的影响。血脉之心为病之胸痹心痛多因心主血脉失调、心脉瘀阻而猝发。

神志病往往与血瘀关系密切，《医林改错》有"小事不能开展，即是血瘀""平素和平、有病急躁"的记载，瘀血是"胸痹心痛"继发"神志病"的始动因素，瘀血内积，血凝不流，壅塞不通，心神不得心营滋养，而出现心不主神明之焦虑、抑郁等病象。

血瘀与冠心病伴焦虑抑郁密切相关，临床辨识多以胸闷痛、痛处固定不移、焦虑或抑郁、记忆力下降、眠差、舌质紫暗或伴有瘀点、脉象涩甚至兼有结代为要点。清·王清任所创血府逐瘀汤目前仍在双心疾病治疗中得到广泛应用。

血瘀贯穿冠心病伴焦虑抑郁的始终，而多种病理因素与血瘀证的形成互为因果，因此临床所见冠心病伴焦虑抑郁疾病血瘀证多为复合证型，如气虚血瘀证、气郁血瘀证。针对缠绵难愈的冠心病伴焦虑抑郁，笔者认为应该"谨守病机，各司其属，有者求之，无者求之"（《素问·至真要大论篇》），无论有无明显外在血瘀征象，均需注重活血祛瘀法的应用。

2. 热为渐

"热"即内生热邪，五志过极皆能化生火热，燔灼心脉。实邪如心脉瘀血内积不消，可壅郁生热，如"血脉不行，转而为热"（《灵枢·五变》）；阴血亏虚，阳浮于上亦可生虚热。《素问·刺热篇》记载"心热病者……热争则卒心痛"，表明热邪是胸痹心痛发作的一类病因。

内生邪热与神志病关系密切。内生实热可以上扰心神，如《费绳甫先生医案·情志》载："抑郁伤肝，火升无制，挟痰销铄心营，神魂飞越，入夜尤甚。"内生虚热亦可致神乱，如《血证论·卷六·卧寐》记载："心病不寐者，心藏神，血虚火妄动，则神不安，烦而不寐。"

热邪的出现往往伴随着冠心病伴焦虑抑郁疾病的发展，临床多见于心绞痛发作伴有惊恐（急性焦虑发作）、心肌梗死术后患者伴有焦虑抑郁者，以胸闷灼痛、心烦易恐、眠差、舌红苔黄、脉数为辨证要点。张仲景所创柴胡龙骨牡蛎汤为治疗冠心病伴焦虑抑郁热证病机明显的代表方，以该方为主方加减治疗冠心病焦虑心胆瘀热患者在临床取得了较好的疗效。

热邪是冠心病伴焦虑抑郁发展的催化剂，强调干预要早，而热邪的形成往往有气郁化火或因五志过极形成的脏腑火热与痰湿瘀各种病理产物搏结多种形式，因此基于治未病思想，在早期就需要针对可能导致热邪的诱因进行干预，或开郁，或通腑和胃，或祛痰化湿，随其所得而攻之。

3. 虚为枢

"虚"即暗耗而正虚，因实转虚，"旧血不去，新血不生"（《血证论》），瘀热搏结日久，暗耗气血以致气血亏虚，脉道失荣，心营失养，心脉失荣则胸痹而痛，心神失养，神志不藏而发为神志病。

气血亏虚是冠心病的重要病机，"正气存内，邪不可干"（《素问·刺法论篇》）明确人体正气可抵御邪气，防治疾病，"人之所有者，气与血耳"（《素问·调经论篇》）强调人体正气在于气血。"脉涩则血虚，血虚则痛，其俞注于心，故相引而痛"（《素问·举痛论篇》），指出血虚可引发心痛，"心血一虚，神气不守，此心悸之所肇端也"（《丹溪心法》），提示血虚影响心神导致心悸。一方面气血亏虚导致心脉失养可发为胸痹心痛，另一方面正气亏虚难以抵抗瘀血痰湿等病理产物的损害可加重胸痹心痛。

神志病与气血亏虚密切相关。"神者，正气也，神寓于气，气以化神，气盛则神旺，气衰则神病，气绝则神亡"（《灵枢·小针解》），指出神与气密不可分的关系；"血脉和利，精神乃居"（《灵枢·平人绝谷》），强调精神与血脉关系密切；"血气者，人之神，不可不谨养"（《素问·八正神明论篇》），明确了血气对神的重要性。气血亏虚，心神失养，临床可发为焦虑抑郁等神志病。

冠心病伴焦虑抑郁气血亏虚证患者临床常见心悸、气短、胸痛、胸闷、乏力、眩晕、失眠、善惊易恐等症状。临床常以养心汤、归脾汤加减运用，以益气养血、宁心安神，取得较好疗效。

4. 滞为扰

"滞"即气机郁滞,瘀血痹阻心脉可致心气郁滞,瘀阻脉络日久生内热,瘀热互结,阻碍气的运行,可致气滞;气虚可引起气本身的运动活力不足,推动无力,气机不畅以致气滞。瘀、热、虚各阶段均可见不同程度的气滞,气滞病机是干扰双心疾病转归的重要因素。

临床上冠心病伴焦虑抑郁气滞证尤为多见,气滞可诱发或加重患者的焦虑抑郁情绪,在精神情志方面对患者产生困扰,诱导患者对疾病产生诸多不良认知,常导致患者服药效果不佳,削弱患者治病的信心。瘀、热、虚均可导致气滞,气滞又常加重瘀、热、虚,甚或相互交结,病情更加复杂。基于此类情况,在治疗双心疾病时一方面注重调畅气机,临证多以四逆散、逍遥散、柴胡疏肝散、越鞠丸加减治疗,另一方面注重对患者的心理疏导,倡导患者注意日常情志的调节。

(四)"瘀热虚滞"病机的西医机制探索

1. "瘀热"病机与炎症病理机制

回溯系列文献研究发现,"瘀热"病机可能与炎症病理机制有关。有文献证实,冠心病伴有焦虑抑郁患者炎性因子的表达相对于正常人明显增高,而炎性因子既可参与血管内皮损伤介导冠状动脉粥样硬化性心脏病的发生,也可进入血脑屏障,参与焦虑抑郁症状的发生,从炎症角度寻找精神心理疾病和冠心病的共同发病病理生理机制已经是学科交叉研究的热点方向。系列中医证候学研究证实"瘀热"证型和炎性因子高表达密切相关,如临床研究不同证型痛风性关节炎患者外周血清炎性因子的表达,发现瘀热证型患者 NOD 样受体蛋白 3、白细胞介素 -6 等炎性因子明显高于对照组。有研究证实,应用清热活血法干预冠心病后,相关炎性因子表达下调,从另一角度提示了瘀热病机与炎症病理机制高度相关。

2. "虚滞"病机与线粒体能量代谢障碍病理机制

梳理近期中医证型与线粒体病理相关文献发现,"虚滞"病机可能与线粒体能量代谢障碍有关。首先线粒体功能受损会影响心肌细胞功能,引起炎症反应、氧化应激等反应。而情绪应激通过下丘脑—垂体—肾上腺轴可间接影响线粒体功能,进一步诱发各种病理过程，在宏观上表现为诱发多种心身疾病，线粒体功能障碍与心理精神障碍的发生密切相关。其次，有研究表明，当线粒体损伤时，受试者患抑郁症的风险会明显增加，而抑郁症患者线粒体数量较正常人降低。另外，动物实验表明，抑郁型大鼠肝细胞中线粒体形态结构发生变化，线粒体嵴模糊紊乱、三磷酸腺苷含量减少、线粒体复合物活性降低。线粒体功能障碍能加重氧化应激和脑组织损伤。另一项研究表明，焦虑患者唾液样本中线粒体DNA拷贝数明显高于对照组。以上都表明，线粒体能量代谢障碍与焦虑抑郁情绪密切相关。最后，有研究发现脾气虚证大鼠自由基代谢、细胞能量代谢出现异常，谷胱甘肽过氧化物酶及线粒体呼吸链酶复合物Ⅰ、Ⅳ的活性降低，而补中益气汤能有效干预以上机制，提示健运脾气法可能对自由基修复和细胞能量代谢存在保护机制。其他一系列补气运脾方剂的基础研究也得到了相同的结论，由此可以认为线粒体能量代谢障碍可能是"虚滞"病机的实质。

3. 交互转化中西医机制的类同

瘀、热、虚、滞在冠心病伴焦虑抑郁疾病进展过程中也可互相转化，一方面瘀热日久，耗气伤阴，因虚而气滞；另一方面，气虚不运，留瘀生瘀，蕴久酿热，虚实夹杂。

炎症与线粒体能量代谢障碍也有类似的互相转化，炎症反应和线粒体代谢密切相关。一方面，外界应激刺激可导致线粒体活性氧（ROS）增多，而ROS可以通过激活核转录因子κB（NF-κB）、NOD样受体家族含pyrin结构域蛋白3（NLRP3）炎性小体调控炎症过程。另一方面，在致炎因子刺激作用下，中性粒细胞等释放的ROS和炎性介质，可诱导线粒体结构和功能损伤。线粒体损伤既是炎性因子的重要来源，又是其损伤靶点，两者交互作用，形成恶性循环。这以瘀、热、虚、滞之间的转化交相印证。

（五）"双心"治疗兼顾血脉之心与神明之心，重视"瘀、热、虚、滞"

双心疾病治宜兼顾血脉之心与神明之心，达到"双心"同治的效果。"活血清心"以清"瘀""热"疗血脉不畅；"养血调神"以调"虚""滞"愈神明异常。笔者团队目前成熟应用柴胡加龙骨牡蛎汤治疗冠心病合并焦虑障碍；以活血安神类中药治疗冠心病合并抑郁障碍。现代药理研究也表明，活血类中药可改善微循环、扩张血管、改善血黏度，安神类中药均有抗抑郁、抗焦虑、镇静安神、抗炎、抗应激损伤等作用。

笔者团队前期临床研究证明，活血安神类方药能够改善患者心绞痛症状及抑郁状态；治疗心绞痛总有效率为90.9%，对照组总有效率为73.91%；治疗组患者抑郁自评量表评分出治疗前（57.23 ± 5.98）分递减至（23.05 ± 4.81）分。笔者团队前期基础研究表明，活血安神类方药能降低引起线粒体能量代谢障碍相关的 NF-κB、肿瘤坏死因子 α 等炎性因子含量，抑制心肌梗死后炎症反应，增强骨髓间充质干细胞动员及归巢，减轻梗死心肌纤维化程度，延缓心室重构，提高射血分数，改善心肌梗死后抑郁状态。

综上所述，瘀、热、虚、滞是双心疾病之冠心病伴焦虑抑郁的重要病机，炎症与线粒体能量代谢障碍在双心疾病的发生发展中发挥关键作用，调节炎症与线粒体之间的交互作用正在成为治疗双心疾病的新策略。随着中医学对双心疾病认识的不断深入，已经有大量研究证实中医药干预双心疾病具有良好疗效，而治法不离活血、清热、补虚、理气、调神。本文从炎症反应与线粒体能量代谢障碍角度，阐释"瘀""热""虚""滞"导致双心疾病之冠心病伴焦虑抑郁发病的内涵，为中医药治疗该病提供新的思路。

（作者：王昀，王超，丁婉丽，侯季秋，史金玉，

王帅，唐卓然，孙怿泽，赵海滨）

二、基于"以证统病"思路探讨双心疾病的辨治策略

当代伴随着人们生活节奏的快速变化及社会工作压力的不断增加，以心血管疾病并发精神类疾病为代表的"双心疾病"的发病情况也愈发普遍。研究显示，约有三分之一的心血管疾病患者存在焦虑抑郁状态，而心肌梗死后出现焦虑、抑郁的概率更是高达普通人的 3 倍，其中焦虑的发生率为 30% ～ 40%，且常与抑郁同时并发。与此同时，焦虑 / 抑郁同样也与冠心病发病率和病死率的增高密切相关，焦虑等心理因素在增加冠心病患者主要不良心血管事件的发生风险及全因死亡率风险的

同时，会严重影响患者的生活质量与长期心理调整能力，增加医疗费用。然而，目前临床常用的西医心理疗法对"双心疾病"患者的疗效尚不尽如人意，且抗抑郁药物也存在有戒断效应、不良反应较多、服用依从性较差等不足，且部分药物对心脏疾病的预后也存有争议。面对错综复杂的双心疾病，中医双心学以中医"形神同调"思想为基础，结合"血脉之心""神明之心"生理相依、病理互损的特点对其进行了全面的阐释，并以"以证统病"思维模式为双心疾病提供了独特的诊疗策略。

（一）双心疾病诊断繁杂，病机交错，难辨主病

"双心疾病"是借鉴心身医学及其分支双心医学的复合病种概念，即心血管疾病合并精神心理障碍。其发病机制复杂，识别率和诊治率较低，是临床中棘手的复杂疾病。中医双心学说在双心医学理论的基础之上结合了中医学"形神合一"的基本思想。同样围绕中医"心主血脉""心主神明"理论进一步阐释了"血脉之心"与"神明之心"生理相依、病理互损的交互特点。

双心疾病作为"血脉""神明"二心同病的复合疾病，多具有病情复杂、病机交错的特点。该病患者多同时兼有心悸、怔忡、胸痹、真心痛、喘证、郁病、不寐、虚劳等多种中医疾病，并且存在胸痛、心悸、胸闷、喘促、焦虑、抑郁、胡思乱想、胆怯易惊、眩晕、失眠、乏力等诸多临床表现，病情复杂，症状繁多。双心疾病"双心"病理互损，互为因果，胸痛、心悸在加重焦虑抑郁情绪的同时，又被该负面情绪刺激，最终导致双心疾病进一步恶化。诊治过程中常难以轻易辨别出"神明之心"与"血脉之心"同病之时二者谁为主病。

目前临床治疗疾病所采用的诊治思路多为《中医内科学》《中西医结合内科学》所示的"以病统证"策略，首先判断患者的疾病分类，再根据"病"所包含的证型进行辨治。然而面对诊断繁杂交错的双心疾病，"以病统证"常会面临难以辨别主病的困境。而"以证统病"的策略或可跳脱出病种的限制范畴，从中医四诊出发收集汇总能体现其核心病机的全部有效信息，提纲挈领地判断适合患者当下病情的中医治则、治法。

（二）"以证统病"思路以证为纲，更适于双心疾病

1. "证""病"之辨

"以证统病"方法有"证""病"两个重要概念。其中"证"即证候，是疾病发展过程中某一阶段或某一类型的病理概括，一般由一组相对固定的、有内在联系的、能揭示疾病某一阶段或某一类型病变本质的症状和体征构成，是体现中医辨证论治的关键所在。"证"更多具有普遍性，是当前阶段机体临床表现的归纳整合，而中医"证"的治疗同样从整体角度出发，是一种范式通治法，可以适合不同种病具有相同证型的治疗，但相对于某一确定疾病会缺乏一些针对性治疗。"病"即疾病，是致病因素作用于人体，人体正气与之抗争而引起的机体阴阳失调，脏腑组织损伤、生理功能失常或心理活动障碍的一个完整的生命过程。"病"包含中医、西医两个方面，中医之病意在阐释某一疾病的整体特点或特殊性，如核心病机、病程变化规律。而西医之病在中医诊疗中的价值更多体现在现代医学对于疾病病理生理的认识、病情轻重缓急的判断，以及患者可能或即将采取的西医治疗对于中医病证变化的影响。

2. "以证统病"思路阐释及优势分析

"以证统病"是遵循中医理论，以证为中心，将各种病归纳在证之下，研究证的发生、发展及治疗后的转归，并探讨证与病的诊断和疗效关系的方式，同样也是病证结合的实际临床应用方式之一。目前病证结合的应用主要包括"以病统证"以及"以证统病"两种。人们熟知的中医药教材如《中医内科学》《中西医结合内科学》编写体例即"以病统证"，即以不同的疾病为主题框架，再将各个疾病分为多种证型，加以辨治。其辨治方法可粗略概括为先病后证，病在证上。而"以证统病"的特点则是以"证"为纲，以"病"为目，突出对证候的辨识。临床首先以证为出发点，通过中医辨证分析，判断患者当前的核心证候特点与证型，再兼加考虑患者所患疾病的病机、病理、病程转归特点，以期先证后病，证在病上。

如果说"以病统证"的优势在于便于指导专科专病的临床诊疗，并预判疾病发展趋势，那么当患者遇到辨病困难，临床诊断不明确或多病复合，难辨主次，用药相互掣肘的情况时，"以证统病"便更能充分发挥中医整体观念的优势。双心疾病病机交

错、难辨主病，恰是"以证统病"典型的适用范畴。其患者虽同时患有多种疾病，但其当下的证候特征及主要证型却是独特的。"以证统病"思路更有利于医生在复杂的双心疾病中找到关键的"证"，并在治疗的过程中清晰地抓住患者的主要矛盾及治疗方向。

（三）"以证统病"模式建立

1. 四诊合参，明确辨证，确立基本治则治法

辨证论治是中医学的特色和精华所在，同时也是中医理论科学性与先进性的体现。在"辨证论治"中，辨证是论治的前提，辨证的准确与否也是决定临床疗效的关键所在。

在辨证的过程中，最为关键的莫过于明确判断疾病的病位和病性，达到层次清晰，辨证明确。以证素辨证为例，医者应着重关注对患者症状、体征等临床信息的获取、证候要素的识别，以及最终对于病机病名的判断3个方面。临床中首先应仔细、全面地收集患者的四诊信息，得到双心疾病患者的主要临床表现以及寒热、汗出、饮食、睡眠、二便、舌象、脉象等信息资料。将四诊收集的信息进行归纳与证素判断，确定病位。空间性病位如表、里、半表半里、心、肝、胆等；层次性病位如气分、营分、血分、太阳、少阳、阳明、太阴、少阴等。而后深入分析证素特点，判断病性如寒、热、湿、痰、血瘀、气滞、气虚、血虚、阴虚、阳亢等。最后结合临床症状确定复杂、多样和动态的证型如心肝血瘀证、肝阳上亢证、心肾不交证、肝肾阴虚证等。

实际临床当中，医者可根据自己擅长的辨证方法采用八纲辨证、六经辨证、脏腑辨证、气血津液辨证、证素辨证等适宜方式，确立患者当前状态下的核心病机，如"痰热扰心""少阳郁热""心虚胆怯""气虚血瘀"（心肝等病位）等，并根据核心病机确立相应的基本治则治法，如"清热化痰""清解少阳""养心安神镇惊""益气活血"等法，并且将该治法作为开具方药的整体指导原则。

2. 辨病在后，以证统病，考虑疾病特殊性

"以证统病"是指在辨证所确立的核心病机与基本治则的大框架下，再辅以结合辨病。其中"辨证"可以更加清晰地在复杂的疾病治疗中理清核心思路，针对当下阶段确立正确的治法，而对"病"的认识则有助于医生进一步考虑疾病整体的特点与病程变化，不同"病"的病机特点会有所侧重，而不同病的同一证型所用的药物也会有所差异。

双心疾病常见的"血脉心病"有冠心病、心衰、心律失常等。其独特的基本病机与适宜方药如下：冠心病、心肌梗死属于中医"胸痹""卒心痛""真心痛"等范畴，基本病机为气虚、气阴两虚为本，血瘀、寒凝、痰浊、气滞为标实。疼痛剧烈多以实证为主，可加红花、川芎、丹参、瓜蒌（血府逐瘀汤、瓜蒌薤白半夏汤）等活血化瘀、行气化痰的方药；疼痛不典型或缓解后多以虚证为主，可加人参、麦冬、柏子仁（生脉散、右归饮）等益气养阴类方药。心衰属于中医"心水""喘脱""水肿"范畴，多兼有"水饮"，其基本病机为心肾阳气虚衰，停饮血瘀，应加桂枝、附子、茯苓、泽泻（真武汤、肾气丸）等具有温阳、利水功效的方药。心律失常属于中医"心悸""怔忡"范畴，病机复杂，但其基本病机是气血阴阳亏虚、心失所养或邪扰心神、心神不宁。虚者可予人参、当归、琥珀、酸枣仁（或归脾汤、天王补心丹）等补益类方药，实者可予瓜蒌、半夏、红花、桃仁（或黄连温胆汤、血府逐瘀汤）等化痰、活血等方药。

"神明之心"为病则常见有焦虑、抑郁、失眠等，其中抑郁多属中医"郁病"范畴，其基本病机为气机郁滞，导致肝失疏泄，脾失健运，心失所养，脏腑阴阳气血失调，以可予香附、郁金、柴胡（或越鞠丸）等行气解郁类方药。焦虑属于中医"脏躁""癫狂"等范畴，其基本病机为情志失调、肝郁化热为主，可予柴胡、郁金、黄芩等（或柴胡加龙骨牡蛎汤等）解郁安神类方药。

因此，在治疗过程中应以辨证所确立的基本证型为基础，参考辨病所知的该病常见基本病机，确立最终证型，如冠心病伴抑郁患者，中医属于胸痹兼有郁病范畴，四诊合参，辨证所得出的核心病机为痰热扰心。在此基础上参考胸痹疼痛剧烈时多血瘀，郁病患者多气郁，确立病机为"痰热内扰，伴血瘀气郁"，治则为在清热化痰的基础治则上兼加活血行气。

3. 证在病上，病证结合，确立具体方药

具体方药的确立同样以"以证统病"为原则，以辨证所得的基本治则为主为君，以由辨"病"考虑的疾病特点所用的方药为辅为臣，使处方用药的重点、主次有区分。例如上述冠心病伴抑郁患者，辨证所见病机为"痰热内扰，伴血瘀气郁"，辨证判断适宜方药为黄连温胆汤，考虑冠心病疼痛明显时多血瘀，可适当佐以红花、川芎等药物，抑郁多气郁可佐加香附、郁金等药。若判断需加入血府逐瘀汤类方剂时，则应适当减少用量，使方药整体仍以治疗"辨证病机"的清热化痰治法为主，佐加血府逐瘀汤以活血化瘀，避免喧宾夺主之意。

4. 以证统病不失"识病佐证"

"以证统病"并不代表只重证不重病，所统之"病"主要指中医之"病"，但实际临床中也应考虑现代医学对于疾病的认知与阐释。伴随着现代医学与传统中医的不断结合，西医关于疾病各种病理、预后特点的研究也让我们对于治疗有了更多参照与把握。正如同辨病而知糖尿病、消渴病总有阴伤，尽管遇到患者表现出湿热内盛的证型，也会在祛湿清热时注意照顾阴分，而不会一味地大量苦寒燥湿泄热，加重阴伤。同样是热毒炽盛，肿瘤与外感热病的辨病特点就有所不同，肿瘤多以正虚为本，考虑到肿瘤之"病"，也会在清热解毒之时更多地加以扶正培本。对于冠心病伴焦虑抑郁的患者，冠心病总有血瘀、焦虑抑郁常伴气滞虚热的辨病特点，就是我们应当在辨证的基础上加以考虑的。与此同时，不同疾病虽可以相同的临床表现就诊，但其疾病整体病机特点与缓急预后却可能有天壤之别。例如同为胸痛，患者可能是心脏官能症，也可能是心肌梗死甚至主动脉夹层，三者结局迥异。患者可能或即将采取的 PCI、外科手术等其他西医治疗同样会对患者的气血以及病机证型产生影响。

由此可见，眼中无病则无法把握疾病特殊性质、轻重缓急与预后转归。心中无证则会难以在复杂多样的疾病及症状中抓住当下关键的核心方向、失去中医特色。因此在临床中，以证统病是基本原则，而识病佐证同样也很重要。对于双心疾病患者应当知晓其所患之病是胸痹、心悸抑或真心痛，以及其所属的西医疾病。不同病的特点不同，预后同样相差甚远，对于心肌梗死、心衰伴焦虑抑郁等预后较差的患者，更应当加以重视，并提前与患者讲明治疗周期相对更长等注意事项，避免患者产生其他不良情绪，影响治疗效果。

（四）结语

双心疾病往往病情复杂，常会出现诊断繁多，存在难以确定治疗重点的困难。病证结合"以证统病"的策略恰可以在双心疾病的临床诊疗中充分发挥中医整体观念与辨证论治优势。治疗时可以通过抓主症、四诊合参等方式收集患者证候信息，并通过归纳总结与分析推演判断患者当前阶段的核心病机，确定整体的治则治法与基本方药思路，并在此基础上兼顾疾病的特殊性，基于疾病的基本病机、特定临床表现等，加减应用某些专方或专药。临床诊疗过程中以"先证后病，以证统病，病证结合"为辨治要点治疗双心疾病，收效甚佳。

（五）不足与展望

"以证统病"为双心疾病提供了新的辨治诊疗模式。但目前其具体辨证的过程尚以中医辨证策略中较为常规的证素辨证、八纲辨证、六经辨证等为主。未来或可根据双心疾病的特点对辨证进一步优化，提出对"血脉之心"与"神明之心"同病针对性更强的独特辨证思路，提升辨证效率、准确性与临床疗效。与此同时，"以证统病"思路的优势在于治疗病情复杂的复合类疾病，因此在适合的情况下可在除双心疾病外的其他复合类疾病中加以拓展应用。

（作者：赵维哲，王超，赵海滨，侯季秋，丁婉丽，贾子昊，周悦，尹文杉）

三、从"病证结合，以证统病"探讨双心疾病的诊治思路

双心疾病是指具有心血管疾病或心血管样症状，合并心理、情绪等问题的一类疾病。近年来，双心疾病的发病率逐年升高，对患者的生活质量产生了严重的影响，受到众多医生及学者的密切关注。笔者认为双心疾病的双心即中医学中的心和神，与《黄帝内经》中"形神合一"理论相一致，如《灵枢·邪客》言："心伤则神去，神去则死矣。"立足于"心主血脉""心主神明"，笔者提出"血脉之心"和"神明之心"的中医的"双心"学说，认为"血脉之心"和"神明之心"双心一体，两者生理相依，病理互损。其中心主血脉是心主神明的物质基础，正如《灵枢·本神》所述"心

藏脉，脉舍神"，血脉通畅，血流充盈，则血能载神，神明得守；心主神明是心主血脉的重要保障，《灵枢·邪客》提到"心者，五脏六腑之大主也，精神之所舍也"，心神掌控人的生理协调，保证血液的正常运行。"血脉之心"为病包括胸痹心痛、心悸、眩晕等，"神明之心"为病包括郁病、脏躁、癫狂、百合病等。

临床诊治中，双心疾病病情复杂，患者可能同时存在心悸、胸痹、眩晕、郁病和不寐等多种中医疾病，具有心慌、心悸、胸痛、头晕、乏力、失眠、焦虑、胆怯易惊等多种表现，症状繁多，往往难以做到抓主要病机进行辨证论治，那么临床诊疗又该从何入手，从病入手抑或从证入手？笔者认为，同病异证、以病统证，更便于指导单一疾病的临床诊疗，并预判疾病发展趋势；而当多种疾病合并出现、病情复杂时，以证统病更能充分发挥中医治疗特色。因此，笔者团队根据多年治疗双心疾病的经验，提出"病证结合，以证统病"的诊疗思路，在临床诊治中，从"病证结合，以证统病"的思路出发，结合中医整体观进行辨证论治，从而达到"双心"同治的临床效果。

（一）病证结合

"病"是在病因的作用下，正邪相争，阴阳失调，通过不同的发病形式，展现出相关症状、病机和转归的一段病理过程，不同阶段其病机不同，表现的症状也不同。辨病是医生对整个疾病发展过程的理解和判断，从中分析疾病的特点和发展变化规律，是对病机的整体把握，对疾病本质的认识。"证"是在某一疾病的发展过程中，对某一阶段病理病机的本质概括，集中体现了病因、病位、病性及邪正关系。辨证是通过将四诊收集的症状、体征等资料进行分析，概括疾病某一阶段的病机。病是证的共性，证是病的个性，病证结合即在中医整体观念的指导下将辨病和辨证结合起来，指导疾病的诊疗，既要考虑病理、病性、病位的疾病层面，也要顾及症状、体征、舌脉的证候层面，病证结合，精准定位，才能达到良好的治疗效果。

早在《黄帝内经》中就有对辨病思路方法的描述，如"视色上下，以知病处"（《灵枢·五色》），"能别阴阳十二经者，知病之所生"（《灵枢·卫气》），"察其左右上下相失及相减者，审其病藏以期之"（《素问·离合真邪论篇》），其"知病""审其病"即为辨病论治的体现。东汉张仲景《伤寒杂病论》在辨病的基础上,提出"观其脉证,知犯何逆,随证治之"的辨证论治思路,首开病证结合的先河。其中无论是《伤寒论》治疗外感病证,还是《金匮要略》治疗内伤杂病,均体现了病证结合。《伤寒论》重在辨证,按照"六经"归属分为太阳病、阳明病、少阳病、太阴病、少阴病和厥阴病。6种病证均有对其病因、病位、病性和预后转归特点的描述,形成六经辨证。以六经为纲,以证言方,方随证出,方证一体,正如《伤寒论》第一百零一条所载:"伤寒中风,有柴胡证,但见一证便是,不必悉具。"《金匮要略》重在辨病,以病为纲,病证结合,把握病机及疾病的阶段和病势,指导临床用药,如《百合狐惑阴阳毒病脉证治篇》曰:"百合病者,百脉一宗悉致其病也,意欲食复不能食,常默默,欲卧不能卧……其脉微数。"虽病证繁多,但均以百合剂加减对病治疗。"病""证""治",如此病证结合,双管齐下,分而论治,遣方用药,自能做到有的放矢、效若桴鼓。辨病根据不同的症状,采用专药专方,正如《黄帝内经》中的生铁落饮治疗癫狂。辨证是针对同一疾病在不同的阶段表现出的不同病机,其核心是分证论治,同病异治,正如《金匮要略》中治疗胸痹,虽为同一个病,分别以瓜蒌薤白白酒汤、瓜蒌薤白桂枝汤和瓜蒌薤白半夏汤针对寒邪证、痰浊证和气滞证治疗胸痹。病与证是疾病整体和局部的体现、全程和阶段不同程度的把握,仅辨病则对各阶段治疗针对性不强,仅辨证则对疾病发展规律认识不深,病证结合则能同时兼顾疾病的发生和证候的动态演变,为临床诊断施治提供帮助。

(二)以证统病

以病统证和以证统病是病证结合的两种诊治思维,是中医数千年来形成病证方药的诊疗模式,以病为主还是以证为主从古至今都存在着争鸣。如今以病统证一直是主流观点,赵锡武提出"有病始有证,而证必附于病,舍病谈证有如皮之不存毛将焉附",认为在疾病发生发展过程中,病机、证候会受体质和病因的影响不断变化,不同的阶段会有不同的病机、证候,但病不变,而证常变,病有定,而证无定,故其在临床中常用以病统证的诊治思路,从病到证,辨病先于辨证,强调同病异证,异证异治。笔者认为,以病统证虽是对整个疾病过程的分析,可以抓住主要矛盾,便于临床施治，但仅限于对单一疾病和有病无症这两种情况下的诊治。例如临床中单一疾病在发生发展过程中证候不断变化，适用于从病到证、以病统证的施治思维。此外，有些疾病初期，仅有仪器检测出指标的异常，西医给予明确的诊断，但患者的症状并不明显，仅能根据舌脉来判断，难以对病情的阶段进行辨证，此时适用于以病统证。然而现代临床诊断中，中西医结合诊断、辨证论治越来越常见，在西医各种检测仪器的帮助下，诊断越来越明确，疾病划分越来越细，患者常常出现多系统疾病交叉存在，病情复杂；同时也存在西医检测各项指标均正常，无法确诊疾病，而患者确实存在躯体症状的情况。在上述这两种情况下，于诊治过程中再用以病统证就显得捉襟见肘。因此，传统的以病统证论治思路，已无法适应当今临床大部分疾病的诊治，尤其是在双心疾病的诊治中，笔者发现患者症状繁多、病机复杂，提出"病证结合，以证统病"的诊治思路。在面对临床施治中，不同的疾病在其发生发展的过程中会出现相同病机、证候，应多病从证、无病从证、从证到病、先证后病，概称为"病证结合，以证统病"，强调异病同证，同证同治。正如张仲景在《金匮要略》中用金匮肾气丸一方可以治疗"脚气上入，少腹不仁""虚劳腰痛，少腹拘急，小便不利""短气有微饮""男子消渴，小便反多""转胞不得溺"等多种不同的疾病。

在双心疾病发生发展的过程中，患者常常身兼心悸、胸痹心痛、头晕、郁病、脏躁等多种疾病，症状繁杂，其基本病机也在不断地发展变化。症状是病机的外在表现，要抓住不同疾病所表现出的相同的病理变化，并根据其表现出不同的症状，提炼出背后的基础病机，作为疾病的共性病机，即"证"。病机是证候的基础，证候是病机的升华，归纳证候与双心疾病相关的特点，以证为出发点，指导临床施治，即以证统病，异病同证，同证同治。从"以证统病"的诊断思路出发，将双心疾病中繁多分散的症状按六经、三焦、八纲、卫气营血等方法进行辨证，明确共性的病机证候，结合疾病的特殊性，病证结合，制定相应的治则治法。此外，以证统病虽以共性病机为着力点，采取相同的治法，但双心疾病复杂，病机多变，仍会受较多的因素影响而出现细微的差别。因此以证统病的同时又要兼顾其中的差异，根据病因、病位、病势的不同，以及相应的兼证作出相应的调整，进行方药加减。

（三）双心病机

基于"病证结合，以证统病"的诊断思路，提炼其共性病机，并把握其变化规律，制定相应的基本治法、方药，并在此基础上进行辨证加减。笔者认为双心疾病的核心病机为"瘀热虚滞"。其中瘀为始，热为渐，虚为枢，滞为变。瘀，即瘀阻心脉，是双心疾病形成的始动因素。心主血脉，所谓"诸血者，皆属于心"（《素问·五脏生成篇》），"心者，生之本，神之变也，其华在面，其充在血脉"（《素问·六节藏象论篇》），心可以调节血液的运行和脉道的通畅；心主神明，正如《素问·灵兰秘典论篇》所言"心者，君主之官也，神明出焉"及《灵枢·本神》"心藏脉，脉舍神"，心可以统筹人的精神意识，协调五脏六腑之精气，为五脏六腑之大主。瘀贯穿双心疾病始终，是双心疾病形成的基础病理因素，与多种病理产物互结，瘀阻心脉，血流凝滞，血脉之心与神明之心均不得濡养，导致双心疾病的产生，会出现胸闷痛，痛处固定不移，焦虑抑郁，失眠，记忆力下降等。热，即内生邪热，是引起双心疾病渐变的病理因素。气有余便是火，情志过极，内生火热，燔灼心脉，上扰神明，正如《血证论·脏腑病机论》所述："心为火脏，烛照事物，故司神明。"久瘀化热，"血脉不行，转而为热"（《灵枢·五变》），血运不行，停滞血脉，郁而化热，内燔心脉，不能达外而内扰神明，表现为心悸，心胸灼痛，心烦易怒，失眠，舌红苔黄腻，脉滑数等。虚，即气血亏虚，是双心疾病虚实转化之枢机。《血证论·吐血》云："旧血不去，则新血断然不生。"瘀血痹阻，日久不去，耗伤气血，正气逐渐亏虚，病机由实转虚。所谓"正气存内，邪不可干"，气血亏虚，无力祛邪，亦可引起瘀血痰浊之留滞，因虚转实。气血亏虚则脉道枯涩，心不得濡养，神不得通明，正如《灵枢·平人绝谷》所述"血脉和利，精神乃居"，心脉失养则发为心系病，神明失养则发为神志病。滞，即气机郁滞，是影响双心疾病转归变化的重要病理因素，瘀、热、虚均可导致气机郁滞，气机郁滞也会加重瘀、热、虚的病理变化。瘀血内停而致气滞，瘀停脉络则血行不畅，血不行则气不通。此外，情志不畅亦可导致气滞，如《血病论·脏腑病机论》言："肝属木，木气冲和调达，不致遏郁，则血脉得畅。"正气亏虚，气血不足，推动无力，因虚而滞，

《素问·六微旨大论篇》提出"出入废则神机化灭，升降息则气立孤危"，气机运行不畅则百病生。

"瘀热虚滞"是双心疾病的核心病机，在疾病发生发展过程中可相互转化。瘀热损伤血脉之心，心失所养，无力泵血，则心功能无以恢复，虚滞损于神明之心，心神失充，则情绪低落，兴趣缺乏，发为郁病。

（四）治法方药

笔者通过"病证结合，以证统病"的诊断思路，立足于"瘀热虚滞"的病机，根据多年的临床治疗经验，制定"活血清心，养血调神"的治法，自拟"双心方"以达"双心同治"，在临床上取得了不错的疗效。前期临床研究证明，"双心方"能够改善患者心绞痛症状及抑郁状态，采用双心方治疗心绞痛总有效率为90.9%，抑郁自评量表评分由治疗前（57.23 ± 5.98）分降至（23.05 ± 4.81）分。双心方由丹参、百合、酸枣仁、川芎等药组成。该方由经典《时方歌括》中的丹参饮和《金匮要略》中的酸枣仁汤化裁而成，长期运用于临床，通过方药组合配伍达到"双心同治"，效如桴鼓。方中丹参为君药，"破癥除瘕，止烦满，益气"（《神农本草经》），功同四物，祛瘀活血。百合为臣药，百合"主百邪鬼魅，涕泣不止"（《药性论》），清心养阴，除烦安神；君臣相伍，两药合用，共奏祛瘀清心之效。方中另佐以川芎，川芎为"血中气药也"（《本草纲目》），活血行气，增强祛瘀通滞之力。以酸枣仁为使药，酸枣仁"仁主补，皮赤类心，用益心血……得温以助心神"（《药品化义》），两药合用，共奏补虚通滞之效。纵观组方，以"活血清心，养血调神"为要，从多角度、多方位共收"双心同治"之效，正如《兰台轨范·序》所说："欲治病者，必先识病之名，能识病名，而后求其病之所由生。知其所由生，又当辨其生之因各不同，而病状所由异，然后考其治之之法。"

（五）小结

综上，在"病证结合，以证统病"诊断思路的指导下，把握"瘀热虚滞"的核心病机，不是单从病或证去论治，而是以证为出发点，病证结合，从而达到对双心疾病的治疗。"病证结合，以证统病"着眼于证，先证后病，符合多病共存临床防治的原则，体现了中医基础理论中的整体观念和辨证论治两大特点，充分发挥了中医的治疗特色。"病证结合，以证统病"，司外揣内，内外联动，双心一体，双心同治，是整体和部分的结合，是个性对共性的集中体现，为临床更加精准地施治双心疾病、提高疗效提供了参考。

（作者：孙治琪，王超，赵海滨，侯季秋，史金玉，丁婉丽）

四、双心诊疗干预心肌梗死后抑郁理论探源

（一）中医"双心学说"理论依据

"双心医学"与中医的"双心学说"十分类似，中医认为心有两大生理功能，即"心主血脉""心主神明"。心主血脉，如《素问·痿论篇》所言"心主身之血脉"，《素问·六节藏象论篇》云"心者……其充在血脉"，心气调节和推动血液周流全身，濡养四肢九窍、五脏六腑。《素问·灵兰秘典论篇》曰"心者，君主之官，神明出焉"，被后世医家视为心主神明论断的总纲，亦如《景岳全书》云"凡情志之属，唯心所统"，《灵枢·邪客》曰"心者，五脏六腑之大主也，精神之所舍也，其脏坚固，邪弗能容也，容之则伤心，心伤则神去，神去则死矣"。心可主精神意识活动，神是人体生命活动的最高主宰，掌控人的生理与心理活动。"心主神明"清楚地阐述了人身复杂的生理活动整合与心理活动协调，身心合一才能维持正常生命活动。"心主血脉"是"心主神明"的物质基础，血脉正常，心血充盈，则濡养心脏，蕴养心神，血以载神，神明得守，故二者交融一体，"双心"生理相依。心肌梗死后合并抑郁与"心主血脉""心主神明"密切相关。心主血脉失司，则心脉痹阻，瘀血内停，心脉失养，心肌梗死发作；心伤则神伤，或心神无以所养藏则出现精神意识障碍，神志异常，抑郁由生；抑郁可耗损心血，致使血脉受阻，影响心主血脉的生理功能，故体现二者病理互损。

（二）心肌梗死后抑郁的启动环节与中医核心病机

1. 炎症是心肌梗死后抑郁的启动环节

心肌梗死的临床症状可见胸闷胸痛、心跳加速、汗出、乏力等，抑郁的躯体化症状同样会有胸闷胸痛、心跳加速、汗出等表现，二者躯体症状具有相似性。流行病学资料提示急性心肌梗死与抑郁状态存在高度相关，但是目前其共病的机制尚不明确。存在诸多相关假说，包括神经内分泌、心脏自主神经紊乱、血小板活化、内皮功能障碍及炎症假说等，其中炎症假说已被大量研究证实在心血管合并情绪障碍疾病中扮演重要角色，炎性因子表达与心肌梗死患者抑郁状态水平具有高度的相关性，故心肌梗死后抑郁是心肌梗死诱导的症产物。心肌梗死后，循环中的促炎性细胞因子和血管紧张素 II（angiotensin II，Ang II），促进下丘脑室旁核 Ang II-1 型受体信号和细胞因子的上调，引起神经炎症反应，即使外周循环的炎症消退后，神经炎症可能持续一定时间。小胶质细胞是中枢系统固有的免疫细胞，在炎症作用下被激活，是急性心肌梗死后抑郁的关键机制。心肌梗死后心肌细胞分泌大量促炎性因子，炎性因子进入外周血，并穿过血脑屏障，导致大脑固有免疫系统激活，造成神经炎症。有研究表明，心肌梗死大鼠模型在心肌梗死后出现大脑海马区和前额皮质区的白介素-1（interleukin-1，IL-1）、IL-2、IL-6 和肿瘤坏死因子-α（tumor necrosis factor-α，TNF-α）等促炎细胞明显增加，诱导活性氧激活和脑源性神经营养因子含量降低，引起交感神经紊乱；炎性因子干扰吲哚胺 2,3-双加氧酶或四氢生物蝶呤表达，使得 5-羟色胺、多巴胺等神经递质合成减少，调节下丘脑—垂体—肾上腺轴导致心肌梗死相关抑郁样行为，说明炎症反应是心肌梗死后抑郁形成的启动环节。本课题组前期及其他学者研究证实，心肌梗死后抑郁的大鼠模型炎性因子含量增高，如 NF-κB、TNF-α 等，降低骨髓间充质干细胞动员及归巢，梗死的心肌纤维化程度增高，加重心肌梗死后的心室重构，降低大鼠射血分数。因此，心肌梗死后炎症是促发抑郁的启动环节，控制心肌梗死后炎性因子释放，是干预心肌梗死后抑郁的关键要点。

2. 心肌梗死后抑郁的核心病机为"心脉瘀阻，心神失养"

心肌梗死归属中医"真心痛"的范畴，抑郁与中医的"郁病"相类似。中医认为心肌梗死后合并抑郁的原因在于血脉之心失常为先，致神明失守，正如《灵枢·邪客》所言："心者，五脏六腑之大主也，精神之所舍也，其脏坚固，邪弗能容也，容之则伤心，心伤则神去，神去则死矣。"有学者阐述心肌梗死后患者体虚气弱，脏气失调，再加上疾病带来的精神打击，心脉痹阻，气机郁结，心神失养，扰及"心主神明"之功。本课题组认为心肌梗死后抑郁的病因病机复杂，牵涉的虚实病理因素及关联脏腑繁多，且其为易发难治之疾，故提出应理清主次，围绕核心病机，即心脉瘀阻，心神失养。

真心痛是由胸痹心脉痹阻尤甚，多由痰浊、瘀血、气滞、寒凝等因素引发。临床观察发现，血瘀是最主要证候要素，高达 50% ～ 80%。血液黏度增高是心肌梗死的诱因，心肌缺血、血液流变学改变和血小板聚集为"瘀"的表现，其与瘀血的病理机制类似，从而证明了血瘀是痹阻心脉，且引发心肌梗死的主要病理因素。瘀血不祛，甚则化毒。瘀血聚集在体内日久化生火热之邪，火热郁积成毒，或者瘀血直接化为瘀毒，毒瘀热胶着，反蚀心肌，损伤心营，痹阻心脉，正如陈可冀教授所说：冠心病发病过程中包括组织坏死、炎症反应等病理改变，似尚难以用单一"血瘀"所能概括，将炎性因子、炎性介质统归为"内生毒邪"而导致不稳定型心绞痛、心肌梗死等危重症的急性发作。现代医学的毒性氧自由基、炎性介质和血管活性物质的过度释放均可看成毒邪。心肌梗死释放 Toll 样受体、NF-κB、IL-6、TNF-α 等炎性因子，激活炎症级联反应，使得血管内皮功能失调，血小板聚集，进一步形成冠状动脉阻塞。这与中医的"瘀血内生"，化生火热之邪，毒瘀热胶着，反蚀心肌，损伤心营，痹阻心脉的病理过程有着异曲同工之妙，炎性因子的释放与"瘀血内生"形成平行进展。

3. 炎症与核心病机科学结合

心肌释放炎性因子进入全身之血脉，也可上至精明之府，遂扰神志；内生之瘀血阻塞心脉，使得心失血养，心主神明之职失司。综上，结合大量基础研究，课题组发现炎症在心肌梗死后抑郁形成过程中居于重要地位，与中医认为"瘀血内生"是心肌梗死后抑郁形成的重要病理机制一致，中西贯通；本课题组提出，坚持用祛瘀之法来改善心肌梗死后抑郁的炎症环境，前期以祛瘀法治疗心肌梗死后抑郁的基础研究验证，故得出祛瘀即为降低炎症程度。心肌梗死后瘀血内生，血流不畅，心肌组织缺血、缺氧，不能向脑部运输足够的营养物，心脏泵血功能降低，导致脑组织缺氧，引起大脑神经功能损伤而产生抑郁；心肌细胞释放大量炎性因子，激起炎症级联反应，炎性因子穿过血脑屏障，激活神经炎症，诱导抑郁发生。心肌梗死后抑郁的炎症假说与中医的"瘀血内生""心脉瘀阻，心神失养"的核心病机相结合，共同体现心主血脉异常，瘀血内停，心失血养，则致心主神明失守，即"双心共病"，此为心肌梗死后合并抑郁的中医病理状态。本课题组进一步认为心脉瘀阻、神志异常是心肌梗死后合并抑郁形成的关键。心病致郁，多为瘀血内停日久，心失血养，神明失守，甚则心伤则神去。因此，"血脉之心"与"神明之心"异常，则二者病理互损，故心为血脉之体，主神明之用，血脉和利，精神乃居。

（三）"祛瘀法"治"血脉之心"，"养心法"治"神明之心"

《双心疾病中西医治疗专家共识》（2017 年版）提出，凡是双心疾病，首辨虚实，其次辨病位，本病病位在心，结合心肌梗死后合并抑郁的核心病机"心脉瘀阻，心神失养"，主要的病理要素为瘀，病位在心。在中医"双心学说"的指导下，本课题组认为应将"血脉之疾"和"神明之病"视为一体，作为心脏疾患的两个方面，予"双心同治"，即运用"祛瘀法"治"血脉之心"，"养心法"治"神明之心"，可用丹参、川芎、百合、酸枣仁等，共奏祛瘀养心之功，达到"双心同治"之效。根据本课题组前期的实验发现，以"祛瘀养心"为治法，可以通过抑制心肌梗死后的炎症状态，减少冠心病心绞痛合并抑郁状态患者心绞痛发作的次数，改善抑郁程度。活血化瘀类中药常参与心脑血管疾病及临床抗抑郁治疗，具有显著的抗炎、抗氧化、神经保护、内分泌调控等作用，改善抑郁症发生的氧化应激、神经损伤和内分泌紊乱等，显著改善冠心病患者的血液流变学指标，调节血液黏稠度及血小板、凝血系统功能等，动员骨髓间充质干细胞"归巢"，可有效抑制心肌梗死后心肌重塑。"神者，水谷之精气也。""心者，神之舍也。"心血、心神同源，皆由水谷精微化生；"心者，君主之官，神明出焉。""血者，神气也。"说明心中藏神，血可蕴神，血可载神，故治心神之病，勿忘养心血以安神，如百合、五味子、酸枣仁等滋心血、养心神之类。祛瘀合用养血安神之品，平复神明紊乱。心肌梗死后抑郁病因病机复杂，根据患者的病情，治法以祛瘀养心为主，兼顾其他，实现个体化治疗，需以药物及非药物长期调理。

（四）小结

基于"双心学说"，以及"血脉之心"和"神明之心"双心一体、生理相依、病理互损的特征，本课题组认为炎症是心肌梗死后抑郁的启动环节，心肌梗死后合并抑郁实为心伤则神伤，血脉瘀滞，神明失守，其为心肌梗死后抑郁的核心病机。"双心共病"当以"双心同治"，运用祛瘀养心为主以治"血脉之心"，祛瘀血内停，复心之体；滋心血，养心神，以疗"神明之心"，神明得复，形神合一。以期为中医药干预心肌梗死后抑郁及相关基础研究提供借鉴。

（作者：唐卓然，侯季秋，陈雅丽，安莹，靳会会，赵海滨）

五、从中医"双心学说"探析冠心病合并焦虑的论治思路

随着生活节奏的加快及老龄化社会的到来，冠心病流行趋势日益严峻。焦虑作为一种常见的精神障碍，在冠心病患者中的患病率占 40% ～ 70%，远远高于普通人的患病率（5% ～ 10%）。焦虑严重影响冠心病的远期预后，研究报道在焦虑人群中，急性心肌梗死后恶性心律失常、重度心力衰竭、休克等严重并发症的发生率和经皮冠状动脉支架植入术术后死亡的发生率明显高于非焦虑人群。面对冠心病合并焦虑发病率高、危害严重这一严峻现状，胡大一等心血管专家提出了"双心医学"的概念，指出在治疗冠心病患者的同时，应该关注患者的精神心理状态，对合并焦虑的患者应进行抗焦虑治疗。与"双心医学"中的"心脏"和"心理"异曲同工，赵海滨教授提出中医"双心学说"，即"血脉之心"和"神明之心"双心一体，生理相依，病理互损，双心为病。

（一）中医"双心学说"的理论依据

中医学对"双心医学"的认识最早可追溯到《黄帝内经》，《黄帝内经》中论及了精神因素对脏腑功能的影响。将"双心医学"引入中医基本理论中，从中医的角度理

解"双心"，即为心主血脉和心主神明的两大生理功能。

《素问·痿论篇》曰："心主身之血脉。"《素问·五脏生成论篇》曰："诸血者皆属于心。"条文中的"心"，即"血脉之心"，指心主血脉的生理功能，心气推动和调节血液循行于脉中，周流于全身，发挥营养和滋润作用。心主血脉功能失司，可导致心脉痹阻，发为胸痹。《素问·灵兰秘典论篇》曰："心者，君主之官，神明出焉。"《灵枢·邪客》曰："心者，五脏六腑之大主也，精神之所舍也，其脏坚固，邪弗能容也，容之则伤心，心伤则神去，神去则死矣。"《素问·六节藏象论篇》曰："心者，生之本，神之变 也。"《灵枢·本神》曰："心藏脉，脉舍神，心气虚则悲，实则笑不休。"各条文中的"心"，即"神明之心"，指心主神明的生理功能，此处的神为狭义之神，指心可主持精神意识思维活动的作用。心主神明功能失司，则易致情志内伤，发为郁病。

现代医家也认识到心主血脉和心主神明功能异常与冠心病合并焦虑关系密切。冠心病归属中医"胸痹"范畴，焦虑归属"郁病"范畴。"胸痹"合并"郁病"，为典型的"双心疾病"，患者"因病致郁，因郁致病"。心主血脉和心主神明功能失调是胸痹和郁病发生并相互转化的机制，"血脉之心"和"神明之心"病理互损，双心为病。血脉失主，则神明无依，情志内郁，引发郁病，此为胸痹导致郁病发生的病理过程。国内外的流行病学调查显示，冠心患者群中焦虑的发生率高于正常人，其原因可能与冠心病应激导致的下丘脑—垂体—肾上腺轴异常，使交感神经系统过度激活进而引发代谢紊乱相关。另一方面，心为君主之官，五脏六腑之大主，情志致病易造成心功能失调，如患者情志抑郁，日久伤心，造成心主血脉功能失调，导致心脉痹阻，发为胸痹。此为郁病引发胸痹的病理过程。研究显示，焦虑可恶化冠心病患者的预后，其机制可能因精神应激与自主神经功能紊乱、心率变异性增高、血管内皮损伤等因素有关。因此，心主血脉与心主神明功能的失常，与冠心病（胸痹）合并焦虑（郁病）的发病密切相关。

（二）中医"双心学说"的内涵

西医"双心医学"强调在治疗患者心脏疾病的同时应关注患者的精神状态，通过抗焦虑的药物或非药物疗法以实现患者的心脏和心理的"双心康复"。中医"双心学说"强调"血脉之心"和"神明之心"双心一体，生理相依，病理互损，双心为病。

1."血脉之心"和"神明之心"双心一体，生理相依

心主血脉为心主神明的物质基础。《灵枢·本神》曰："心藏脉，脉舍神。"《素问·八正神明论篇》曰："血气者，人之神。"心主血脉，推动血液运行周身，从而维持人的生命活动，包括精神活动。心主神明为心主血脉功能的外在表现。人体精力充沛，意识清晰，神志正常，反映了心血充沛，心脉得养。有研究通过中医基础理论指导下的情志干预对冠心病患者进行治疗，发现情志干预可有效缓解冠心病患者躯体及心理的不良症状。有学者采用辨证分型法在冠心病常规治疗上辅以抗焦虑的中药治疗，证明中药有效降低冠状动脉介入术后合并焦虑患者的证候积分及汉密尔顿焦虑量表评分。另有学者采用冠心病常规治疗联合疏肝解郁中药汤剂治疗冠心病支架术后并发焦虑，相比于服用氟哌噻吨美利曲辛片的患者，中药可减轻患者的自觉症状，减少不良反应。

2."血脉之心"和"神明之心"病理互损，双心为病

心主血脉功能失调，可影响心主神明功能。若血脉无所主，则神明无所依，心主神明的功能必然受损，故而情志内郁，引发精神心理疾病。心主神明功能失调，亦可影响心主血脉功能。《景岳全书·郁病》曰："情志之郁则总由乎心，此因郁而病也。"焦虑抑郁、忧愁思虑可耗损心血，使血脉受阻，影响心主血脉的生理功能。研究显示，长期的精神疾病对心脏造成的影响可等同于抽烟、酗酒等危险因素，伴有焦虑抑郁等精神障碍的冠心病患者相对于正常患者也更容易发生恶性心血管事件。焦虑等精神疾病在冠心病中的患病率也明显高于其在普通人群中的发病率。

（三）中医"双心学说"的应用

如上所述，各中医名家分别从不同角度论治冠心病（胸痹）合并焦虑（郁病），有一定的临床疗效，相对安全而不良反应少。不足的是，多数医家虽然将"神明之心"作为一个重要的致病因素来考虑，但都没有把冠心病（胸痹）和焦虑（郁病）作为一个整体去研究其发病规律及证候特征。

课题组认为，在中医"双心医学"的指导下，应将"血脉之疾"和"神明之病"

视为一体，作为心脏疾患的两个方面，将冠心病（胸痹）和焦虑（郁病）作为一个整体来研究其发病规律及证候特征，即"双心同治"。运用"祛瘀法"治"血脉之心"，"调神法"治"神明之心"。中医"双心学说"的应用见图6-1。

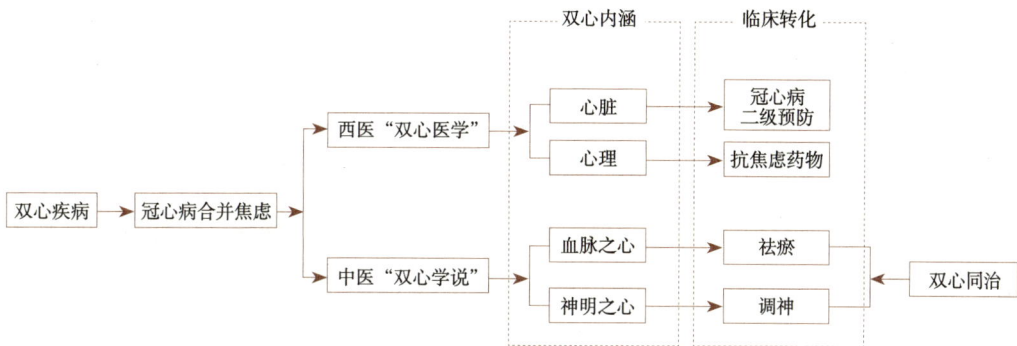

图6-1 中医"双心学说"的应用

1."祛瘀法"治"血脉之心"

《素问·痹论篇》曰："心痹者，脉不通。"《素问·脉要精微论篇》曰："脉者，血之府也……涩则心痛。""血瘀"始见于《黄帝内经》，立论于王清任，其所创制血府逐瘀汤治疗"胸中血府血瘀诸证"。各种因素导致胸中血脉痹阻，瘀滞不通，不通则痛而发为胸痹。目前祛瘀法已成为治疗冠心病的关键方法之一，meta 分析结果显示与单纯西医常规治疗相比，采用活血化瘀类中药联合西医常规治疗可抑制血小板活化和聚集，改善患者血管内皮功能，减少心绞痛的发作次数，并降低患者急性心力衰竭和恶性心律失常等不良心血管事件的发生率。亦有大量的实验从不同层面揭示了祛瘀法治疗冠心病的作用机制。研究显示，祛瘀中药能够活化 TGF-β1 / Smads 信号通路的调控，有效改善心肌梗死后心室的重构，并能动员骨髓间充质干细胞"归巢"至心脏受损部位，并发挥受损心肌的修复作用 。总之，"血脉之心"异常可导致冠心病的发生，运用"祛瘀法"治疗血脉之心，可使血脉畅通，痹痛自解，邪去而正安。

2."调神法"治"神明之心"

《素问·举痛论篇》曰："百病生于气也，怒则气上……思则气结。"情志失调，神明之心异常，气机逆乱，郁而为病。研究显示，调神中药能够通过增加 γ - 氨基丁酸受体及其相关基因的表达，从而修复大脑海马区组织的相关病理变化，达到抗焦虑的效果。调神常用方剂酸枣仁汤可有效改善患者的焦虑情绪，其所含的多糖和黄酮类成分可能是其抗焦虑的物质基础。总之，"神明之心"异常可导致焦虑的发生，运用"调神法"治疗神明之心，可使精神内守，意识清晰。

3. "祛瘀调神"治"双心"

"双心同治"采用"祛瘀调神"治疗双心疾病，将此治法运用于冠心病合并焦虑的患者，可发挥改善心肌缺血和抗焦虑的双重功效。"祛瘀法"在治疗"血脉之心"的同时，又可作用于神明之心；而调神法在治疗神明之心的同时又可作用于血脉之心。研究显示，血府逐瘀汤可影响脑内 bcl-2 和 bax 的表达，抑制细胞凋亡而保护心肌，同时调节 5-HT 的浓度以达到镇静的效果。酸枣仁汤也可通过改善患者的情志因素而减少患者心绞痛的发生次数，改善心肌缺血。以上研究揭示了"祛瘀法"与"调神法"相互作用的部分机制。基于"双心医学"的理论，改善心肌缺血可以促进患者焦虑的缓解，改善患者的焦虑又可反作用于心血管，两者效应可相互加强，放大治疗效果。

（四）结语

冠心病合并焦虑患病率高，危害严重，西医虽然提出"双心医学"，指出应关注冠心病患者的精神心理状态，必要时给予抗焦虑治疗。但是由于抗焦虑药物存在临床耐受、撤药困难、费用高昂等缺点，且与治疗心血管病药物联用会引起恶性心律失常、体位性低血压，加重心肌缺血等不良反应，甚至恶化心血管疾病的远期预后，故而对患者使用冠心病二级预防药物联合抗焦虑的精神类药物目前是有争议的。中医"双心学说"立论于《黄帝内经》，强调"血脉之心"与"神明之心"双心一体，病理互损，并在其指导下运用"祛瘀调神"法治疗"双心"。现代药理研究也揭示了"双心同治"的部分作用机制，为该病的诊疗提供了新思路。然而关于中医"双心学说"及"双心同治"的临床试验、作用机制研究等尚需进一步完善，以便于为中医药诊治"双心疾病"提供更多的循证医学证据，使患者能够从中更好地获益。

（作者：王超，王昀，赵海滨）

指
南
速
览

一、《双心疾病中西医结合诊治专家共识》[1]

《双心疾病中西医结合诊治专家共识》从中医角度阐明双心疾病的病因病机，包括情志异常、药食不节和体虚久病。双心疾病病位在心，与肝、脾、肾密切相关，病性有虚、实两方面。虚者多为心之气、血、阴、阳亏损，导致心神失于滋养、温煦；实者多有肝气郁结、痰火扰心、心血瘀阻、痰湿阻络、阳气郁闭，导致心脉闭阻不畅。虚实之间可以相互夹杂或转化，实证日久，耗伤正气，可兼见气、血、阴、阳亏虚；虚证也可因虚致实，兼见气滞、血瘀、痰火等实证表现。总之，本病病性总属本虚标实，其本为气血不足、阴阳亏损，其标为气滞、痰火、血瘀、湿阻，临床上多为虚实夹杂之证。对患者进行"三问法"初筛，初筛检查结果阳性后，推荐使用广泛性焦虑量表（GAD-7）及9条目患者健康问卷（PHQ-9）评估患者是否存在焦虑、抑郁。对于双心疾病的治疗，中医辨证论治是其精髓所在，指南强调双心疾病需以"双心同治"为原则，具体运用时，则又须根据病情的虚实缓急而灵活掌握，以补虚泻实、调理心神为治疗大法，虚证予以益气养血、滋阴温阳；

实证予以理气、化痰、活血。除外，共识中还提到双心疾病的治疗结合心理疏导、护理、运动、针灸疗法、情志相胜疗法及导引疗法等的重要性。

二、《经皮冠状动脉介入治疗（PCI）手术前后抑郁和（或）焦虑中医诊疗专家共识》[2]

经皮冠状动脉介入是冠心病治疗的主要方法之一，2022年我国PCI手术开展近130万例。共识指出，PCI手术本身就是复杂的心理、生理过程，患者对手术本身的担忧，对经济费用及长期的药物治疗产生的不良反应的担心，都会引发情志异常。患者可表现为情绪低落、兴趣减退、注意力下降、失眠、自主神经功能紊乱等，医护人员需要根据患者可能产生心理障碍的具体原因进行手术前后心理疏导，必要时及早进行干预。对于此类患者，防大于治，可通过开设"双心"门诊、执行"双心"查房制度等手段，关心患者的心理问题，同时提供配套的"双心"服务。让患者充分了解手术的过程，减少恐惧心理，改变患者的不良认知。指导患者练习三线放松功等，通过暗示和改变肌肉紧张度，配合深呼吸、缩肩、耸肩、绷腿等动作，达到自我放松，消除负性情绪。

三、《双心门诊建设规范中国专家共识》[3]

该共识提出了关于如何建立和管理心理心脏门诊的建议，包括人员配置、设备和药品管理、数据管理等方面。在诊断双心疾病时，需要综合考虑患者的躯体症状和精神心理状态，进行生物学和精神心理状态学的诊断。这意味着医生需要对患者进行全面的评估，包括体格检查、心理评估、实验室检查、影像学检查等，以了解患者的身体和心理状况。同时，该共识还强调了避免给予患者精神心理疾病学诊断如焦虑症、抑郁症和惊恐障碍，而是应该根据患者的具体情况，进行更为合理的精神心理状态诊断，如焦虑状态、抑郁状态、惊恐发作、自主神经功能失调等。

双心门诊应该通过多种渠道，如义诊、互联网平台、媒体等，有组织有计划地开展双心医学科普知识的普及和推广，以帮助双心障碍和双心疾病患者实现自我居家管理及远程监护，从而真正做到双心康复。此外，还需强调双心门诊数据库建设的重要性，通过对临床数据的集中和整理，可以充分发掘历史诊疗数据的宝贵价值，提高医疗质量，并通过对数据的科学、合理、有效利用，反哺医、教、研、管工作。因此，各级双心门诊应积极参与双心门诊数据库建设、管理及上报工作，最终实现网络数据共享，从而提高双心医学的诊治能力，健全双心医疗服务体系，为患者提供更好的医疗服务，促进双心疾病的预防和治疗。

四、《在心血管科就诊患者的心理处方中国专家共识（2020 版）》[4]

共识对心血管内科精神心理问题患者的临床处理方法进行了较详细的介绍，包括支持性心理帮助（主要是认知行为治疗和运动指导），药物治疗，放松训练与生物反馈技术，特殊疾病的处理（包括谵妄和惊恐发作的处理），分工、转诊以及与精神科合作。针对门诊就诊的患者，共识建议询问患者是否有躯体症状反复就诊而没有合理病因的情况，关注食欲、二便、睡眠情况等，这些均可提示情绪问题。此外，共识还对谵妄、惊恐发作两大"双心"急症的处理进行介绍。对谵妄而言，应早期识别和治疗，强调积极处理原发疾病。同时，预防更为重要，可控制的危险因素包括减少多药并用、少用芬太尼镇痛、早期纠正失眠并积极纠正全身缺血缺氧、酸碱失衡、电解质紊乱及高热感染等。患者进入心脏监护病房（CCU）后，积极监测有助于预测谵妄的出现。对于惊恐发作的处理，应及时进行鉴别诊断和对症处理，处理原则包括识别和处理惊恐发作，随后迅速移动到急救车或急诊阶段；鉴别诊断和对症处理同步进行；对症处理上，首选迅速起效、半衰期短的苯二氮䓬类药物，必要时静脉给药。

五、《心血管疾病合并失眠诊疗中国专家共识》[5]

失眠在心血管疾病中影响重大，同时也是双心疾病筛查的重要指标。心血管疾病与失眠相互影响，失眠影响心血管系统功能的可能机制主要包括自主神经系统功能紊乱、下丘脑 - 垂体 - 肾上腺轴功能紊乱及炎性因子增加等。心血管疾病合并失眠的评估要从病史采集、量表评估 [包括：匹兹堡睡眠量表（PSQI）、失眠严重程度量表（ISI）、Epworth 嗜睡量表（ESS）、失眠评定量表（SDRS）、清晨型 - 夜晚型量表（MEQ）、睡眠不良信念与态度量表（DBAS）和福特应激失眠反应测试（FIRST）]、

客观评估 [包括整夜多导睡眠图（PSG）、多次睡眠潜伏期试验（MSL）、体动记录仪（Actigraphy）]。共识指出心血管疾病合并失眠需与睡眠呼吸暂停低通气综合征、不宁腿综合征、周期性肢体运动障碍、生物节律紊乱性失眠、甲状腺功能亢进症、帕金森病、痴呆及焦虑抑郁等引起的继发性失眠鉴别。心血管疾病患者应综合考虑药物间的相互作用及不良反应，从心血管疾病的特殊性规范失眠的诊断与治疗流程。

六、《综合医院焦虑、抑郁与躯体化症状诊断治疗的专家共识》[6]

共识指出焦虑、抑郁患者常常出现失眠、疼痛、乏力、全身不适、异常感觉等一系列躯体症状，这些症状可能伴随心血管、消化、呼吸、泌尿生殖系统的异常，而躯体症状成为他们就医的主要原因。正是因为情感症状有时被躯体症状所掩盖，综合医院医生可能难以准确辨识和处理这种情况，导致患者病情拖延，频繁就医，浪费了大量医疗资源，损害了他们的社会功能，甚至加剧了医患之间的紧张关系。心血管科就诊的患者常常出现心慌、胸闷、胸痛、血压升高、心律失常，或者急性发作性的心悸、胸闷、呼吸困难、大汗及强烈的恐惧感和濒死感等症状，这些症状往往需要与冠心病急性发作相鉴别。筛查方面，该共识推荐使用简便易操作的"90 秒四问题询问法"快速初步筛查焦虑，若 4 个问题中 2 项或以上阳性则需进一步临床评估。

七、《心理应激导致稳定型冠心病患者心肌缺血的诊断与治疗专家共识》[7]

心理应激性心肌缺血（mental stress-induced myocardial ischemia，MSIMI）是一种与情绪或心理应激状态有关的心肌缺血症状。它通常出现在某些冠心病患者在情绪激动、紧张、焦虑或压力等心理应激情境下，不一定由物理活动或药物引起。心理应激除来源于心理、社会等因素外，同时还可通过标准刺激程序模拟，用于诊断。标准刺激程序包括心算、伴随愤怒回忆的公众演讲、镜描、干扰性色卡测试等能够诱发心理应激的方法。适度的有氧运动对冠心病患者通常具有积极的治疗效果，有助于心功能的恢复以及改善与冠心病相关的诸多因素。然而，在实施适度运动之前，对患者的身体状态进行评估是非常重要的，以确保安全性和合适性。这一全面的评估通常由专业的医疗人士执行，包括心脏科医生或康复医生。特别是在冠心病患者中，通常会在常规的心脏病用药基础上考虑加用抗焦虑抑郁药和中药，这成为中西医结合治疗 MSIMI 的一种常见组合疗法。

八、《老年人心血管疾病合并神经精神疾病多重用药风险防控专家共识》[8]

老年人多重用药的现象在实际应用中非常普遍，然而这也伴随着明显增加的药物相互作用和不良反应的风险。共识共纳入了 7 类疾病状态下的 18 种药物，涉及心血管系统用药（包括抗心律失常药、抗高血压药、抗血栓药）、神经系统用药（涵盖镇静催眠药、抗痴呆药）以及精神系统用药（包括抗精神病药、抗抑郁药）等范畴。

在评价这些用药方案时，共识采用 2011 版牛津循证医学中心分级系统（OCEBM）作为评价工具，以确保评价的科学性和客观性。通过对证据质量的评估，综合考虑利弊权衡、患者意愿、价值观、干预成本及可及资源等多个因素，形成了翔实的推荐意见。这不仅为临床医师、临床药师、护士等提供了科学的指导工具，帮助他们更全面地评估老年人用药情况，也为保障老年人用药的安全性提供了有力支持。这种全面而系统的用药指南将有助于降低老年患者的用药风险，提高医疗服务的质量和安全性。

九、《成人精神压力相关高血压诊疗专家共识》[9]

精神压力作为高血压的重要危险因素，在高血压的诊断和治疗中应受到更为深入的关注。成人精神压力与高血压的发病机制涉及多个层面，包括下丘脑－垂体－肾上腺轴（HPA 轴）、交感神经系统、5- 羟色胺、神经可塑性、肠道菌群和生活方式等复杂因素的交互影响。

共识推荐的相关精神压力的评估从抑郁、焦虑、工作压力和睡眠 4 个方面展开。抑郁评估采用患者健康问卷，强调对于重度抑郁患者的专业精神科转诊建议，以确保全面的心理健康关怀。焦虑评估则借助广泛性焦虑量表，同样强调对于重度焦虑患者的精神科专业干预。工作压力的评估从情绪疲乏感、工作冷漠感、无工作成就感 3 个维度入手，提供更为全面的心理工作环境分析。对于睡眠评估，应结合患者失眠病史、睡眠评估量表及多导睡眠图监测，参照《失眠国际分类（第 3 版）》或匹兹堡睡眠质量指数，以更科学的方式评估患者的睡眠状况。

将精神心理因素纳入高血压评估体系不仅是一个紧迫的需求，也是未来研究和实践中的重要发展方向。然而，为了更好地理解和管理高血压患者的生物、心理和社会因素，我们需要进一步深入研究，并通过不懈的努力解决相关的基础和临床问题。这将有助于为高血压患者提供更全面、个性化的医疗服务，促进整体健康状况的提升。

十、《住院冠心病患者心理护理专家共识》[10]

目前，我国对冠心病患者心理问题的识别率仍然很低，而在冠心病患者心理问题的识别和治疗中，护士在临床工作中扮演着至关重要的角色，因为他们通常与患者有更频繁的接触，可以在护理中发现患者的心理问题。

心理护理方面可以通过识别负性情绪、改变认知行为，运用心理护理技术、提供心理疏导等进行干预，具体如下：①识别负性情绪，改变认知行为：通过帮助患者识别和改变他们的认知和行为模式，减轻焦虑、抑郁和其他心理问题。提供心理健康教育是关键，因为这样可以增强患者对自身情况的了解，鼓励积极参与自己的心理健康管理。②运用心理护理技术，提供心理疏导：心理疏导是一种重要的心理护理技术，可以帮助患者应对心理痛苦和焦虑。在冠心病等疾病患者中，特别要关注他们的心理问题，从而改善其生活质量。护士和其他医疗专业人员通过提供支持、理解和鼓励，在心理护理方面起到关键作用，帮助患者更好地管理他们的疾病和情绪。

综合治疗应包括生物—心理—社会医学模式，以全面照顾患者的身体和心理健康。这需要多学科团队的协作，包括医生、护士、心理医生和社会工作者等，从而确保患者获得全面的支持和治疗。这些方法有助于提高患者的生活质量，改善疾病预后，并减少不必要的就医。

参考文献

[1] 陈晓虎，朱贤慧，陈建东，等.双心疾病中西医结合诊治专家共识[J].中国全科医学，2017，20（14）：1659-1662.

[2] 王显，秦竹，赵志付.经皮冠状动脉介入治疗（PCI）手术前后抑郁和（或）焦虑中医诊疗专家

共识 [J]. 中医杂志，2015，56（4）：357-360.

[3] 中华医学会心身医学分会，中国康复医学会心血管病预防与康复专委会，丁荣晶，等 . 双心门诊建设规范中国专家共识 [J]. 中国全科医学，2024，27（3）：253-261.

[4] 中国康复医学会心血管病预防与康复专业委员会，中国老年学学会心血管病专业委员会，中华医学会心身医学分会 . 在心血管科就诊患者心理处方中国专家共识（2020 版）[J]. 中华内科杂志，2020，59（10）：764-771.

[5] 中国医师协会全科医师分会双心学组，心血管疾病合并失眠诊疗中国专家共识组 . 心血管疾病合并失眠诊疗中国专家共识 [J]. 中华内科杂志，2017，56（4）：310-315.

[6] 中华医学会神经病学分会神经心理学与行为神经病学组 . 综合医院焦虑、抑郁与躯体化症状诊断治疗的专家共识 [J]. 中华神经科杂志，2016，49（12）：908-917.

[7] 中国医师协会全科分会双心（心脏心理）学组 . 心理应激导致稳定型冠心病患者心肌缺血的诊断与治疗专家共识 [J]. 中华心血管病杂志，2016，44（1）：12-18.

[8] 老年人心血管疾病合并神经精神疾病多重用药风险防控专家共识 [J]. 中国药房，2022，33（23）：2817-2825.

[9] 任延平 .《成人精神压力相关高血压诊疗专家共识》解读 [J]. 中国临床医生杂志，2022，50（4）：397-399.

[10] 陈凌，申铁梅，赖敏华，等 . 住院冠心病患者心理护理专家共识 [J]. 护理学报，2021，28（22）：45-51.

论文汇录

论文目录

[10] 王帅，赵海滨 . 祛瘀生新——急性心肌梗死后心肌重塑中医药干预的新思考 [J]. 现代中医临床，2019，26（1）：55–57.

[11] 贾静芸，赵海滨 .《温病条辨》中从三焦辨证论治双心疾病浅析 [J]. 河北中医药学报，2021，36（1）：10–15.

[12] 王帅，赵海滨，肖若然 . 从"瘀热虚滞"论心肌梗死合并抑郁焦虑 [J]. 辽宁中医杂志，2022，49（5）：44–46.

[13] 李东方，王超，赵海滨，等 . 赵海滨教授基于"阳气者，精则养神，柔则养筋"理论治疗慢性心力衰竭合并抑郁经验撷粹 [J]. 中国医药导报，2023，20（25）：129–133.

[14] 刘芸霖，赵海滨，王超，等 . 赵海滨教授基于经方从少阴"本经自病"论治双心疾病后期经验撷菁 [J]. 中国医药导报，2023，20（16）：122–125.

[15] 贾子昊，孙怿泽，唐卓然，等，赵海滨教授从瘀热虚滞论治冠心病合并失眠经验 [J]. 中西医结合心脑血管病杂志，2023，21（15）：2888–2891.

[16] 刘祥，赵海滨 . 基于阴阳平衡理论从肝胆辨治双病 [J]. 中西医结合心脑血管病杂志，2022，20（6）：1130–1133.

[17] 唐卓然，陈雅丽，侯季秋，等 . 从"心主神明"论冠心病合并抑郁 [J]. 中西医结合心脑血管病杂志，2020，18（22）：3892–3893.

[18] 孙怿泽，王哲义，陈雅丽，等 . 心肌梗死后抑郁的中西医研究进展 [J]. 中西医结合心脑血管病杂志，2022，20（16）：2940–2950.

[19] 刘祥，侯季秋，赵海滨，等 . 双心方对经皮冠状动脉介入术后合并抑郁状态心血瘀阻证患者的血清成分影响及相关性分析 [J]. 北京中医药大学学报，2023，46（7）：913–923.

[20] 侯季秋，史金玉，安莹，等 . 双心方治疗冠心病心绞痛合并抑郁状态临床观察 [J]. 河南中医，2019，39（2）：224–227.

[21] 孙怿泽，王哲义，齐鑫，等 . 基于文献挖掘冠心病合并抑郁辨证分型及用药规律 [J]. 辽宁中医药大学学报，2023，25（1）：137–142.

[22] 齐鑫，赵海滨 . 基于"双心理论"探讨稳定型心绞痛合并抑郁患者中医证候分布及危险因素 [J]. 中西医结合心脑血管病杂志，2022，20（21）：3955–3959.

[23] 张晓羽，赵海滨 . 虚拟康复训练系统结合柴胡龙骨牡蛎颗粒治疗稳定型冠心病患者心理应激性心肌缺血的临床研究 [J]. 中西医结合心脑血管病杂志，2019，17（22）：3477–3483.

[24] 王超，王振涛，赵海滨，等 . 应用因子分析探讨室上性过早搏动频率与中医症状的相关性 [J]. 环球中医药，2018，11（1）：48–52.

[25] 赵海滨，沈承玲，刘金民 . 健心汤对充血性心力衰竭患者血清细胞因子的干预作用 [J]. 中医杂志，

2004，（3）：186-187，194，195.

[26] 沈承玲，刘金民，赵海滨.益气温阳活血利水法对心力衰竭患者细胞因子和氧化应激改变的影响 [J].山东中医药大学学报，2003，（6）：426-429.

[27] 张晓羽，赵海滨.八段锦结合合理情绪疗法治疗心房颤动射频消融术后焦虑的疗效观察 [J].中西医结合心脑血管病杂志，2018，16（13）：1844-1847.

[28] 王超，杜泓森，侯季秋，等.慢性情绪应激对急性心肌梗死后骨髓 c-kit+ 干细胞动员的影响 [J].中国循环杂志，2018，33（7）：709-713.

[29] 侯季秋，陈雅丽，马迪，等.从 CXCL12/CXCR4 轴探析空瓶诱导的慢性情绪应激对急性心肌梗死大鼠炎性因子的影响 [J].南方医科大学学报，2020，40（5）：624-631.

[30] SUN Y, WANG Z, HOU J, et al. Shuangxinfang prevents S100a9-induced macrophage/microglial inflammation to improve cardiac function and depression-like behavior in rats after acute myocardial infarction [J]. Front Pharmacol, 2022, 13:832590.

[31] SUN Y, WANG Z, WANG C, et al. Psycho-cardiology therapeutic effects of Shuangxinfang in rats with depression-behavior post acute myocardial infarction:Focus on protein S100A9 from proteomics [J]. Biomed Pharmacother，2021，144:112303.

[32] WANG C, HOU J, DU H, et al. Anti-depressive effect of Shuangxinfang on rats with acute myocardial infarction：Promoting bone marrow mesenchymal stem cells mobilization and alleviating inflammatory response [J]. Biomed Pharmacother, 2019, 111:19-30.

[33] SHI J, HOU J, SUN Y, et al. Chaihujialonggumulitang shows psycho-cardiology therapeutic effect on acute myocardial infarction with comorbid anxiety by the activation of Nrf2/HO-1 pathway and suppression of oxidative stress and apoptosis [J]. Biomed Pharmacother, 2022, 153:113437.

[34] HOU J, WANG C, MA D, et al. The cardioprotective and anxiolytic effects of Chaihujialonggumuli granule on rats with anxiety after acute myocardial infarction is partly mediated by suppression of CXCR4/NF-κB/GSDMD pathway [J]. Biomed Pharmacother, 2021, 133:111015.

[35] WANG C, DU H, HOU J, et al. Chaihulonggumulitang shows Psycho-cardiology therapeutic effects on acute myocardial infarction by enhancing bone marrow mesenchymal stem cells mobilization [J]. Sci Rep, 2018, 8 (1): 3724.

[36] 王威，陈雅丽，张秀静，等.柴胡加龙骨牡蛎汤对急性心肌梗死合并焦虑大鼠海马 A 型利钠肽及其受体的调节作用 [J].广州中医药大学学报，2022，39（11）：2615-2621.

[37] 杜泓森，史金玉，王帅，等.柴胡加龙骨牡蛎汤对急性心肌梗死合并焦虑小鼠血清 ACTH 及 CORT 的影响 [J].世界中医药，2020，15（2）：239-243.

[38] 史金玉，王超，贾子昊，等.基于氧化应激探讨柴胡加龙骨牡蛎汤对心肌梗死合并焦虑大鼠海马保护作用机制[J].中华中医药杂志，2023，38（10）：4877-4882.

[39] 史金玉，杜泓森，王超，等.柴胡加龙骨牡蛎汤对心肌梗死合并焦虑模型小鼠核转录因子-κB介导的炎症反应的影响[J].中医学报，2019，34（11）：2383-2388.

[40] 侯季秋，陈雅丽，王超，等.柴胡加龙骨牡蛎汤对心肌梗死合并焦虑大鼠海马区NLRP3/GSDMD炎性信号通路的影响[J].现代中西医结合杂志，2021，30（10）：1033-1039.

[41] 杨丹丹，郭书文，孙晴，等.Notch蛋白在心肌梗死后大鼠心肌中的表达及益气活血方干预的研究[J].北京中医药大学学报，2016，39（6）：461-465.

[42] 刘延华，王帅，马迪，等.SDF-1/CXCR4轴在大鼠急性心肌梗死后BMSCs"归巢"中的作用[J].中医学报，2015，30（2）：241-244.

[43] 张秀静，赵海滨，王帅，等.血塞通对AMI后心肌重塑及TGF-β1/Smads通路的干预研究[J].北京中医药大学学报，2013，36（12）：837-840，872.

[44] 赵海滨，张秀静，王帅，等.急性心肌梗死后TGF-β1/Smad3通路的表达及活血化瘀中药的干预[J].吉林中医药，2013，33（5）：499-502.

[45] 赵海滨，沈承玲，李雪峰.健心口服液对心力衰竭家兔心肌iNOS mRNA表达的干预[J].中国中医急症，2004，（6）：377-378，338.

[46] 王帅，赵海滨，王威，等.焦虑对心肌梗死大鼠血清炎症因子水平影响及双心方干预效应观察[J].北京中医药，2022，41（4）：385-389.

[47] 陈雅丽，侯季秋，王威，等.广泛性焦虑对心肌梗死大鼠心房及外周血心房利钠肽水平的影响[J].中西医结合心脑血管病杂志，2021，19（5）：750-755.

[48] 陈雅丽，侯季秋，王威，等.柴胡加龙骨牡蛎汤对心肌梗死合并焦虑大鼠HPA轴的影响[J].中西医结合心脑血管病杂志，2022，20（15）L2747-2751，2756.

[49] 马迪，张秀静，王威，等.柴胡加龙骨牡蛎汤含药血清调控NLRP3/Caspase-1通路介导心肌细胞焦亡的研究[J].现代中西医结合杂志，2023，32（2）：183-187，204.

[50] 马迪，陈婧，叶超，等."双心疾病"气滞血瘀心胆郁热证患者的证候特点及证候程度与炎性因子、负性情绪量表的相关性研究[J].海南医学院学报，2021，27（21）：1613-1617.

[51] 赵海滨，李晔紫，师伟，等.活血化瘀法对急性心肌梗死大鼠骨髓干细胞动员入血及定向归巢影响实验研究[J].慢性病学杂志，2015，16（3）：301-304，308.

[52] 张秀静，赵海滨，王帅，等：转化生长因子β1/Smads通路在急性心肌梗死后心肌重塑中的作用及祛瘀生新法的干预研究[J].中国康复理论与实践，2013，19（4）：329-333.

[53] 韩丽华，赵海滨，吴鸿，等.宽胸丹对小鼠及大鼠心肌缺血影响的研究[J].中国医药学报，2004

（12）：721–723.

[54] WANG C, HOU J, YAN S, et al. Chinese herbal medicine therapy for coronary heart disease complicated with anxiety: a systematic review of randomized controlled trials [J]. J Tradit Chin Med, 2020, 40 (1): 1–16.

[55] 王超，赵海滨 . 自分泌 / 旁分泌效应在缺血再灌注损伤心肌中活化单磷酸腺苷活化蛋白激酶的研究进展 [J]. 中国循环杂志，2017，32（8）：826–829.

[56] 侯季秋，安莹，陈雅丽，等 . 中药治疗对冠心病合并焦虑抑郁患者炎性因子影响的系统评价及 Meta 分析 [J]. 中国实验方剂学杂志，2021，27（13）：153–163.

[57] 黄乐曦，杜泓森，靳会会，等 . 双心方治疗心肌梗死后抑郁的网络药理学研究 [J]. 中医学报，2021，36（9）：1985–1991.

[58] 靳会会，黄乐曦，侯季秋，等 . 柴胡加龙骨牡蛎汤"异病同治"冠心病和焦虑症的网络药理学作用机制 [J]. 中西医结合心脑血管病杂志，2021，19（8）：1238–1247.

[59] 史金玉，孙怿泽，唐卓然，等 . 柴胡加龙骨牡蛎汤治疗冠心病合并焦虑抑郁的 Meta 分析 [J]. 世界中医药，2021，16（16）：2427–2434.

[60] 安莹，侯季秋，陈雅丽，等 . 中药治疗心律失常合并焦虑抑郁的有效性及安全性的 Meta 分析 [J]. 海南医学院学报，2021，27（6）：452–459+466.

[61] 李东方，黄乐曦，侯季秋，等 . 基于数据挖掘和网络药理学探讨冠心病合并抑郁用药规律和作用机制 [J]. 中国医药导报，2022，19（22）：13–19.

[62] 安莹，侯季秋，陈雅丽，等 . 抗抑郁药对冠心病合并抑郁患者疗效及炎症因子影响的 Meta 分析 [J]. 中国现代医学杂志，2021，31（3）：84–91.

[63] GAO J, WANG T, WANG C, et al. Effects of Tianshu capsule on Spontaneously Hypertensive Rats as Revealed by 1H–NMR–Based metabolic profiling [J]. Front Pharmacol, 2019, 10:989.

[64] TANG Z, SU, N Y, WANG C, et al. Efficacy and safety of the traditional Chinese medicine tonifying kidney (bu shen) therapy in patients with hypertension：A protocol for systematic review and meta-analysis [J]. Medicine (Baltimore), 2020, 99 (29): e21144.

[65] SUN Y, WANG Z, WANG C, et al. Effect and safety of Chinese patent medicine capsules for recurrent angina pectoris after percutaneous coronary intervention:A protocol for systematic review and meta-analysis [J]. Medicine (Baltimore), 2020, 99 (49): e23287.

[66] 张晓羽，赵海滨 . 黄连阿胶汤配合西药治疗老年原发性高血压伴焦虑状态疗效观察 [J]. 北京中医药，2017，36（1）：85–88.

[67] 史金玉，王帅，赵海滨，等 . 中西医结合治疗高血压合并焦虑的 Meta 分析 [J]. 河南中医，2022，

42（1）：88-95.

[68] 张秀静，赵海滨，范倩，等．潜降颗粒联合叶酸对 H 型高血压肝阳上亢证患者认知功能的影响 [J]．广州中医药大学学报，2019，36（3）：318-322.

[69] 张秀静，赵海滨，刘子旺，等．潜降颗粒对高血压肝阳上亢证患者血压变异性的影响 [J]．广州中医药大学学报，2017，34（1）：6-8.

[70] 刘祥，王超，安莹，等．基于数据挖掘探讨中医药治疗心脏神经官能症的组方用药规律 [J]．海南医学院学报，2022，28（16）：1261-1267.

[71] 张晓羽，赵海滨．芪参益气滴丸治疗抗肿瘤药物相关心功能不全的临床疗效观察 [J]．北京中医药，2023，42（2）：156-161.

[72] 黄琦惠，郭书文，赵海滨．益气活血法治疗急性心肌梗死患者经皮冠状动脉介入术后自汗的临床体会 [J]．环球中医药，2021，14（11）：2067-2069.

[73] 衣珊，赵海滨，吴春博．四逆散合养心汤治疗经皮冠状动脉介入术后合并抑郁状态的回顾性研究 [J]．广州中医药大学学报，2023，40（4）：813-819.

后记

　　拙著付梓之际，心中满是感慨。回顾这段成书历程，犹如一场艰辛而又充满意义的跋涉。在漫长临床生涯中，我目睹无数患者的痛苦，尤其是深受双心疾病困扰之人。心血管疾病与精神心理疾病交织，使他们的治疗之路充满艰辛。正是这些患者的痛苦与需求，促使我沉于临床，反复实践，不敢有些许懈怠，历经十余年苦苦思索，提出中医"双心学说"，并在此理论框架下形成"以证统病，先证后病，双心同治"的治疗原则。自萌生出整理双心医学临床心得的念头起，我便踏上了一条满是挑战的道路。

　　在这期间，每一次对过往病例的重新审视，每一回对理论观点的深入推敲，都像是在黑暗中摸索前行，试图找到那一抹最亮的曙光。寒来暑往，数易其稿，每一页书稿都凝聚着无数的心血与汗水。在此，诚挚地感谢给予我鼓励的前辈们，你们的肯定如明灯照亮我前行的方向；感谢学会的大力支持，学会为这项工作提供了坚实的后盾；更要感谢编辑们的悉心指导，是你们的专业与耐心，让这本书得以以更好的面貌呈现。

　　书中所阐述的内容，虽说是我数十年临床的积累，但我深知医学之路永无止境，尤其是在双心疾病这一复杂领域。书中观点与概念，皆是我在实践中的探索与思考，难免存在不足与偏差。我衷心期待同行们能够不吝赐教，给予批评指正，让我们能在双心疾病的研究道路上共同进步。若病例引用欠缺，也望大家海涵，后续我们定会更加严谨对待。

如今，这本书即将呈现在读者面前，我满怀期待。希望它能如一颗石子投入平静的湖面，为双心疾病的研究与治疗激起新的涟漪，带来全新的思路。中医源远流长，蕴含着无尽的智慧，我也期望能有更多人深入了解中医的精髓与价值，将中医理念与现代医学深度融合。相信通过这样的结合，我们定能为双心医学的发展注入源源不断的活力，让中医智慧在世界医学舞台上绽放更加璀璨的光芒，为全球患者带来更多福祉。

最后，请允许我以《大医精诚》的教诲自勉："凡大医治病，必当安神定志，无欲无求。"这部承载着无数期待的著作，若能帮助临床医生多治愈一位患者，多安抚一颗焦虑的心灵，便是对笔者最大的慰藉。愿中医双心学说能如春风化雨，润泽更多被双心疾病困扰的生命；愿传统医学智慧能在现代科技赋能下，为人类健康谱写新的篇章。

窗外玉兰又结新蕊，医学探索永无止境。谨以此书献给所有在医学道路上执着前行的同仁，让我们携手在传承中创新，在对话中超越，共同描绘双心共治的医学新图景。

赵海滨
2025 年 5 月于北京中海风情苑